杏林学知录

张 霆◎著

中国中医药出版社
· 北京

图书在版编目（CIP）数据

杏林学知录 / 张霆著 . -- 北京：中国中医药出版社，2024.1

ISBN 978-7-5132-8515-5

Ⅰ . ①杏…　Ⅱ . ①张…　Ⅲ . ①中医临床—经验—中国—现代

Ⅳ . ① R249.7

中国国家版本馆 CIP 数据核字（2023）第 203453 号

中国中医药出版社出版

北京经济技术开发区科创十三街 31 号院二区 8 号楼

邮政编码　100176

传真　010-64405721

三河市同力彩印有限公司印刷

各地新华书店经销

开本 710×1000　1/16　印张 17.25　字数 261 千字

2024 年 1 月第 1 版　2024 年 1 月第 1 次印刷

书号　ISBN 978 - 7 - 5132 - 8515 - 5

定价　69.00 元

网址　www.cptcm.com

服 务 热 线　010-64405510

购 书 热 线　010-89535836

维 权 打 假　010-64405753

微信服务号　zgzyycbs

微商城网址　https://kdt.im/LIdUGr

官 方 微 博　http://e.weibo.com/cptcm

天猫旗舰店网址　https://zgzyycbs.tmall.com

如有印装质量问题请与本社出版部联系（010-64405510）

自　序

是书为余历年撰写之医话医案结集而成。

书名《杏林学知录》。"杏林"者，医林也。"学知"者，圣人所谓学而知之者也。余自弱冠即有志于岐黄之学，个人经历极其平凡，但所事之中医学事业却极其伟大。予徜徉其间，孜孜汲汲，倏忽三十余年矣。回顾往事，我曾在这个恣意汪洋中蹒跚学步、牛刀小试；也曾为得上乘学问焚膏继晷、苦苦求索；也曾亲受多位国医大师耳提面命、醍醐灌顶；也曾在南北高等中医学府遍阅经典、攻读博士；也曾为了开办中医科室而胼手胝足、筚路蓝缕；也曾小获微效，声名所及，每日诊治二百余人，年诊四万余人次，总计七十余万人次，连衽成帷、户限为穿；也曾枉担虚名，获"第二届全国百名杰出青年中医"称号。愚钝若余，旷日经年，亦积点滴心得，存管窥之见。中医本为经验医学，故也觉得尚有将自己走过的道路，经历的经验教训，所思所学，所感所悟，原原本本地记录下来，供后人参考之必要。

书编为五，一为"古义新解"。经典为学业之根本，余意反复研味为上，积滴成流，多多益善。故年少时即留意于此，时时诵读，辄有体会，随记随录，验之临床，常有奇效，奉为圭臬。二为"治法探源"。"方因证立，方随法出，药依方遣"，可见治法为诊疗过程之中枢，至关重要。治法得当，可得效之大半，反则南辕北辙。余临证每反复揣摩证候变化，所定治法往往不落窠臼，与常相异，而获出奇之效，可供参考。三为"血证存真"。该篇内容为余天津求学时，奉派赴中国医学科学院血液病研究所进修，针对血液系统疾病开展中西医结合治疗，依托临床积累的大量资料，对其病因病机、治则治规、辨证分型、预后判断等做了较为全面深入之探索，达到了较高水准，可供借鉴。四为"肺癌撷菁"。肺癌为当今发病率最高之恶性肿瘤，中西医均称棘手。中医本无肺癌之名，其症散见于典籍，予自全面复习相关文献入手，纤悉无遗。复以西医学诊治为经，中医学辨治为纬，总以中医基本规律为归依，参考前人经验，对其从"理、法、方、药"四个层面，进行了较为系统的研究发掘，试图在西医学语境下按照中医学理念对其全面解读，可谓下力最多，结果可信。五为"奇病求实"。内收各项，为古所未见，对古书未载之奇病怪症，如放射性疾病、罕见烈性传染病之类，皆在辨证论治之原则指导下，通过全面分析、辨别及综合其原因、性质及病位，以及最为关键之邪正关系，加以概括，随之确定相应治疗方法，某些方面可填阙补漏，其思路可法。

韶光荏苒，忽忽卅年，余已达知天命之年，退休在即，老病将至，然时乖运蹇、学无寸进，实有负诸师友之厚望，每念及此，噬脐莫及。抚今怀旧，惆怅曷极。顷间，偶见一副集宋人辞之对联："从前心事都休，懒寻旧梦；肯把壮怀消了，作个闲人。"恰合吾意，辄缀芜辞，聊作自序云尔。

二〇二〇年岁次庚子，暮春之月，江都张霆识于杭州，时年五十岁

目　录

第一章　古义新解 ………………………………………………… 1

第一节　马莳《内经》学术思想探讨 …………………………… 3

　　一、训解详明缜密，联系应用实际 ……………………… 3

　　二、前后融会贯通，观点见解独到 ……………………… 4

　　三、首创注解篇名，分节条理分明 ……………………… 5

　　四、擅长以经解经，惯于博采众长 ……………………… 6

第二节　《医旨绪余》学术思想探讨 …………………………… 7

　　一、贯通医《易》，阐发太极 …………………………… 7

　　二、命门动气，三焦无形 ………………………………… 8

　　三、痰先治气，理气益气 ……………………………… 10

第三节　绍派伤寒源流及学术思想发微 ……………………… 11

　　一、探源析流 …………………………………………… 11

　　二、学术菁华举隅 ……………………………………… 13

第四节　张锡纯用经方之义 …………………………………… 16

　　一、提倡寒温合病，变通创制新方 …………………… 16

　　二、辨古今不同，识南北有异 ………………………… 18

三、用方应时而变，临证确有卓见 ………… 18

第五节 张景岳重用参、熟之我见 ………… 20

　　一、驳丹溪阳常有余，辨真阳为之大宝 … 20

　　二、参、熟为良相，用之有擅长 ………… 21

　　三、应用辨治举隅 ………………………… 22

第六节 费伯雄制方用药规律发微 ………… 24

　　一、重中气脾胃，擅缓治和法 …………… 24

　　二、谨慎用升柴知柏，师古意不泥古方 … 26

　　三、验方举隅 ……………………………… 27

第七节 运用治血四法辨治心得 …………… 28

　　一、四法为指南，运用宜合参 …………… 29

　　二、气血不可分，治血必治气 …………… 30

　　三、证治举隅 ……………………………… 31

第八节 从唐容川治血四法探讨肺癌咳血的治疗 … 32

　　一、首选和气顺气清热降火 ……………… 32

　　二、始终消瘀活血补血扶正 ……………… 34

　　三、治痰是治咳血之捷法 ………………… 35

第九节 "血见黑则止"辨 …………………… 37

　　一、探源 …………………………………… 37

　　二、析流 …………………………………… 37

　　三、管见 …………………………………… 38

第十节 使用经方治疗肺癌并发症钩玄 …… 39

　　一、肺癌之癌性发热 ……………………… 40

二、肺癌放化疗后毒副反应 ……………………………… 41

三、肺癌晚期之变证 ……………………………………… 43

第十一节 运用经方治疗肺癌顽咳三案 ……………………… 44

一、甘草干姜汤案 ………………………………………… 44

二、麻黄附子细辛汤案 …………………………………… 46

三、小青龙汤案 …………………………………………… 47

第二章 治法探源 …………………………………………………… 49

第一节 活血化瘀法治疗肺癌探析 …………………………… 51

一、瘀自内而生，痰因气始成 …………………………… 51

二、化瘀必理痰，活血应行气 …………………………… 52

三、证治举隅 ……………………………………………… 54

第二节 扶正法治疗肺癌探析 ………………………………… 55

一、病由虚而起，养正积自消 …………………………… 56

二、扶正可抑邪，机圆须法活 …………………………… 57

三、扶正应培本，重视先后天 …………………………… 59

第三节 肺癌治痰六法 ………………………………………… 60

一、痰为病本，治肺必先治痰 …………………………… 61

二、圆机活法，治痰必须辨证 …………………………… 62

三、六法述详 ……………………………………………… 63

第四节 活血利水法治疗肺癌恶性胸腔积液探析 …………… 65

一、血不利则为水，积于肺为胸水 ……………………… 66

二、活血方能利水，机圆才可取效 ……………………… 67

第五节　运用孟河医派调养脾胃学术思想指导治疗肿瘤 …………… 69

　　一、时刻顾护脾胃，轻药重用效佳 ……………………………… 69

　　二、养胃和阴重养护，补益胃气用甘味 ………………………… 71

　　三、食养补虚扶正气，调气复平重平衡 ………………………… 72

第六节　从络脉论治肺癌探讨 ………………………………………… 73

　　一、病有内外两端，皆由络脉而起 ……………………………… 74

　　二、久病必然入络，治当通畅络脉 ……………………………… 75

　　三、紧抓住痛久瘀，巧妙用虫化辛 ……………………………… 76

第七节　从痰湿论治肺癌探析 ………………………………………… 78

　　一、病由痰起，燥湿化痰 ………………………………………… 78

　　二、灵活运用，机圆法活 ………………………………………… 79

第八节　从伏气论治肺癌癌性发热探析 ……………………………… 82

　　一、伏气邪毒为患 ………………………………………………… 82

　　二、灵气机清血热 ………………………………………………… 83

　　三、善于知常达变 ………………………………………………… 85

第九节　从脾胃论治肺癌咳血探析 …………………………………… 86

　　一、咳血分为气火，治重温清升降 ……………………………… 87

　　二、处处金土相关，时时顾护胃气 ……………………………… 88

　　三、调养脾胃之时，应当机圆法活 ……………………………… 90

第十节　从肝论治晚期肺癌探析 ……………………………………… 92

　　一、肝肺生理密切相关 …………………………………………… 92

　　二、肝气血失调是晚期肺癌的重要病机 ………………………… 93

　　三、养阴柔肝为晚期肺癌的基本治法 …………………………… 95

第十一节 从脾胃论治肺癌放疗后副反应探析 …………………… 97

一、治病求本，益气健脾 ………………………………………… 98

二、重视滋阴，圆机活法 ………………………………………… 99

三、发挥优势，判断预后 ………………………………………… 99

第三章 血证存真 …………………………………………… **101**

第一节 传染性单核细胞增多症辨治心得 …………………… 103

一、透邪外出为上，寒温相伍效佳 ……………………………… 103

二、气滞血瘀参见，凉血活血合用 ……………………………… 104

三、热毒耗伤阴液，辅以滋阴养液 ……………………………… 105

四、病案举例 ……………………………………………………… 105

第二节 多发性骨髓瘤蛋白尿临证辨治体会 ………………… 106

一、初起正虚邪盛，治以祛风宣肺 ……………………………… 107

二、真原亏虚失摄，补肾益脾得效 ……………………………… 107

三、整体观念树立，扶正祛邪并重 ……………………………… 108

四、病案举例 ……………………………………………………… 109

第三节 慢性淋巴细胞白血病辨治举隅 ……………………… 109

一、疏肝行气机，化痰散瘤积 …………………………………… 110

二、补正扶根本，软坚散郁结 …………………………………… 111

三、病案举例 ……………………………………………………… 112

第四节 脑膜白血病病机及辨治体会 ………………………… 113

一、内伤积损日久，肝肾气血失调 ……………………………… 113

二、骤起邪毒入脑，瘀毒胶结为患 ……………………………… 114

三、脑络瘀毒搏结，凉血益髓并举 ……………………………… 115

四、病案举例 ……………………………………………………… 115

第五节 慢性再生障碍性贫血证治浅探 ……………………… 116

一、补气行气必须并重 ………………………………… 116

二、阴阳互根同求共育 ………………………………… 117

三、攻补兼施不可偏废 ………………………………… 118

四、病无常循辨证用药 ………………………………… 119

第六节 慢性再生障碍性贫血发热治验举隅 ………………… 120

一、血虚发热案 ………………………………………… 120

二、阴虚发热案 ………………………………………… 121

三、虚实夹杂发热案 …………………………………… 121

第七节 慢性再生障碍性贫血出血之治则治法 ……………… 123

一、益气养血法 ………………………………………… 123

二、活血化瘀法 ………………………………………… 124

三、凉血散血法 ………………………………………… 124

四、引血下行法 ………………………………………… 125

第八节 特发性血小板减少性紫癜辨治心得 ………………… 126

一、止血须防瘀血，祛瘀不可伤正 …………………… 126

二、水火同源同脉，阴阳互根互用 …………………… 127

三、时时调护脾胃，气血生化有源 …………………… 128

第九节 特发性血小板减少性紫癜治疗中炭药应用的体会 … 129

一、炒炭存性，勿忘原药之性 ………………………… 129

二、药随证变，机圆法活取效 ………………………… 130

三、炭药留瘀，不必胶柱鼓瑟 ………………………… 130

四、病案举例 …………………………………………… 131

第十节　特发性血小板减少性紫癜应用大黄之心得 …………… 132

　　一、阴虚火旺配伍甘寒育阴 …………………………… 132

　　二、气阴两虚祛瘀兼可防滞 …………………………… 133

　　三、阳虚用之乃是有故无殒 …………………………… 133

　　四、病案举例 …………………………………………… 134

第十一节　阵发性睡眠性血红蛋白尿辨治探讨 ………………… 135

　　一、邪热迫血妄行，治宜凉血利水 …………………… 135

　　二、阴阳亏虚失摄，扶正利水并行 …………………… 136

　　三、止血切勿留瘀，利水不忘活血 …………………… 137

　　四、病案举例 …………………………………………… 137

第十二节　治疗白细胞减少症中附子煎法用量的体会 ………… 139

　　一、辨病对症用药，谨慎灵活得效 …………………… 139

　　二、煎法若有不同，功效大相径庭 …………………… 140

　　三、医有不传之秘，剂量依据证候 …………………… 140

　　四、病案举例 …………………………………………… 141

第十三节　重用水蛭治疗真性红细胞增多症一得 …………… 142

第四章　肺癌撷菁 ……………………………………………… **145**

第一节　肺癌初期咳、痰、喘辨治探析 ………………………… 147

　　一、治咳表里为纲，细分有痰无痰 …………………… 147

　　二、治痰治湿燥湿，重在涤痰利肺 …………………… 149

　　三、治喘须先止咳，活血常收奇功 …………………… 150

第二节　肺癌发热辨治之我见 …………………………………… 152

　　一、甘温除热治病求本 ………………………………… 152

二、审症求因圆机活法 ……………………………… 153

三、毒邪致热给以出路 ……………………………… 154

第三节 肺癌久咳的治疗思路 ……………………………… 156

一、止咳须下利，化痰兼祛瘀 ……………………… 156

二、固肾应纳气，肝咳必滋水 ……………………… 157

三、外邪久内郁，健脾以达邪 ……………………… 159

第四节 肺癌久咳辨治经验 ………………………………… 160

一、宣达开肺培土生金 ……………………………… 160

二、补肾摄纳滋肝息风 ……………………………… 161

三、探求根本活血下利 ……………………………… 163

第五节 肺癌咳血之病机特点及治疗对策 ………………… 165

一、热伤血络为其标，泻火凉血以止血 …………… 165

二、瘀血内停为其变，活血化瘀以生新 …………… 166

三、脾肾亏虚为其本，健脾补肾以扶正 …………… 167

第六节 肺癌咳血证治举隅 ………………………………… 169

一、邪侵肺络内伤居多 ……………………………… 169

二、虚火伤阴壮水制阳 ……………………………… 171

三、气郁解之釜底抽薪 ……………………………… 172

第七节 肺癌咳血分期与辨证论治探析 …………………… 173

一、急期保血存血 …………………………………… 173

二、中期补虚祛瘀 …………………………………… 175

三、缓期温血养血 …………………………………… 176

第八节 肺癌分期治痰探析 ……………………………… 177

一、初起期宜重扶正祛邪 ……………………………… 177

二、发展期首推疏通气机 ……………………………… 179

三、缓解期应当健脾益肾 ……………………………… 180

第九节 肺癌治痰使用药对探析 ………………………… 182

一、南星与浙贝母 ……………………………………… 182

二、礞石与代赭石 ……………………………………… 183

三、麻黄与射干 ………………………………………… 183

四、苍术与白术 ………………………………………… 183

五、白前与前胡 ………………………………………… 184

六、南沙参与太子参 …………………………………… 184

七、半夏与黄芩 ………………………………………… 184

八、姜半夏与姜竹茹 …………………………………… 184

九、蝉蜕与僵蚕 ………………………………………… 185

十、苏子与地龙 ………………………………………… 185

第十节 肺癌胸痛辨治探析 ……………………………… 185

一、病在三脏，通补结合 ……………………………… 185

二、气逆不通，以通为补 ……………………………… 187

三、辨本求治，初起通滞 ……………………………… 188

第十一节 肺癌化疗间歇期辨治发挥 …………………… 189

一、本虚标实是间歇期的主要病机 …………………… 190

二、正确辨别虚实，重在机圆法活 …………………… 191

三、不可忽视肺之阳气 ………………………………… 193

第十二节 肺癌之气血津液变化及证治探析 …………… 194

一、气血津液失衡是病机变化的主因 …………… 195

二、痰瘀互结是病机变化中的突出方面 …………… 196

三、痰瘀并治是重要治法 …………… 197

第十三节 肺癌治疗中辨病与辨证关系探析 …………… 198

一、肺癌的辨病治疗不能取代辨证治疗 …………… 198

二、肺癌辨病治疗必须建立在辨证治疗的基础上 …………… 200

三、辨病是前提辨证是归依 …………… 201

第十四节 肺癌治疗中扶正与祛邪关系的思考 …………… 202

一、扶正祛邪在肺癌治疗不同阶段有侧重 …………… 202

二、扶正祛邪的具体运用 …………… 204

三、扶正避免留邪,祛邪谨防伤正 …………… 205

第十五节 肺癌晚期病机演变规律探讨 …………… 207

一、虚实相互转化,肺脏失于肃降 …………… 207

二、探源必求于本,索流为张其目 …………… 208

三、金病涉及脾土,痰瘀胶结于肺 …………… 209

第十六节 肺癌晚期治疗思路及体会 …………… 211

一、肺气上逆为患,全身虚局部实 …………… 211

二、痰瘀毒相兼,化痰祛瘀解毒并重 …………… 212

三、化痰必须降气,扶正兼顾祛邪 …………… 214

第十七节 肺癌转移病机探析 …………… 215

一、虚、痰、瘀是肺癌转移的主因 …………… 216

二、生克关系是肺癌转移的主要规律 …………… 217

　　三、转移的预防 ……………………………………………… 218

第五章　奇病求实………………………………………………… **221**

　第一节　戾气为患邪伏膜原——试论严重急性呼吸综合征
　　　　　（传染性非典型肺炎）之病因病机及治疗　 223

　　一、戾气为患，阴阳失调 ………………………………… 223

　　二、邪伏膜原，三焦失调 ………………………………… 225

　　三、机圆法活，宜达原饮 ………………………………… 226

　第二节　从毒瘀论治放射性肺炎的探讨 ……………………… 228

　　一、火毒伤气，瘀血阻络 ………………………………… 229

　　二、祛毒化瘀，通络行气 ………………………………… 230

　　三、顾护气血，益肾养元 ………………………………… 231

　第三节　放射性肺炎辨治心得 ………………………………… 232

　　一、清热润肺当先，兼顾利水养阴 ……………………… 232

　　二、化瘀通络善后，同时益气养血 ……………………… 233

　　三、治当先辨虚实，不忘肺肾同治 ……………………… 234

　第四节　放射性肺炎分期辨治探析 …………………………… 236

　　一、早期肃肺祛邪并重 …………………………………… 236

　　二、中期益气生津为主 …………………………………… 237

　　三、后期解毒排毒兼用 …………………………………… 238

　第五节　放射性肠炎辨治心得 ………………………………… 240

　　一、分清虚实，辨别寒热 ………………………………… 240

　　二、审证求因，圆机活法 ………………………………… 241

　　三、肝胃不和，解郁开气 ………………………………… 242

第六节　金水相生法治疗放射性肺炎证治举隅 ……………………… 243

一、肺肾金水相生，机圆法活得效 ……………………………… 243

二、治咳必须论虚，壮肾同时滋源 ……………………………… 244

三、典型病例 ……………………………………………………… 245

第七节　培土生金法治疗放射性肺炎的体会 ……………………… 246

一、脾胃先虚，土衰金弱 ………………………………………… 246

二、补气养阴，治有侧重 ………………………………………… 247

三、典型病例 ……………………………………………………… 248

第八节　放射性食管炎辨治心得 …………………………………… 249

一、初起实后为虚，多见虚实夹杂 ……………………………… 249

二、急则清热燥湿，兼以疏肝和胃 ……………………………… 250

三、缓则益气养阴，配合活血行气 ……………………………… 251

第九节　上腔静脉综合征辨治举隅 ………………………………… 253

一、水饮内蓄为患，补脾益肺生效 ……………………………… 253

二、病久耗伤肾气，治宜补肾纳气 ……………………………… 254

三、虚实寒热夹杂，多脏兼顾同治 ……………………………… 255

第十节　运用青蒿鳖甲汤治疗癌性发热经验 ……………………… 257

一、阴虚生内热 …………………………………………………… 257

二、妙用青蒿鳖甲汤 ……………………………………………… 258

三、典型病例 ……………………………………………………… 259

第一章

古义新解

第一节　马莳《内经》学术思想探讨

马莳，字仲化，号玄（元）台子，明代嘉靖、隆庆、万历年间，浙江会稽（今浙江绍兴）人，明代著名医家。毕生精研《黄帝内经》（以下简称《内经》或《经》），颇多心得。《浙江通志》称之为医家津梁。著有《黄帝内经素问注证发微》《黄帝内经灵枢注证发微》各九卷。《黄帝内经素问注证发微》是继王冰后释《黄帝内经·素问》（以下简称《素问》）后时间较早、水平较高的著作之一，在阐发经文微义、补充王冰遗漏方面，有较大贡献。从《古今图书集成》所收王冰、马莳、张志聪三家《素问》注本来看，马莳的注本上承王冰，下启张志聪，有极高价值。《黄帝内经灵枢注证发微》作为现存最早的《黄帝内经·灵枢》（以下简称《灵枢》）全注本，汪昂曾说："《灵枢》以前无注，其文字古奥，名数繁多，观者蹙额颦眉，医家率废而不读。至明始有马玄台之注，其疏经络穴道，颇为详明，可谓有功后学。"今就笔者研读所得，举其要者介绍于下，开示端倪。

一、训解详明缜密，联系应用实际

《灵枢》为中医学理论体系的形成奠定了基础，书中重点阐述了针法经络。马氏精通灸刺经脉，因此领会经旨独多，其注释自然较胜。其特色大致有二：一为训解详明，二为补充发挥。马氏之训解明白具体，深入浅出，联系实际，切合应用。如《灵枢·官针》载："脉浅者勿刺，按绝其脉乃刺之，无令精出，独出其邪气耳。"马氏注云："脉之所居浅者，初时勿即刺之，且以左手按绝其穴中之脉，然后以右手刺之，盖不使精气出，而独出其邪气耳。"又如同篇提及治心痹用偶刺法，论曰："偶刺者，以手直心若背，直痛所，一刺前，一刺后，以治心痹，刺此者傍针之也。"马氏注云："以一手直其前心，以一手直其后背，皆以直其痛所。直者，当也。遂用一针以刺其胸前，用一针以刺其后背……然不可以正取，须斜针以旁刺之，恐中心者一日死也。"后来读之，方法步骤已然于心，且训"直"为"当"，确凿无误。至今临床沿用的"前后配穴法""俞募配穴法"就是偶刺的发展。又如《灵枢·杂病》中曰："颃痛，刺足阳明曲周动脉……气逆上，刺膺中陷下者，与下胸动脉。腹痛，刺脐左右动脉。"经文未明言具体穴位，马氏注："颃痛者，当取足阳明胃经颊车穴以刺之，此穴在耳下曲颊端，动脉环绕一周，故曰曲周也。"使医者临床有明确穴位可供参考，不必揣测猜度。马氏以其丰富的临床经验对经文进行补充发挥，大大拉近了深奥经文与临床的距离。马氏结合个人心得，认为用药亦如用兵，针法亦如此，"然则用药者，亦当用药于寒热未至之先，不分外感内伤之寒热，皆当如此"，并称："愚用药必于邪已衰未盛之时，每获效为甚速。"予医者以启示。再如"经水"在论述灸刺有多少之数时，提及足阳明胃经"其脉大，血多气盛，热壮……足阳明，刺深六分，留十呼"。经文如此表述，理解不易。马氏认为此处是指泻法，指出："凡泻者，必先吸入针，又吸转针，候呼出针……今曰深六分，则入之至深者也，曰留十呼，是言泻法有十呼之久。"并总结历代说法，归纳为"言吸若干者，皆言补法""呼若干者，皆言泻法"。马氏从经文特定的表达方式中寻找出规律，确为高屋建瓴之见。

二、前后融会贯通，观点见解独到

马氏对《内经》学术思想的研究已达融会贯通之境界。如关于营卫之气的生成、分布和运行问题，各篇中均有分散论述，马氏统摄原意，深契经旨。在"营卫生会"中发表己见，认为上中下三焦之气是互有升降的，"犹天道下济，地道上行之象"。马氏指出，"清者为营""言由上中二焦之清气，降而生之者也""浊者为卫""乃下焦之浊气升而生之"。其注与"营出于中焦""卫出于下焦"统于一理，并在营气阴性精专，随宗气而行于经隧之中，卫气阳性悍疾，不随宗气而自行于各经肉腠之间的基础上，将营气和卫气昼夜循行的路径作了详细阐述，言经文之所未言，补经文之所未发。马氏治学严谨，关键之处句句核实。如"五十营"论营气经脉昼夜运行五十度的计算，马氏认为有误。"热病"中论及热病的治疗，通常在五十九穴中选用，"所谓五十九刺者"。马氏据经文推断，一一标明了具体穴位，并与《素问》"水热穴论"所言的五十九穴相对照，认为两者不是同一组穴位，"热病"五十九穴是治伤寒热病的俞穴，"水热穴论"之五十九穴是治水肿病的俞穴，不能混为一谈。

马氏对于生命与精神活动的关系，以朴素的阴阳学说为基础，一定程度上反映了唯物论的观点。如"本神"称"德气生精神魂魄心意志思智虑"，马氏从阴阳相错为生之本这一哲理出发，指出："天之在我者德也，地之在我者气也。德流气薄而生者也。故生之来谓之精；两精相搏谓之神；随神往来者谓之魂；并精而出入者谓之魄。"其中精是神的物质基础，"人生有阴斯有营，有阳斯有卫，阴阳精气相搏，神斯见焉"。关于魂魄的性质，马氏指出："木精之气其神魂，所谓精者魂也……火精之气其神神，所谓精者神也……土精之气其神意，所谓精者意也……金精之气其神魄，所谓精者魄也……水精之气其神志，所谓精者志也。"并且阐明意志思虑智等思维心理活动，总为心的意识功能表现，认为心为"万物之机，孰非吾心之所任者乎"，所以意志思虑智"举不外乎于一心焉耳"，显然是指后天的思维意识过程。

三、首创注解篇名，分节条理分明

马氏对《素问》篇名进行注释，发前人之未发，言前人之未言，对后世产生了深远的影响。如注《素问·阴阳应象大论》云："此篇以天地之阴阳，万物之阴阳，合于人身之阴阳，其象相应，故名篇。"言简而意赅，提纲挈领，点出了本篇主旨。后世张志聪《黄帝内经素问集注》亦注此篇名曰："此篇言天地水火，四时五行，寒热气味，合人之脏腑形身，清浊气血，表里上下，成象成形者，莫不合乎阴阳之道。致于诊脉察色治疗针砭，亦皆取法于阴阳，故曰阴阳应象大论。"其注与马氏之义同。

马氏把每篇原文分为若干个节，逐句加以注释。如将《金匮真言论》按原文次序分为九节，首论八风能伤五脏，以伤其所胜者而已。其次论五脏随时为病。再次论天有阴阳，人身与病皆应之。其下五节依次从东、南、中央、西、北五个方面分别论述五脏应四时，而各有收受也。最后一节总结全文，并提出善脉者，必察脏腑。可见条理分明。马氏对经文之分节，是经过反复推敲而作出的。如《素问·生气通天论》第二节后指出："此节分截，似当以寒、暑、湿各为一节，殊不知本篇所重在阳气，故凡本篇有阳气者，当提为各节起语。"因此，马氏之分节，十分精当，多为后人采用。

四、擅长以经解经，惯于博采众长

为使原文之义得以明畅，马氏大量运用以经解经之法，或引《素问》他篇之义以证本文，或引《灵枢》之文佐证《素问》，若注文中需进一步说明者，则注中加注。如在《素问·上古天真论》中用"和于术数"释"术数"一词，注曰："术数者，修养之法则也。上古之人，为圣人而在上者，能知此大道而修之，法天地之阴阳，调人事之术数。"为进一步解释，加注曰："术数，所该甚广，如呼吸按跷及《四气调神论》养生、养长、养收、养藏之道，《生气通天论》阴平阳秘，《阴阳应象大论》七损八益，《灵枢·本神》长生久视，本篇下文饮食起居之类。"说理极为透彻，同时也可以看出马氏对经文极有研究，能融会贯通。

除了引用原文加以说理外，马氏还广泛引用各家之说，如注《生气通天论》就引用了张洁古、李东垣对暑证之论。同一篇注"冬伤于寒，春必病温"，既引用了《热论》《阴阳应象大论》之经文，还引用了张仲景《伤寒杂病论》加以印证。马氏所引书目，还引用了《史记》《十三经》等古籍，其博学由此可窥一斑。

总之，马莳注《内经》，确有许多超越前人的见解，对后世产生了较大影响，本文仅从几个方面概括一二，目的在于引起读者研究、探讨的兴趣。

第二节 《医旨绪余》学术思想探讨

《医旨绪余》为孙一奎撰于万历年间，上下卷共七十余篇，该书汇集作者学医之体会、见解，以脏腑经络之形质、功能及病证诊治为主进行了论述，对命门、相火的阐述为前人所未发，对后世影响甚大。其中有关咳、痰等病证的诊断、治疗临床颇多可取。

孙一奎，字文垣，安徽休宁县人，父身体素弱，屡遭科场应试之苦，恙益甚。使其幼年即心发"何得究竟秘奥，俾葆和吾亲无恙"之愿。稍长遇士人授秘方，用之多验。归告其父，并请求弃举子业而专攻岐黄。于是从汪机弟子黄古潭学医，尽得其传。此后，其认为索居窥观无益于广询远览，宇宙辽阔不能以丘里自隘。于是游学万里，所到之处，凡知医有所长，即往请教。偶遇明哲高人，更是折服其前，如此达三十年，归来已满腹经纶，学验俱丰。为人治病决死生多验，诊视合法度，投药无乖张，达到了理论上"镜莹于中"，实践上"投剂辄效"的境界，医道遐迩闻名。其立论宗《内》《难》，而参于《易》，并于《医旨绪余》中首创"命门动气论"，倡"不执方论"，为中医学的发展作出了杰出的贡献。

一、贯通医《易》，阐发太极

《医旨绪余》贯通医《易》之精神实质。书中认为："故深于《易》者，必善于医。精于医者，必由通于《易》。术业有专攻，而理无二致也……彼知医而不知《易》者，拘方之学，一隅之见也。以小道视医，以卜筮视《易》者，亦蠡测之识，窥豹之观也，恶足以语此。"《易》之神，得孙子之先君子传之……道遭异教家，秘之以岐黄术，始察之消息升沉，寒暑虚实，而《易》之神，神于胸臆间多矣"。史孟麟曰："孙君过余而论《易》，为究乾坤之元，探有无之极，若悬河泻水而莫可底止，盖从事于圣人之道者，将不得谓之通一乎。道亦惟其所适。孙君之于医，亦可谓一以贯之矣。将不得谓医之圣者乎！"认为孙氏不仅能穷究易理而且能使之融于医理，因此誉之为医之圣者。在本书中立有《不知<易>者不足以言太医论》《太极图抄引》《太极图》《太极图说》《问三才所同者于人身何以见之》《命门图说》等多篇医《易》学专论，将二者熔为一炉，颇多深刻独到的见解，时人赞之曰："东宿之于《易》也，深乎……东宿之书，以随证用药终焉，其又得太极生生之用矣！夫一中为造化，而四时为迭运，此天地人同一太极生生之《易》也。"可见其对《易》在医学中的阐发有重大贡献。

《医旨绪余》中发明太极阴阳之理备于人生，并以太极学说为说理工具进行了阐述。《太极图抄引》指出："太极只是天地万物之理……人在大气中，亦万物中一物尔，故亦具此太极之理也。惟具此太极之理，则日用动静之间，皆当致夫中和，而不可须臾离也。医之为教，正示人节宣天地之气，而使之无过不及。攻是业者，不能寻绎太极之妙，岂知本之学哉。"并引用《黄庭经》以证明朱丹溪相火属右肾的错误。在"右肾水火辩"中，以先天后天图的坎离之变以证右肾属火之失。"观先天图，乾南坤北。后天图，离南坎北。五行火高水下，故仙家取坎填离，以水升火降，既济为道。谓采坎中之一阳，填离中之一阴，此还乾坤本源之意也……夫物物具五行，五行一阴阳，阴阳一太极……坎中之阳，即两肾间之动气，五脏六腑之本，十二经脉之根，谓之阳则可，谓之火则不可……"在《命门图说》中引用《中和集》曰："阖辟呼吸，即玄牝之门，天地之根。所谓阖辟者，非口鼻呼吸，乃真息也。越人亦曰，肾间动气者，人之生命，五脏六腑之本，十二经脉之根，呼吸之门，三焦之源，命门之义，盖本于此。犹儒之太极，道之玄牝也。"指出了先天之太极，五行由此而生，脏腑继之而成。

二、命门动气，三焦无形

《医旨绪余》另一学术贡献是对命门、三焦理论作出阐发。

孙氏认为《难经》所说的肾间动气即是命门。《命门图说》指出："细考

《灵》《素》，两肾未尝有分言者，然则分之者，自秦越人始也。追越人两呼命门为精神之舍，原气之系，男子藏精，女子系胞者，岂漫语哉！是极归重于肾为言。谓肾间原气，人之生命，故不可不重也……越人亦曰：肾间动气者，人之生命，五脏六腑之本，十二经脉之根，呼吸之门，三焦之源。命门之义，盖本于此……观铜人图，命门穴不在右肾，而在两肾俞之中可见也……命门乃两肾中间之动气，非水非火，乃造化之枢纽，阴阳之根蒂，即先天之太极，五行由此而生，脏腑以继而成。若谓属水、属火、属脏、属腑，乃是有形质之物，则外当有经络动脉，而形于诊，《灵》《素》亦必著之于经也。"《命门图说》指出："夫二五之精，妙合而凝，男女未判，而先生次二肾，如豆子果实，出土时两瓣分开，而中间所生之根蒂，内含一点真气，以为生生不息之机，命曰动气，又曰原气，禀于有生之初，从无而有。此原气者，即太极之本体也。"即认为命门为两肾间动气，恰如坎卦，一阳陷入二阴之中，属坎中之阳，为生命之本始。并进而强调命门动气的重要生理作用及与呼吸之依存关系："赖此动气为生生不息之根，有是动则生，无是动则呼吸绝而物化矣。"可见其间非水非火，而只是一种原气发动之机。

笔者认为《医旨绪余》对命门之认识有三方面：一是命门并非一个有形质的脏器，既无经络之循行，也无动脉之可诊；二为其部位虽在两肾之间，但不过是肾间动气所在、造化之机枢而已；三曰肾间动气虽为脏腑之本，生命之源，但并非是火。

其论三焦，宗《难经》无形之说，认为三焦为上、中、下三焦地位的合称，持三焦外有经而内无形之说。反对《脉诀》命门配三焦属相火之说，认为命门为三焦之源，"命门不得为相火，三焦不与命门配"，应以三焦、包络为相火。

孙氏以其命门、三焦理论指导其临床辨证论治，尤重对三焦原气的保护与治疗。由于三焦为原气之别使，又为相火之用，凡命门原气不足或相火衰弱皆可导致三焦原气不足，出现上不纳气，水谷不化，清浊不分。其辨证，重明辨表里寒热虚实气血。其立法主张宜权变不可执一，其施治喜益气温元慎苦寒，倡升降周旋忌呆滞。

三、痰先治气，理气益气

"痰先治气"是《医旨绪余》在治疗痰病方面之认识，推究其理，盖为"痰因气病而生"之故。痰因气生，非人身素有，是津液代谢失常，凝滞结聚而产生的病理产物。津液赖阳气以蒸化鼓舞，乃能输布周身。明代王纶《明医杂著》指出："痰者，病名也。人之一身，气血清顺，则津液流通，何痰之有？惟夫气血浊逆，则津液不清，熏蒸成聚而变为痰焉。"气滞津停生痰，情志不和，肝气郁结，疏泄不利，气滞则津停为痰；饮食失节，脾胃损伤，运化失司，中焦失和，湿浊内留为痰；外邪侵袭，肺气失宣，水道不通，津液停滞，结而为痰。其经治之法在于理气、益气。

一方面凡病而有痰者，皆当化痰，但化痰必须注重理气。这是因为痰因气病，气顺则痰利。《医旨绪余》指出："是以治痰必先利气者，谓痰之所从来，皆由七情郁结，气道不清，气积生涎，今利其气，使郁结开而气道畅，抑何痰饮之有？宜七气汤、越鞠丸之类治之是也。"半夏厚朴汤方中厚朴、紫苏是辛散利气之良药，是方又称七气汤，功在开郁利气化痰降逆。半夏、厚朴虽皆化痰之品，二物味辛性温，辛散善于走气，温通则能开结，药虽两味，但身兼化痰、理气、和中三效。

另一方面，由于脾胃虚弱，运化无力，可见湿聚痰生证。气虚不运，津液不布，痰自内生。津液因气化而行，若脏腑损伤，阳气亏虚，气虚不运，阳虚不化，津液亦因之而停滞不化，结聚生痰。此时宜用益气化痰之法。《明医杂著》指出："若因脾胃虚寒，而痰凝滞者，宜用理中化痰丸；若因脾虚而痰滞气逆，宜用六君子加木香；若因脾胃虚弱而肝木乘侮，宜用六君子加柴胡。"六君子汤、香砂六君子汤，此均为在二陈汤之基础上，加人参、白术、茯苓、甘草益气健脾之品助运化，是补虚益气与化痰并施之法。统观此书治痰之法，皆以治气为首务，而治痰之方，又以调气为先。

第三节 绍派伤寒源流及学术思想发微

"绍派伤寒"语出何秀山为《通俗伤寒论》作之序文:"吾绍伤寒有专科,名曰绍派。"盖绍兴气候温润,山川灵秀,历代文化昌盛,名医辈出,其中以伤寒闻名者历来代有其人,绍派伤寒正是在这肥沃土壤上培育出的一枝奇葩。学派滥觞于清中之际,盛行于清末民初,人才济济,著述盈车。在学术上既与宗法仲景的传统伤寒派有异,同时又吸收了吴门温病学派的某些营养,故能别具一格,自成一派。

一、探源析流

绍派伤寒发端于清代乾隆、嘉庆年间,开创及奠基人当首推俞根初。俞根初(1734—1799年),名肇源,浙江绍兴人,为前清江南著名医家。因出身世医家庭,根初自幼耳濡目染,兼之生性聪慧,勤奋好学,年未弱冠即精通内难诸经,而对于伤寒一门首崇仲景,旁参张景岳、朱南阳、陶节庵、方中行、吴又可诸家,融会精华,触类旁通,别创新意而自成一家。议病论证,诸多卓识,用之临床,应手奏效,屡起沉疴,而立之年即名噪乡里。故毕生诊务繁忙,无暇著述,唯将临证所悟录为《通俗伤寒论》三卷。此书强调六经辨证(包括寒、温两种感证),诊法除重视四诊外,结合个人的经验提出了临证验齿、察舌、切脉、按腹等一系列新的见解。全书共收101方,每方都有立法,每法都有含义,皆为根初随证制定的经验方。其中鉴于绍兴为江南海滨,地卑湿温,其证自与中原感寒燥不同,故收录了大量自拟之灵稳清轻的方剂,如著名的羚角钩藤汤、蒿芩清胆汤之类,观其用药则见寒投温,见热投凉,绝无偏主一格之弊。又有勘伤寒要诀、伤寒本证、伤寒兼证、伤寒夹证、伤寒坏证、伤寒复证、瘥后调理法七章,皆为诊疗伤寒的经验口诀,言简意赅,临床实用价值极高。全书论理透彻，辨证明晰，被后世医家徐荣斋誉为"方方切用，法法灵通"的"四时感证之诊疗全书"。笔者认为俞氏之解伤寒，立论执仲景之法，巧变仲景之方，旁参又可温疫之说，别出心裁。能从伤寒中析出温病证治，法古宜今，集众善而自成家，卓然者自立风格。六经三焦，勘证求源；温热寒凉，必求其平；或辨或析，有扬有弃，自成大家，不愧为绍派伤寒的开山鼻祖。

在俞氏之后约半世纪，有章氏虚谷出世，其学识亦堪称独树一帜。著述有《伤寒论本旨》一书，按六经深浅层次，对仲景原文分条义析。并根据脉证，重为编定，详加解释。对伤寒温病掺杂者一概选辨订正，申明义理而后排定。书中"暑病源流篇"对吴门叶、薛进行阐释，问答详明，足资临床借鉴。"伤寒热病篇"提出先分病类再分病症，强调辨谵语、辨舌苔，详析伤寒温病，观其言语确从临床实践而来，具有很高的理论和实际意义。章氏为绍派伤寒承前启后的一代医家。

周伯度，清同治、光绪年间人，世居绍兴。以儒而医，究治伤寒温病。学宗仲景，参叶天士、徐洄溪、尤在泾三家，处方用药亦极其精深。67岁时著就《六气感证要义》，该书阐述了六气为病，先论后方，方必有解，用之临床实用有效。并在书中明确指出："外感之证，不出风寒暑湿燥火六气，曰伤寒者，对杂病而言之；若对内伤而言之，则伤寒亦同于外感。伤寒之方多可施于六气。六气之病，亦可统于伤寒。是故欲明伤寒，当先详六气。六气者，伤寒之先河也。"此类高见，实非常人所能点睛。周氏不愧为绍派伤寒中的佼佼者。

张畹香为清道光、咸丰年间人，世居绍兴。治伤寒以柯韵伯的《伤寒来苏集》为基础，参以叶天士、戴麟郊之说。诊疗伤寒、温病极有经验，医名卓著。壮岁后博览群书，著有《暑温医旨》。书中如"舌苔辨""伤寒治论"都有独特的临床见解。对不少伤寒重证如温热、暑湿、痢、伏暑、热入血室的治疗也有心得。张氏为绍派伤寒的发扬者。

至近代绍派伤寒更是名医辈出，影响较大者当首推何廉臣，何氏师从绍兴温病名家樊开周，而又博采众长。先生之治伤寒不拘于成法，而是穷其原因，详观其证，变化纵横，又无不合仲景规矩。著述有《重订广温热论》《感证宝筏》，特别是结合临床诊疗伤寒温病的经验，对《通俗伤寒论》逐条勘正并加以发挥，其勘语字字金玉，使其内容大增，从三卷增加到十二卷，这是绍派伤寒的一次集成。先生晚年还编写了《湿温时疫治疗法》《全国名医验案类编》，皆从伤寒、温病两家入手，结合临床经验，为绍派伤寒摇旗呐喊。特别是前者注重辨证施治，所选诸方，从临床上可佐证，用之确有特效，在江浙两省可作湿温治疗全书，有极高的实用价值。校勘的伤寒古籍计有《伤寒百证歌诀》《伤寒广要》《伤寒论识》等，有的加以批注，有的加以发挥，都有先生独到的见解。何氏对伤寒学的贡献不仅在吾绍是空前的，在全国亦不多见。

徐荣斋自幼习岐黄之术，早年曾师从何廉臣等绍派伤寒名家，后任浙江中医学院教授。徐氏医文俱佳，理论临床并重。因感于《通俗伤寒论》编写时间仓促，前后数人易稿，文中不无瑕疵，故于1944年起，历时11年，收集整理有关资料，潜心研究，系统重勘，使之去粗存精，至臻完美而成《重订通俗伤寒论》，经重订后共分为12章，其条理清晰，内容精当，更适合于学术研究及临床。该书于1955年由杭州新医书局出版，1956年由上海科学技术出版社再版，使绍派伤寒学术思想得以广泛流传，徐氏为绍派伤寒当仁不让之集大成者。

二、学术菁华举隅

1. 辨证六经三焦并重，用药轻灵平稳见长

绍派伤寒认为：仲景六经辨证之法为议病认证的金科玉律，不但适用于外感病，而且也可指导内伤杂病的辨证。俞根初在《通俗伤寒论》中指出："百病不外六经。""伤寒为外感百病之总名，仲景著《伤寒杂病论》，以伤寒二字，统括四时六气之外感病。"何秀山说："病变无常，不出六经之外。《伤寒论》之六经为百病之六经，非伤寒所独也。"与此不同，吴门温病学派则认为："仲景之书专论伤寒，此六气之一气耳，其余五气，概未及之。"（《温病条辨·汪序》）吴鞠通亦认为："若真知确见其为伤寒，无论何时，自当仍宗仲景。若真知六气中为何气，非伤寒者，则于本论求之。"对此绍派伤寒有不同看法，何廉臣指出："温热病只究三焦，不讲六经，故属妄言。仲景之六经，百病不出其范围，岂以伤寒之类，反与伤寒截然两途乎？叶案云，温邪吸自口鼻，此亦未确，仲

景明云伏气之发，李明之、王安道俱言冬伤于寒，伏邪自口内而发，奈何以吴又可瘟疫论混牵耶。"同时绍派伤寒也吸收了温病派的长处，何廉臣指出："张长沙治伤寒法，虽分六经，亦不外三焦。"何秀山也认为："六经为感证传变之路径，三焦为感证传变之归宿。"并认为："病在躯壳，当分六经层次，病入脏腑，当分三焦部分。"所以说绍派伤寒吸收了吴门温病学派及传统伤寒派的长处，把三焦辨证纳入到六经辨证之中，将二者有机结合起来，使之发扬光大。这也正是绍派伤寒对中医学的贡献。

绍派极重视用药遣方及剂量。认为药效高低不在剂量大小，只要用药灵机拨动，轻药可起沉疴。余尝细考《通俗伤寒论》中用药，大凡伤寒在表，轻则薄荷、荆芥，重则羌活、防风，意在轻清。夹湿者则"蔻仁、藿香、佩兰、滑石、通草、猪苓、茯苓、茵陈、泽泻。重者五苓、三石亦可暂用以通泄，所谓辛芳疏气、甘淡渗湿也"。而湿邪留置，极易化痰，据"不治已病治未病"，每于方中加入化痰之品，轻则陈皮、杏仁，重则瓜蒌、贝母，甚者亦不过胆南星、竺黄、竹沥之属。俞氏之辛温之法，亦只藿香、佩兰、苏叶之类，不用麻黄、桂枝等峻猛药。清热之法也独具慧眼，轻者夏枯草、连翘、山栀、金银花，重者石膏、玳瑁、黄连、犀角（现用水牛角代，下同），机圆法活可见一斑。何廉臣曰："然素心谨慎，制方选药，大旨以轻清灵稳为主。"考其所传医案，大抵桂枝在一分以内，而章虚谷、张畹香等用桔梗、薄荷都在二分之内。可见用轻清灵稳之品的关键，显然不仰仗药量的大小，取决于制方是否灵动。

2. 依据地气重视治湿，四诊合参详察腹诊

《通俗伤寒论》指出："浙绍卑湿，凡伤寒恒多夹湿。"何廉臣也认为："吾绍地居卑湿，天时温暖，人多喜饮茶酒，恣食瓜果，素禀阳旺者，胃湿多。素体阴盛者，脾湿亦不少，一逢夏秋之间，日间受暑，夜间贪凉，故人病伤寒兼湿为独多。"因绍兴地处江南，气候温润，感寒者少，感温者多，有"恒多夹湿"的特点，病者患时多有夹湿，故绍派伤寒辨证重湿。这与仲景以中原寒燥而创辛温甘润之法大不相同。俞氏区分寒湿、湿热两端，寒湿为伤寒夹湿者，治以辛温佐以淡渗，以藿香正气汤为代表。湿从热化则发为湿热，何廉臣认为：

"吾绍寒湿证少，湿热最多。湿热者，湿与热互结不解也。其先受湿，后化热，在秋冬春三时，但名湿热。先受湿，后冒暑，在夏令即名暑湿。其实皆湿热之证也。其间因湿而蒸热者，必化其湿而热方退。因暑而蒸者，必清其暑而湿方行。"而治湿之品亦不用峻泻，主张清渗宣透，"通用如蔻仁、藿香、佩兰、滑石、通草、猪苓、茯苓、茵陈、泽泻。重者五苓、三石亦可暂用以通泄之，所谓辛芳疏气、甘淡渗湿也"。用之临床，往往效若桴鼓。

中医之腹诊法肇始于《内经》，仲景书中仅有零星记载，其他先贤也没有引起重视，故以前文献略显散乱，且不成系统。而《通俗伤寒论》中列有专篇加以探讨，为后世开启源流。俞根初认为："胸腹为五脏六腑之宫城，阴阳气血之发源。若欲知脏腑何如，则莫如按胸腹，名曰腹诊。"并把腹诊"推为诊法之第四要诀"（一为观目、二为看口齿、三为看舌苔、四为按胸腹）。其部位为"按胸必先按虚里……按腹之要，以脐为先，脐间动气，即冲任脉"。其方法为"宜按摩数次，或轻或重，或击或抑，以察胸腹之软坚，拒按与否，并察胸腹之冷热，灼手与否，以定其病之寒热虚实"。其标准为"按之应手，动而不紧，缓而不急者，宗气积于膻中也，是为常……按微动而不应者，宗气内虚。按之跃动而应衣者，宗气外泄。按之弹手，洪大而搏或绝而不应者，皆心胃气绝也，病不治"。在临床上肝痛、食积、瘀血、水气、虫病、湿阻、痰饮等证皆可通过腹诊确定虚实真假。所以有极高的理论及使用价值，值得进一步深入研究、探讨。

3. 治燥创立温凉分治，外感重视透邪外出

《内经》病机十九条中六气独缺燥气为病，至刘完素方在《素问·玄机原病式》补充了"诸涩枯涸，干劲皴揭，皆属于燥"一条，惜其语焉不详，后世医家也鲜有论及。至俞根初方将燥分温、凉，并设凉润、温润二法。俞根初在《通俗伤寒论》中指出："久晴无雨，秋阳以暴，感之者多病温燥……秋深初凉，西风肃杀，感之者多病风燥，此为凉燥。"何秀山亦指出："秋月天气肃而燥胜，故秋分以后，风燥凉燥之证多。若天气晴暖，秋阳以曝，温燥之证，反多于凉燥。"二者在症状上有别，凉燥者"初起头痛身热，恶寒无汗，鼻鸣而塞，状类风寒，惟唇燥嗌干，干咳连声，胸满气逆，两胁窜痛，皮肤干痛，舌苔白薄而

干，扪之戟手。"而温燥则"初起头痛身热，干咳无痰，即咳痰多稀而黏，气逆而喘，咽喉干燥，鼻干唇燥，胸满胁痛，心烦口渴，舌苔白薄而燥，边尖俱红"。对凉燥治以"辛温为君，以辛甘"，对温燥则"辛凉为君，佐以苦甘"。言简而意赅，为后世治燥提供了圭臬。

绍派治疗外感强调透达，重视透邪外出，给邪以出路，这是绍派的一大特色。俞根初认为："病去则虚者亦生，病留则实者亦死，虽在气血素虚者，既受邪气，如酷暑严寒，即为虚中夹实，但清其暑散其寒以去邪，邪去则正自安。"至于驱邪之法，则强调透达。何秀山指出："凡邪从外来，必从外去，发表固为外解，攻里亦为外解。总之，使邪有出路而已，使邪早有出路而已。"对于先内伤兼外感者则"即有人虚邪实者，不过佐以托邪之法，护正之方，究当以驱邪为主，邪早退一日，正即早安一日，此为治一切感症之总诀"。而透邪外出之法又有宣散、宣气、化浊等不同，但总以开门而逐为要，处处开设通路，使其盗去而室安，正气自复耳。

第四节　张锡纯用经方之义

近代名医张锡纯遣方用药常中西药并用于一方，以中医方剂为主。其中对于经方的应用，常另辟蹊径，有许多独到之处，可师可法、可圈可点，为后人开启法门。笔者不揣愚鲁，仅据所学心得，述先生精微大义于万一。

一、提倡寒温合病，变通创制新方

先生认为《伤寒论》本寒温合论，只是温病内容隐于六经分篇之中，属广义伤寒范畴，未具体指明而已。伤寒与温病，始异而终同。笔者认为，张锡纯对于经方理法有着极高造诣，常据内、难之理论及后世伤寒、温病大家之精华，加以阐明、发扬，立论高人一等，并以此为应用经方之理论依据。如麻杏甘石汤，先生认为仲景在太阳病篇首即明确分为三项，原文第六条温病提纲后未列治法，不是仲景未备，而是叔和重订错简所致。此方原为太阳温病初起而设，故临床凡是由于外感风热之咳嗽、齿痛、头痛、两腮肿痛皆可用之。而伤寒发表当用温热，温病解表宜用辛凉，临证药物用量应变通，石膏用量须十倍于麻黄方可取效。又如从寒温合病理论出发，在麻黄汤中加入知母，寓清热于解表之中，以防汗后不解转属阳明，笔者临床用之，往往效若桴鼓。

　　先生常仿仲景之微言要义另组新方，或救其弊，或避其偏，或善其后。余观其义在于圆机活法，以变适应不同病情，而不拘泥于一方一证，总以契合证情为要。如白头翁汤原为治厥阴下利而设，其药皆为驱邪之品，而无扶正之药，且连、柏合用，苦寒之性有伤脾胃之嫌，用于脾虚下利患者则非相宜，先生去连、柏，加入补脾收敛之山药、地榆、白芍、三七、鸦胆子及甘草而创变通白头翁汤，临床用之往往应手而效。又如小青龙汤为理肺之剂，以驱邪见长，仲景之原意在手治疗外感痰喘，但有患者因正气不敛，间有愈后复发，且再服小青龙汤效不如前，故拟敛正为主的从龙汤（龙骨、生牡蛎、芍药、半夏、苏子、牛蒡子），继用于小青龙汤后。先服小青龙汤使病减十之八九，再用从龙汤可收全功。再如仲景有大、小陷胸汤及大陷胸丸三方以治疗热实结胸证，因其中有大黄、甘遂等峻猛之品，不仅医家临床使用难以掌握，患者也畏而不敢轻服。先生独具法眼，取大陷胸汤之芒硝，小陷胸汤之瓜蒌实及旋覆代赭汤之赭石，同时加入苏子以为下行之向导，创制荡胸汤，临床可代陷胸诸方，笔者曾用之，确有卓效。先生认为桂枝汤证之病机在于卫气虚弱，不能卫护营分，致外感风寒直透卫而入营，营为外邪所伤，乏于卫护，故有汗出。所以治疗同时还须补胸中大气，因此仲景立法服用桂枝汤后饮热粥实为点睛之笔，不仅可助其发汗，还可助胸中大气以固营卫之本。据此在桂枝汤的基础上以黄芪、防风代替饮粥以补气、发表，同时加入知母抑制黄芪温热之性，而成加味桂枝代粥汤。并推而广之，将附子泻心汤中之附子改为黄芪，意在补胸中大气而壮其卫外之阳。这样就大大扩大了桂枝汤的应用范围。

二、辨古今不同，识南北有异

先生认为人之禀赋随天地气化而转移，因古今气化有不同，所以今人与古人在禀赋强弱厚薄、偏阴偏阳等方面亦有差异。临证应灵活斟酌，不可胶柱鼓瑟。如麻黄汤原为治疗太阳与阳明合病喘而胸满者而设。古人禀赋敦厚，澹泊寡欲，用之尚可。而今人禀赋薄弱，嗜好日多，多半阴亏，万不可滥用，宜以薄荷代替桂枝，加用生石膏，方能取效而不留弊。又如薄荷至唐代始入药，因时代所限，仲景未用。而根据病因病机，麻杏甘石汤之麻黄、葛根汤之葛根皆宜代以薄荷，此非违背古训，而是古方新用。

《内经》指出："西北之气，散而寒之，东南之气，收而温之。"先生在此基础上强调人体病证，无论内伤外感，皆应考虑地区的气候差异及体质的阴阳盛衰，杂合而治。认为"吃药顺天时"，并以外感风寒为例指出："大江以南之人，其地气候温暖，其肌肤薄，麻黄一钱即可出汗；到黄河南北，用麻黄约可以三钱为率；至东北三省人，须于三钱之外，再将麻黄加重，始能发汗。"即用药上，南方用辛温轻剂就够了，而北方人则需用辛温重剂。尤其气候寒冷的东北地区，人的皮肤腠理致密，平时不易感冒，一旦感冒，药剂量就必须加大，才能达到发汗目的。

三、用方应时而变，临证确有卓见

先生用经方善于应时而变，随证加减。以竹叶石膏汤中重用石膏为例，云："石膏之质，中含硫磺，是以凉而能散，有透表解肌之力，外感有实热者，放胆用之……夫石膏之质，七八钱不过一大撮耳，以微寒之药，欲用一大撮扑灭寒温燎原之热，又何能有大效，是以余用生石膏以治外感实热，轻症亦必用两许；若实热炽盛，又恒重用至四五两或七八两。"此确为临证金玉之言，亦可作为热病重用石膏之依据。

血证为临床常见证，先生应用经方治之，颇具匠心，有独到之处。认为治吐衄诸证，皆当以降胃之品为主，宜用旋覆代赭汤。其中代赭石为"降胃之最有力者，莫代赭石若也。故愚治吐衄之证，方中皆重用代赭石，再审其胃气不降之所以然，而各以相当之药品辅之"。因热者，佐以瓜蒌子、白芍诸药；热而兼虚者，兼佐人参；因凉者，佐以干姜、白芍诸药；凉而兼虚者，兼用白术；因下焦虚损，冲气不摄上冲，胃气不降者，佐以生山药、生芡实诸药；因胃气不降，致胃中血管破裂，其证久不愈者，佐以龙骨、牡蛎、三七诸药。又"生代赭石压力最胜"，故诸方均用生者。先生并认为重用代赭石，可代大黄降逆之力。还指出，吐血、衄血者因阴血亏损，维系无力，原有孤阳浮越之虞，而复用独参汤助其浮越，不但其气易于上奔，血亦将随之上奔而复吐血，故"拟治吐血方中，凡用参者，必重用代赭石辅之，使其力下达也"。如大便不实者，则用赤石脂代之，既能降胃，又可固肠，两全其美。

先生认为，"吐衄之证，忌重用凉药及药炭强止其血。因吐衄之时，血不归经，遽止以凉药及药炭，则经络瘀塞，血止之后，转成血痹虚劳之证"，故十分推崇仲景泻心汤之用大黄，认为能降逆止血消瘀，并结合自己的临床经验，创制秘红丹，大黄与肉桂并用，则寒热相济，性归和平，降胃平肝，兼顾无遗，再以重坠之代赭石辅之，则力专下行。对吐血之证屡服他药不效者，笔者临证用之，无论因凉因热，皆有药到病除之效。

先生亦善用猪苓汤治淋，对仲景方意多有发挥。认为方中阿胶，一般注解皆取其滋阴润燥之功。而若是阴虚有水，滋阴之药必须重用多用（如山药、熟地黄之类当重用至30g），利水之药必须少用（最多两三味，每味不超过10g，如车前、茯苓之类），原因是利水之药伤阴，若利水药味过多、量过大，则滋阴之药无功。《医学衷中参西录》指出："阿胶为济水之伏流通于阿井，取其水以煎黑色之驴皮而成，其性善滋阴，又善潜伏。"猪苓汤中，若阿胶不敌其他四味利水药，滋阴之功即被淹没。而重用阿胶则收妙用，可助二苓，以潜心阳，又清热利水。同时二苓可健脾，阿胶可补肾滋阴，使邪去而正不伤。

总之先生用经方，理法严谨，独出心裁，往往自出机杼，其所创新方，机圆法活，不落古人之窠臼。这些都对后世有极大启迪。

第五节　张景岳重用参、熟之我见

张景岳名介宾，字会卿，明代山阴（今浙江绍兴）人。他批判性地继承和发展了前贤的成果，开创了非风论、八阵方、阳常有余论，完善了命门学说，为中医学作出了不可磨灭的贡献。其主要著作为《类经》《景岳全书》，其中后者共六十四卷，以《传忠录》为首，《脉神章》继之，伤寒为典，杂证为谟，妇人为规，小儿为则，痘疹为诠，外科为钤，用药三百多味，以人参、熟地黄、大黄、附子为药中四维，更推人参、熟地黄（以下简称参、熟）为良相、黄附为良将。其对使用参、熟独有创见，余初不以为意，然用后每有验效，始叹先生为法眼。现不揣浅陋，从使用参、熟之历史背景、使用范畴及个人临证心得几个方面，略陈管见。

一、驳丹溪阳常有余，辨真阳为之大宝

金、元、明代是医家辈出，各抒己见，百家争鸣之医学发展昌盛时期。景岳身历其境，以其雄厚的理论功底及丰富的临床经验，对于金元四大家的学术思想，另具慧眼地进行了评述，既吸收其所长，又不全苟同，而独树一帜。其中对于丹溪所言"阳常有余，阴常不足"说，景岳最初颇信服，继则疑信相半，终则大加反对。认为："丹溪但知精血皆属阴，故曰阴常不足。而不知所以生精血者，先有此阳气。倘精血之不足，又安能阳气之有余？"他认为阳既非有余，阴亦常感不足。故主张要善于补阴扶阳。并指出真阴真阳在人体的作用极其重要。《景岳全书·辩丹溪》中说："人得天地之气以有生，而有生之气既阳气也，无阳则无生矣。"并着重指出了著名的"天之大宝，只此一丸红日；人之大宝，只此一息真阳"观点。对于丹溪重用黄柏、知母作为养阴药物，景岳亦不以为然，指出："知柏止堪降火，安能补阴？若任用之，则戕伐生气而阴以愈亡，以

此补阴，谬亦甚亦。"对多用苦寒折火方药，认为是"大背经旨，大伐生机之谬谈"。与之针锋相对，提出了以温补为主的治疗大法。

另一方面，一个人的学术思想的形成与其所处之特定环境有密切关系。景岳在医学上受薛立斋影响，薛为太医院使，为统治阶级服务，喜用补药治病，故景岳亦从之。另外，他之所以多用温补，可能与其所接触之人多属阳虚之患者有关。因其出身于官宦世家，所交游者亦多豪门巨户。这些阶层之人穷奢极欲，疾病往往由精气不足引起。因饮食无度伤脾，性欲不节伤肾，加之当时社会动荡，生活不定，身体容易耗损虚衰。笔者认为，就景岳所见之证，似有失全之处。所以如"凡临证治病，不必论其有虚证、无虚证，但无实证可据而为病者，便当兼补，以调营卫精血之气。亦不必论其有火证、无火证，但无热证可据而为病者，便当兼温，以培命门脾胃之气"（《景岳全书·论治篇》）等显属矫枉过正之言。

二、参、熟为良相，用之有擅长

景岳从《内经》"阳气者，若天与日，失其所，则折寿而不彰"的论述中，悟出了"故惟高明见道之士，常以阳衰根本为忧，此热方之不可不预也"。这就为重用温热药提供了理论依据，而在温热药中尤喜用人参、熟地黄，更以人参、熟地黄、大黄、附子为药中四维，仿官制，推参、熟为良相，黄、附（大黄、附子）为良将。余细考新方八阵之补阵29方，参、熟同用者有大补元煎、五福饮、七福饮、三阴煎、五阴煎、补阴益气煎、两仪膏、赞化血余丹等8方，用熟地黄者22方，其适用范围遍及心、肝、脾、肺、肾五脏，尤其是肾、脾、肝三脏，因其为先后天之故也。未用熟地黄者仅7方，而7方中仍有3方在加减项内用熟地黄。在新方八阵189方中，用熟地黄者有50方，由此可见景岳之善用喜用参、熟。

其重用参、熟之绪，是为补虚治形学说。他指出："无论阴阳，凡病至极，皆所必至，总由真阴之败耳。然真阴所居，惟肾为主……虚邪之至，害必归阴。五脏之伤，穷必及肾。"而用熟地黄正为合拍，"味甘微苦，味厚气薄，沉也，阴中有阳。本草言其入手足厥、少阴经，大补血衰，滋培肾水，填骨髓，益真阴，专补肾中元气，兼疗藏血之经……性平禀至阴之德，气味纯静，故能补五脏之真阴"。正由于熟地黄能救阴、补精血，所以一切精血亏虚之证，如肝肾亏虚，精血不足，宫血不充，肾水真阴不足，精衰血少，脾虚失血，劳倦伤阴，精气不化；或阴虚内泛，以致外感不解，及气血双亏，须发早白，形体不充等，皆可用之。而人参配伍熟地黄，则"补气以人参为主，而芪术但可为之佐。补血以熟地黄为主，而芎归但可为之佐。然在芪术芎归，则又有所当避，而人参、熟地黄，则气血之必不可无。故凡诸经之阳气虚者，非人参不可。诸经之阴血虚者，非熟地黄不可。人参有健运之功，熟地黄禀静顺之德。一阴一阳，相为表里。一行一气，互主生成。性味中和，无逾于此，诚有不可假借而更代者也"，是扶阳滋阴的理想配伍。二者相配，阴阳气血亏虚之证，皆可治之。又如正虚之瘟疫患者，若参、熟并用，可收补中托里之功，并认为该证"其成初感寒邪，但见脉证真虚、邪不易散等证，则人参、熟地黄之类，开手便当速用，愈早愈妙"。

必须指出的是，景岳绝非一味填补之流，其用补用泄，均视辨证情况而定。总之，其用参、熟，机圆法活，左右逢源，上下呼应，瞻前顾后，已臻化境。

三、应用辨治举隅

笔者在临证中常用二者相伍，治疗气血亏虚已极之患者，如实体肿瘤或血液肿瘤化疗后、某些肺心病患者等。我们的体会是，其病由来已久，参、熟必须长时间、大剂量使用，否则不易取效。

如胃癌，基本属于中医"噎膈""反胃""积聚""伏梁"等范畴。其病因病机，一方面是由于人体正气不足，特别是脾胃功能虚弱所致。另一方面是由于长期饮食不节，情志抑郁不畅，痰火胶结，气虚血瘀而成。根据我们的体会，其临床分型可分为脾虚胃寒、瘀毒内阻、脾肾阳虚三型，晚期以脾肾阳虚型最为多见。本病病情复杂，典型的单一证型并不多见，往往兼夹为患，故须视辨证而定，不可拘泥。

胃癌属脾胃病之一，中焦虚弱、纳化失常是其最常见的症状，所以临床上首先要重视脾胃的辨证。总而言之，脾病多见阳运不健，因脾为阴脏，得阳气乃行；胃病多见亢燥闭塞，因胃为阳腑，得阴津乃降。脾病其势趋下，多在脘腹，因脾气宜升；胃病其势上逆，因胃气宜降。病在脾者，纳谷难化，腹胀不舒；病在胃者，食欲不振，脘胀不适。脾胃虚弱者，头晕短气乏力，便溏。若脘部隐痛，喜按，疲劳后加重，此为虚寒，早期患者可且攻且补。发展至晚期胃癌，阳虚日趋严重，此时运用补法，实为治疗之关键。这既是补虚的需要，又是为攻邪创造条件。肾为先天之本，脾胃为后天之本，均是人体正气之根本。正如李中梓所云："水为万物之元，土为万物之母。二脏安合，一身皆治，百疾不生，夫脾具土德，脾安则肾愈安也。肾兼水火，肾安则水不挟肝上泛而凌土湿，火能益土运行而化精微，故肾安则脾愈安也。""善为医者，必责其本，而本有先天后天之辨。先天之本在肾，肾应北方之水，水为天一之源。后天之本在脾，脾应中宫之土，土为万物之母。"此时用红参、西洋参、生晒参配伍熟地黄，药性平和，不燥不腻，有大补胃气、益胃阴之双重功效，其中以生晒参、西洋参的效力最佳，而红参则惜其燥耳。同时还可使用归脾汤、参苓白术散等加减用之，若肾虚之证突出，可以归附八味丸主之。

又余翻检医籍，在日本出版之《代谢》杂志 1993 年版中得知，日本有大浦氏者从人参中提取出有效成分"蛋白质合成促进因子（prostisol）"，动物实验证明能促进 RNA、蛋白质、脂肪酸的合成，并有明显的代谢促进作用。村田勇用之治疗 28 例手术切除癌症病灶，以及广泛转移至淋巴结及其他脏器不能进行根治手术的胃癌病人，结果 23 例有效，用药后体重增加，症状改善，生存期延长，红细胞及淋巴细胞增加，IgM 上升，提示人参中有效成分对胃癌患者的免疫功能、网状内皮系统均有一定影响。此亦可从另一角度为重用参、熟治疗胃癌作一注解。

景岳先生之用参、熟，理法严谨，方药效简，不落古人窠臼，对后世影响颇深，笔者仅识沧海之一粟而已，仅冀能对同道有所裨益耳。

第六节 费伯雄制方用药规律发微

费伯雄是孟河医派的奠基人,《清史稿》称:"晚清江南诸医,以伯雄为最胜。"其理论基础之深厚,绝非常人之所及。其流派绵延至今,影响极其深远。费氏所创诸方,迄今仍沿袭,笔者临证用之,往往效若桴鼓。现就研究所得,述其要于万一,以为引玉之砖。

一、重中气脾胃,擅缓治和法

费氏治疗外感,注重中气脾胃。对内伤杂病,虽说"最重脾肾",其实补脾重于补肾。如治疗火证,多以少量芩、连合二冬等清润为主,同时佐以茯苓、甘草等甘淡顾护脾胃。治暑治湿离不开健脾化湿。治疗燥证,主张"清金保肺必先甘凉养胃,以胃为肺之来源,脾为肺母也"。治中寒,则着重温补脾阳,指出:"脾阳不运,虚则寒生。"所制治中寒四方,均以术、姜、枣补脾和营。治疗中风,则"保障灵府之法,无如治脾胃以实中州,脾气旺,则积湿尽去,而痰气不生;胃气和则津液上行,而虚火自降。治疗大法,无过于斯"。对阳虚气耗之证,以补中益气健脾为主。创新制定拯阳理劳汤,方中使用参、芪、术、草、肉桂、当归、五味子、陈皮、生姜、大枣等。治阴虚火动之证,反对使用知、柏、龟甲等阴寒腥浊之品,以防败伤脾胃中气,每多用参、草、薏苡仁、陈皮等健脾化湿,以防滋腻碍湿。创新定拯阴理劳汤用参、草、白芍、生地黄、牡丹皮、薏苡仁、橘红、麦冬、五味子、当归、莲子等脾肾同治。治疗阴虚燥热的消渴证,创逢原饮、祛烦养胃汤,在大批清润中佐用半夏、陈皮、茯苓等健脾渗湿化痰,意在步步顾其脾胃中气。

费氏治疗疾病非常重视正气,擅长和法缓治以护正气为本。费氏所谓和法缓治是指用药治病以和缓为贵,选用性能平和的方药,缓慢图治,以达到脏腑阴阳气血调和、机体康复之目的。费氏指出："夫疾病虽多，不越内伤外感，不足者补之，以复其正；有余者去之，以归于平，是即和法也，缓治也。"认为《内经》所说"毒药治病去其五，良药治病去其七"正是"和法缓治"的精义所在。之所以取名为"和"为"缓"，也是强调和法缓治的重要性，明确指出："天下无神奇之法，只有平淡之法，平淡之极乃为神奇。否则，眩异标新，用违其度，欲求近效，反速危亡，不和不缓故也。"无论治疗外感或内伤杂病，都须和法缓治，是治疗疾病的基本大法。正气盛衰是决定预后的关键，强调和法缓治正是为了保护正气。如治痛痹，制龙火汤，用苁蓉、角霜、肉桂等温养龙火，再以参、术、苓补气，姜、枣、木香调营卫不在散寒之气，归、芍养血，而在于调养气血，温通经络。治着痹，制立极汤，以参、术、苓、茋等补土扶阳气以胜湿，当归、独活、牛膝、姜、枣等利血脉和营卫，附子、莪术、补骨脂、续断、杜仲等补肝肾，强筋骨。治风痹，其认为："若不养血而先搜风，营愈燥而筋愈拘挛，殊非治疗。""应以养血为第一要义，通络次之，祛风又次之。"强调"先用大剂补血祛风，后即加入参、苓、术以补气分"。故温经养营汤方以鹿筋、枸杞子为主药，合归、芍、二地养阴血，桂枝、姜、枣调营卫，秦艽、桑枝、木瓜、续断、独活、甜瓜子搜风通络，再加木香以调气。从药味和剂量看，扶正药占绝对优势。以上可见，治痹三方侧重在扶正气，痛痹温阳，着痹补土扶阳，风痹养血，而祛风散寒除湿之品却十分轻少，充分体现了和法缓治以护正气为本的学术观念。

费氏制方用药以和缓为准则，通观其方，遵循性平药轻、不失和缓的制方准则。所选药物皆是平和之品，且剂量也普遍较轻。如治鼓胀"腹胀身皆大，大与肤胀等，色苍黄，腹筋起"，认为"盖黄为脾之本色，苍则木气胜而见于脾，腹起青筋则肝邪炽盛，而脾土败坏，症势甚危。当扶土抑木，兼化阴邪"。制扶抑归化汤方以厚朴、青、陈、蒌、香、砂抑肝木，木瓜舒筋，牛膝达下，车前草助茯苓行水，参、归、术、茯、姜、附扶中土。方中药物量轻而性平和，甚合鼓胀本虚标实之病机，充分体现其"和缓"的制方准则。鼓胀病势虽然危笃，但治疗依然和法缓治。

二、谨慎用升柴知柏，师古意不泥古方

费氏认为，和法缓治是《内经》的纯粹精义，"其他各有专长，亦各有偏执，求其纯粹以精，不失和缓之意者，千余年来不过数人"。主张"师古人之意，而不泥古人之方"。如师东垣温补，而不用"升、柴"升阳。师丹溪滋阴，而不用"知、柏"泻火。认为"东垣、丹溪，一补阳，一补阴，实开两大法门。惟升、柴、知、柏，非可常用，故方中凡有此四味者，概不多录，后人但师其温补脾胃及壮水养阴之法可也"。以此来保持方药的和缓之性。如治气虚发热，神疲食少，东垣用补中益气汤，而费氏则制和中养胃汤，用薄荷代升麻，再加茯苓、薏苡仁、砂仁等和中化湿安肾，用东垣意而不泥东垣方。又如治肾劳阴虚火旺，制来苏汤，不用知、柏、苦寒泻火，而以二地、二冬、二沙参等壮水以配火，以二芍清柔心肝，以杜仲、沙苑、磁石等益肾固精，更用莲子安静上下君相之火而交心肾。

我们认为，东垣创阴火之名，阴火即是内伤热中证之谓。其病因，意谓饮食不节、劳役过度、精神刺激，病机为"谷气不升、脾气下流"而致的"阴火上冲"。其关于病机的阐释，随着后世临床实践的发展，后世对此认识愈来愈深刻，认为阴火产生的一个根本性因素是清阳下陷。而其病理机转，则因体质的不同，一为内湿，脾气虚，内湿难化，常会郁而化热，另一则为脾胃气虚，清阳下陷，饮食化生的精气不能正常输布，使阴阳失去平衡。且首先是阴虚而致阴虚生内热（表现为脏腑的热象）。可见，阴火常见湿郁化热、阴虚火旺两型，均本虚标实。本虚为脾胃气虚，或甚而元气虚，症见气短乏力、神疲肢倦、便溏，或见中气下陷的症状等，治以"甘温除热"，用芪、参、草等。标实为湿郁内热，及气虚所致的阴虚火旺。无论湿郁还是阴虚所致的内热，其征象可显现于上、中、下三焦的各个脏腑，可表现为自觉火燎其面，或浑身燥热，或气高而喘，或蒸蒸而热，上彻头项，旁彻皮毛，渴而脉洪大，口中有腥味、口臭、口舌生疮等，或只表现为心火、肺火、肝火、胆火、大肠火等。至于可以出现的畏寒恶风，是由于清气下陷，谷气不得升浮，使春生之气不行，阳气不能上行，无法充实皮毛所致。湿滞者，应用陈皮等调滞，内热者应据各脏腑之火象，

或苦寒泻火，或升阳泻火，或滋阴降火。如兼肝火者加白芍、菊花，兼肾虚内热者加生地黄、黄柏，兼心火见证者，常加黄连，见肺热者加黄芩，兼胆热者加龙胆草、栀子等。至于火郁上焦的，东垣常用升阳散火之法，药用升、葛发阳明之火，柴胡发少阳之火，羌、防发太阳之火，独活发少阴之火等。升、柴可用于升阳散火，但不可将其作为常法、常药。

而朱丹溪认为补阴必兼泻火，二者相反相成，只是据证候表现不同，用药有所侧重而已。此论至今仍为后世所接受，故适时、少量加用知、柏，是可取的，但切勿过量。

笔者认为，在内伤热中证中，除非上焦火盛甚时，升麻不可作为常法使用，或仅用少量，如用量过大，升降之药性太强，常会使气机升降出偏，而贻留后患。费氏从气机升降、药性等诸方面注重和缓，体现了中医学"尚中"的思想。

三、验方举隅

治肺痿之玉华煎，由玉竹、五味子、麦冬、南沙参、党参、茯苓、炒白术、生山药、川断、怀牛膝、糯米组成。肺属金，色白，外主皮毛。玉者，色白之谓也，润而光泽也。肺气正常，色泽外华于皮毛，意即人之皮毛色泽如玉之外华也。《经》曰："肺热叶焦，则皮毛虚弱，急薄，着则生痿躄也。"又曰："所求不得，则发肺鸣，鸣则肺热叶焦。"费氏云："则此症全因肺阴耗散，肺气空虚所致，盖肺为主气之脏，肺伤则元气薄弱而不能下行，故足膝无力而不能任地，是肺痿即气痿也。玉华煎主之。"此证乃全因肺阴耗散、肺气空虚所致，故方用甘润液多之玉竹、麦冬、南沙参养肺胃之阴以为君，亦符治痿独取阳明之意。热伤其气，斯气阻而血亦阻，而沙参能清之除之。臣以党参、元米益脾肺之气，五味子敛耗散之气，佐以苓、术、山药以健脾养阴，川断、牛膝之益肾健步，补中有行。足见思路清晰，用药细腻。

鹅梨汤治风痰久咳，由鹅管石、炙麻黄、当归、茯苓、瓜蒌仁、苏子、桑叶、橘红、法半夏、川贝母、杏仁组成。梨汁两大匙，姜汁两小匙同冲服。治"风痰入肺，久经吼咳者"。盖鹅管石，性温入肺，温肺散寒，可治寒嗽。梨汁性甘寒入肺，可治风痰。方名鹅梨汤一取其温肺散寒，一用以祛除风痰。风痰者，痰因风而致，其特征为痰吐白稀夹有泡沫。风痰搏击于气道，肺失宣肃之能，痰不能降，故气道痰鸣而吼咳，不寒不热，故久延不愈也。常见于小儿嬉后汗出受风，风邪伏于气道，日久而成痼疾。西医用抗生素，中医用宣肺止咳化痰皆效欠佳，而此方辄效。麻黄佐鹅管石之温宣，用陈者减其发散之性久经吼咳者，肺络中气血郁滞也，故用当归之辛润以通其血气，而无耗散肺气之虞。桑叶助梨汁以祛风兼活肺络。风痰遏于气道，肃降失司，故用苏杏二陈降气化痰以清肃肺气。风痰郁久，易于化热，故用瓜蒌仁、贝母以化热痰。痰气久郁，胶结难解，非辛散不可，故用姜汁之开痰塞。

治疗不寐及精神忧郁症之甲乙归藏汤由珍珠母、青龙齿、醋炒柴胡、薄荷叶、生地黄、当归身、酒炒白芍、丹参、柏子仁、合欢花、沉香、红枣、夜交藤组成。盖甲为甲木，属胆，乙指乙木，属肝。"藏"即"脏"，此指肝胆。意指使肝胆之气归还于脏腑。病位在厥阴与少阳之处，肝为藏魂之脏，胆为清净之腑，邪气扰之则不寐。热瘀互相胶结。用丹参、生地黄清热凉血祛瘀之。病乃因郁而致，用归、芍、柴、薄养血疏肝。肝郁瘀热，魂不守舍，以致不寐，用珍珠母、青龙齿入肝镇惊以安神，合欢解郁，柏子仁养心，沉香降气，使邪火不致上犯，夜交藤交通心肾，红枣一取其养血补脾，一用以制珍珠母、生地黄之寒凉也。今以此方加减用之，不仅为治疗不寐之良方，亦是用治精神忧郁症之仙丹。临床用之，屡有桴鼓之效。

总之，费氏组方用药可谓面面俱到，多而不杂，层层设想，且深谙药性，可谓度尽金针，至今仍有极其重要的临床价值，深入研究其规律有着重要意义。

第七节　运用治血四法辨治心得

清代唐宗海以治疗血证见长，于1884年撰写了中医学第一部论述血证的专著《血证论》，对血证病机、治则独有创见。发前人所未发，言前人之未有言。书中《吐血》篇提出了"止血、消瘀、宁血、补虚"的四大法则，被后人奉为治血证之圭臬。笔者用之临床，多有效验，辄有心得，整理如下。

一、四法为指南，运用宜合参

止血、消瘀、宁血、补虚为治疗血证的准则，但各有侧重。唐氏指出："止血为第一要法。"其重要性在于"所谓止血者，即谓此经未溢出，仍可复还之血，止之使不溢出，则存得一分血，便保得一分命"。"消瘀为第二要法"，其原因在于"血即止后，其经脉中以动之血，有不能复还故道者……既有瘀血踞住，则新血不能安行无恙。""凡治血者必先以祛瘀为要。"运用消瘀法治疗出血证，往往为目前临床所忽略。笔者认为，大凡有出血者，都要考虑瘀血内留的问题，如特发性血小板减少性紫癜，临床常常出现持续低热，如在治疗出血的同时，加入一些活血化瘀的药物，则发热可较少发生或不发生。止血、消瘀之后，又恐血再潮动，须用药安之，故以宁血为第三法。"其血复潮动而吐者，乃血不安其常故也，必用宁血之法，使血得安而愈。"对于补虚法，唐宗海指出"邪之所凑，其气必虚。去血既多，阴无不虚矣，阳者阴之守，阴虚则阳无所附，久且阳随而亡，故又以补虚为收功之法"，并指出"其虚未成，更不可留邪为患，故实证断不可用补虚之方"。笔者通观全书，唐宗海补虚之意有三：首先，出血议补，应辨虚之轻重，虚在何脏，属气、属血、属阴、属阳，一般可从虚损论治；其次，"补虚为收功之法"，常用于出血之后；其三，邪气未去，其虚未成，不可妄补，误补则留邪为患，闭门留寇，助贼之力，故实证断不可补。

在临床中笔者发现，血证的病因病机错综复杂，其用四法亦不可拘泥一法，而应视其不同，或用一法，或二法同用，或三法同用，或先用一法再用另一法，临症圆机活法方能取效。如止血与补虚二法，若患者出血过多，则须一面止血一面补虚，双管齐下，不可延误。这是因为出血当止，"止得一分血，便保得一分命"。补虚又分补气与补血两方面：血虚当补，是因为血有运输、营养的重任。中医学认为，有虚当补，补则正复。而气血同源，兼有阴阳互根的相互关系，失血过多者，宜加补气药，可防气随血脱、亡阴亡阳，临床用一味独参汤，即收益气固脱之功，正合"有形之血不能速生，无形之气所当急固"之意。总之或补其气，或补其血，都是从不同角度达到补虚的目的。又如止血与消瘀二法，出血在前为因，瘀血在后为果，若瘀血留而不去，又可转化为瘀血为因，出血为果。因此，出血与瘀血是一对互为因果的转化关系，临床常见既有出血，只有瘀血，治疗当止血、消瘀二法并用。并且，单用止血往往有留瘀之弊，独取活血常常有出血之患。因此，二者并用可收相得益彰之效。再如止血与宁血二法，止血为治标，宁血为治本。止血用止血法，是谓"急则治其标"，血止后用宁血法，是谓"缓则治其本"，这也是治疗血证不可分割的两个部分。

二、气血不可分，治血必治气

唐宗海依据《内经》气血相关的理论，认为气血二者，气占主导地位。在《产血》篇中指出，"天地之大，总是以阳统阴。人身之生，总是以气统血""人之生也，全赖乎气，血脱而气不脱，一线之气不绝，则死可徐生，复还其故。血未伤而气先脱，虽安必死"。在阐述血证病机方面，认为血证的发生均与气病有关，无血病而气不病者。在《吐血》篇中指出，"其气冲和，则气为血之帅，血随之而运行。血为气之守，气得之而静谧。气结则血凝，气虚则血脱，气迫则血走，气不止而血欲止不可得矣"。

笔者认为，临床运用四法时须将"治血必治气"之原则贯彻始终，时时不忘治气。如上消化道出血患者用止血法时，当考虑胃气以下行为顺，若逆而上行，则气随血升。故此时止血，首先泻胃平气，使胃气下行，气顺则血不逆，出血自止。若肝硬化患者肝气横逆而出血者，宜丹栀逍遥散加青皮、牡蛎、蒲黄、龙胆草治之。而对气虚不能摄血而引起出血者，当用益气固脱止血法，因有形之血不能速生，无形之气所当急固，固其气则血自止。用十全大补汤、人参养荣汤、归脾汤、参附汤、独参汤等治之，皆可止血。又如出血有瘀血者，瘀血可阻塞气机，气机壅塞又可反过来加重血瘀，二者互为因果，常造成恶性循环。故在用消瘀法时可循"以散气为解血之法"，处方时可加行气利气之品，如青皮、枳壳、桔梗、苏子、厚朴、陈皮、小茴香、川楝子、槟榔等。而气虚血瘀者，病机在于血无气不行，气虚则血行之动力减弱，必用益气通瘀之法。

临床用四物汤加参芪等疗效较好。再如用宁血法时，也须顾气。所谓宁血，是针对血止后，数日之间，血复潮动，血不安经者而言。"血不安经者，皆由气之不安故也。"故宁血须宁气，宜用四磨汤降气平逆。而补虚法中，强调以阳生阴，以气生血。健脾益气，培补生血之源则是补虚法之关键。笔者临床多用炙甘草汤、归脾汤、人参养荣汤等气血双补、益气生血之方，往往效若桴鼓。

三、证治举隅

特发性血小板减少性紫癜（idiopathic thrombocytopenic purpura，ITP）是以皮肤及黏膜出血甚或内脏出血为主要症状的自体免疫性出血综合征，属中医学血证、葡萄疫范畴。笔者应用治血四法治之，辄获显效。

首先，笔者在实践中严格按照中医理论对 ITP 患者的证候进行认真分析，初步确定其证型，并且严密观察患者在治疗过程中的阶段性变化。笔者体会到，随着病情的好转，其证性也在发生转化，必须法随证变，才能获得理想的疗效。

笔者在临证中认识到，ITP 证型的一般转化规律是由阴虚型转化为阴阳两虚型，最后转化为阳虚型。阴虚型的本质系真阴不足、阴血亏极，属于机体基本物质枯竭的严重阶段。若治法得当，用大剂填阴潜阳药物治疗后，可转为阴阳两虚型。此为机体阴阳功能失调阶段，再经调理阴阳后转为阳虚证型。在辨证施治过程中，不但要掌握其证型的变化规律，更重要的是在治疗上促使其向好的方向转化，且须采取一定有预见性的应变措施。例如在阴虚阳亢、热迫血行阶段，当用止血法（滋阴潜阳、凉血止血之剂）。待出血已得到控制，热度已退，病势必向阴阳两虚过渡，此时虽有低热也须用补虚法（温补脾肾之剂），不必等待便溏、腹胀、中脘明显发凉出现后，再用稳补脾肾之法。而此时须防离经之血形成瘀血，可同用祛瘀法（活血化瘀之剂）。《经》云："治其未病，防其未然，此其谓也。"

当 ITP 患者阴虚阳亢、热迫血行时，必须及时控制出血。过去多按实热证治，用犀角地黄汤，但确有患者疗效不够理想。笔者认为，谨遵病机须用大剂填阴潜阳药物，在实践中应用苍玉潜龙汤，此方原是费伯雄为治疗阴虚阳亢冲击胃经引起的出血证方，较好地体现出了灵活、综合应用治血四法。随症加减使用，治疗阴虚型ITP取得较好疗效。笔者体会，方中羚羊角粉功能清肝火，合用其他养阴凉血之剂则能滋阴潜阳、凉血止血，较符合ITP阴虚阳亢、血热妄行的病机。若仅有鼻衄可暂不用羚羊角粉，只需重用小蓟、玄参、白茅根、石斛、藕节、女贞子也能宁血止血。如遇失血过多，热随血去，气随血脱，而出现四肢厥逆，脉沉细微欲绝时，就当用补虚法，急投独参汤益气固脱。出血控制后多有皮肤点状出血、月经过多，用香砂六君子汤、归脾汤，并选用生地黄、三七、人参叶、牡丹皮、丹参、麦冬、白茅根、小蓟、玄参、阿胶、地骨皮等清热凉血、养血活血之品均可取效。

总之，本证的整个治疗过程中，重点虽有差异，但只要根据不同的阶段，灵活运用治血四法，可得奇效。

第八节　从唐容川治血四法
探讨肺癌咳血的治疗

《血证论》集唐容川学术思想之大成，指出气之安谧，有赖血的濡润。血液运行不息，方能输送营养全身。阳气安谧，才能维持一身的生理活动。若血瘀或气郁，均可迫血妄行，造成各种出血证。在治疗上提出止血、消瘀、宁血、补血四大治法。而肺癌是呼吸系统最常见的恶性肿瘤之一，以咳嗽、咳血、胸痛、发热、气急为主要临床表现。其中临床常见咳血缠绵难愈，不仅影响患者生活质量，且阻碍进一步治疗。目前对其疗效仍不满意。中医药治疗有一定优势，故探讨治疗规律具有十分重要的现实意义。笔者临床在辨证论治的原则下使用治血四法治疗肺癌咳血，略有心得，兹总结如下。

一、首选和气顺气清热降火

肺癌咳血临床可分为虚证和实证两类，属虚者由邪毒内蕴，精血败伤所致，常见为阴虚或气虚，阴虚则火灼肺络，气虚则不能摄血而致咳血。特点是血淡红而量不多，但持续时间较长，并伴有其他气血阴阳亏虚见证。实证多由内有瘤毒，复外感邪热或寒邪久郁化热、火热熏灼肺络引起咳血。特点是血色鲜红，其出血多，口干而苦，苔多黄糙，舌尖红，脉洪数。

《血证论》指出："然气生于水，水能化气，水亦能病气。气之所至，水亦无不至焉。"提出和法是治疗血证的第一良策。可见和气顺气、清热降火为肺癌咳血初起第一治法。和法，即和解，调顺气血之不和，或疏肝和胃，或调和肝脾等。患者由于肝、胃、肺气机阻滞，横决或上逆之气，迫血妄行，此时宜和气调气，其中尤以调和肝气为主。而其初起常见气机横逆，血不归经而四窜外溢，故宜用疏肝解郁之剂分消真气，引血归经。肺主一身之气，而癌瘤在肺，此时解郁，即和气调气，气平顺则血归经而血自止，常用四逆散、逍遥散之类化裁。若因气逆，血随气上溢而咳者，根据上者抑之之意，可降其肺气，和其胃气，平其肝气，纳其肾气，务必使气不上奔，血不上溢，气下则血下，血止而气亦平复，临床可用旋覆代赭汤、都气丸、回龙汤之类化裁。

血气有余便是火，肺癌患者邪毒壅滞于内，常见火盛迫血妄行而咳血者，则宜治实为主，用清利之剂可直泻其实，降火折势。而患者初起往往火气太盛，此时最恐亡阴，当急下存阴。下法用时要适时，若实邪久留，正气已伤，大便溏者，则不可急下。实火之治法，应根据脏腑不同，分别对待。如清肺热用白虎汤、泻白散、清燥救肺汤。清心火加用导赤散。清肝火加用龙胆泻肝汤。清胃热则独取阳明，加用泻心汤或竹叶石膏汤之类。清肠热加用槐角丸、葛根芩连汤。

《血证论》认为血证宜凉者多，故诸方多用凉药，少用热药。但非谓咳血全不用热药，切勿拘泥。如因虚火而咳血者，宜滋阴凉血以止血。若肺胃阴虚者用叶氏养胃汤，若心阴亏者加用黄连阿胶汤，肝阴亏者加用芩连四物汤，若肾阴亏者加用六味地黄丸。如中老年肺癌患者若因火虚不能生血者，可在人参养荣汤等方剂中用肉桂，此即补火生血之法。唐容川在和气顺气或清热降火治血的方剂中，均寓有宁血之义，如清燥救肺汤中之生地黄、浙贝母均具有润燥宁血之功效。此外，在治血方药中，宜佐以收敛止血之品。

二、始终消瘀活血补血扶正

《血证论》指出："血止之后，其离经而未吐出者是为瘀血，既与好血不相合，反与好血不相能，或壅而成热，或变而为痨，或结瘕，或刺痛，日久变证，未可预料，必亟为清除，以免后来诸患。"这是消瘀治血的重要环节。肺癌患者止血宁血后，用消瘀之法可使瘀血去，新血生，可防止再度出血，消除瘀血之后患，常用桃仁承气汤、生化汤、血府逐瘀汤、归芎失笑散、抵当汤等。药用川芎、香附、延胡索、红花、当归、牡丹皮、桃仁、牛膝、大黄、三七、郁金等。而肺癌咳血后必然失血，其所失之血有去无回，且攻血中之瘀，必导正虚，故非用封补滋养之法不可。水火气血本属一家，血虚者必致气虚，血脱则气散，故大量急性失血者，宜急用益气固脱之回阳救逆汤、独参汤、参附汤等以回阳救逆。正如唐容川所说："此时血之原委，不暇究治，唯以止血为第一要法。"对于咳血缠绵难愈，迁延较久则宜气血双补。我们临床经验，补阴者十之七八，补阳者十之三四。在补法中"治血者必以脾为主，乃为有要，至于治气，亦宜以脾为主"。尤重调理脾胃功能，肺癌反复咳血者，不仅血虚，久必导致气虚而成为气不统血，形成恶性循环。故治宜益气补血，应以补脾为主，方能切合病机。切忌擅用麻、桂、羌、独等峻汗之剂。因汗血同源，不可再伤阴血，同时咳血者气易散不易收，若峻汗则气发泄不已，血亦随气外溢，故失血有伴外感者，宜轻宣和散之剂。肺癌咳血者忌吐，若投散气之剂，上逆之气必不止，咳血之后，亦不宜轻用吐剂，以防动气。肝藏血，宁血以调理心肝两脏为主。常用药物多滋腻，脾胃虚弱者，容易引起消化不良、食积、大便不实者，要加健脾药并用。调理心肝。症见消瘦，目眩，面色不华，烦躁。药用当归、白芍、阿胶、首乌、菟丝子、龙眼肉，以四物汤为通用方剂。若心烦加牡丹皮、菊花、钩藤、天麻。补心安神加麦冬、红枣、枣仁、茯神。补肾养肝加熟地黄、山茱萸、枸杞子。出血既多，则无有不虚者，故以补虚为收功之法，此法须辨证求本施治。气虚症见面色㿠白，神疲乏力，头晕耳鸣，心悸，夜寐不安，舌淡脉无力。方用十全大补汤、归脾汤主之。血虚者症见面色苍白，心悸自汗，形寒肢冷，脉细弱无力。药用黄芪、当归、白芍、党参、熟地黄、阿胶。正所谓有形之血不能速生，无形之气当先补之。方用当归补血汤，黄芪用量适当加大。气血双补用八珍汤主之。阴虚者症见咳嗽少痰、痰中带血、潮热盗汗、颧红、口干、咽燥、舌质红、脉细常数。方用知柏地黄丸主之。

笔者认为肺癌咳血忌用刚燥之剂。而东垣之方偏于升发刚燥，而刚燥之剂最易伤阴，失血者不宜用。肺癌咳血气盛火旺者，不应滥用补法，否则无异火上添薪。在使用寒凉之剂时，血止即可，不过于苦守，以免攻伐五脏之生气，或引起血遇守遏，结而生瘀，或导致阳衰之变。

三、治痰是治咳血之捷法

《血证论》中论咳血治痰，充前人之未备，认为治痰是治咳血之捷法，此在肺癌咳血治疗中有极大的现实意义。此论是受丹溪学说之启发，丹溪认为咳血证"多是痰积热"，论治则"降痰火为急"，虽病位在肺，但病本在肝。如欲宁肺则先须清肝，拟咳血方，方中青黛咸寒入肝经，功擅泻肝经实火而凉血。栀子苦寒入心、肝、肺经，泻火除烦，凉血止血。两药合用，专力泻火，正本清源，故为君药。瓜蒌仁甘寒入肺，既清热化痰，又可润肠通便，使热去痰清。肺气肃降则咳痰即减。海浮石咸寒入肺经，清金止嗽，化痰散结，长于治肺热胶痰。但本方毕竟是寒凉泻降之剂，一般用于肺癌初期肺热炽盛、肝火上犯所致之咳血实证。若为中晚期肺肾阴虚之虚火证及脾虚便溏之气虚证则不宜用，费伯雄曾评论本方说："此方但清火而不治血，乃去所扰则自安之义，然业经失血，则肺已大伤，岂可置之不论不议，去诃子加清养肺阴之药，始为得之。"去诃子是因为其下气降火之力胜于收敛恐有伤气之虞，唐容川针对咳血证具有"咳吐鲜血，间有泡沫"或痰血相兼，或痰中带血的特征，认为"咳血之证，未有不与痰为缘者"。盖因"肺为水之上源，水不清则凝为痰，痰不降而牵动血"。再者，"夫痰为津液所凝，而津液之生原于肾。下焦血虚气热，津液不升，火沸为痰""亦能牵动胞血"。其他诸如脾经虚火、肝经虚火、肺经火甚等皆可生痰带血。若"医者知此，则可知治咯之法，亦可知治痰之原矣"，否则，"失血之人，气既上逆，若见有痰涎，而复吐之，是助其逆势，必气上不止矣"。而肺癌患者咳血多兼痰，痰阻气道，致"肺气咳逆，尤易牵动心部之血"，从而引起咳血证的反复发作或进一步加重，正如唐容川论治咳血证时强调的那样，治痰是治咳血之捷法。

燥湿化痰、顺气行痰、涤除风痰、泻火豁痰、攻下积痰等为肺癌咳血患者治痰之常法。然"血者火化之阴汁，津者气化之水液，二者本相济相养，水不济火则血伤，血不养气则水竭"。"失血之人，多是阴虚火旺"，治痰用药"多忌刚燥""不宜渗利再伤水津""但宜滋润以生津，津生则痰豁"。如肺阴亏虚，阴虚火旺，肝火上炎，刑金伤络而咳血，多见于肺癌早期。咳血量较多，胸胁作痛，心烦易怒，口干，大便干燥，舌红，苔薄黄，脉弦或弦数。药用诃子肉、炒栀子、瓜蒌皮、南北沙参、浮海石、墨旱莲、侧柏叶、麦冬、玉竹、白茅根、青黛、蛤壳等。肺癌患者复感外邪而致咳血者，多因外感风热之邪犯肺，肺失清肃，邪热灼伤肺络而咳血。多见于放化疗过程中。病起多有发热，或有恶风，喉痒咳嗽，咽痛，一般咳血量不多或痰内带血，舌尖红，苔白或薄黄，脉浮数。药用黄芩、桑叶、牛蒡子、甘草、杏仁、连翘、鲜芦根、山栀、白茅根、牡丹皮、侧柏叶等。若痰热壅肺咳血者，患者素有咳喘，或邪热犯肺郁久不解，致痰热壅肺，灼伤肺络而咳血，多见于肺癌治疗中。咳血量或多或少，咳痰黄稠，胸闷气促，舌红，苔黄腻，脉滑数。药用黄芩、桑白皮、地骨皮、牡丹皮、山栀、生甘草、侧柏叶、全瓜蒌、冬瓜仁、生大黄。若瘀血阻滞咳血者。多由于病久肺气不足，气滞血瘀，络脉瘀阻，血不循经而咳血。多见于肺癌晚期。咳血色紫，胸闷或胸痛，舌质暗红，苔薄腻，脉细或细弦。药用南北沙参、川贝母、桃仁、牡丹皮、赤芍、生甘草、郁金、茜草根等，另可用三七粉、白及粉吞服。

唐容川之治血四法，论述精切，用药审慎，理足方效，"从古未经道及"，实乃唐容川寝馈于《内经》、张仲景之书，触类旁通，豁然心有所得，而悟其言外之旨。此信而有征之说，发古人之未言，补前贤所未备，应用其指导治疗肺癌咳血，值得进一步探索研究，以为临床所用。

第九节　"血见黑则止"辨

"血见黑则止"又称"红黑则止"，语出葛可久《十药神书》，意为药物炒炭后有止血之效，并列出以炭类药为主之止血名方十灰散，被后世奉为治疗出血之圭臬，医家莫不从之。笔者临证用之，确有卓效，但也遇疑惑，深探究之，略有心得，故不揣浅陋，胆呈管见，以为引玉之砖。

一、探源

炭类药虽早在《内经》即有记载。但明确提出"血见黑则止"并在临床大量使用炭类药治疗出血的却是葛可久。葛可久（1134—1229年）为元代名医。他博览群书，学识渊博，精通儒、道、医、律，以医济世，著有《十药神书》行世。此书是治疗虚劳咳血（肺结核）专书。虽篇幅很小，却相当精练，反映出当时的中医对肺痨病所致出血的临床表现及治法方药都已有了比较成熟的认识。由于咳血为肺痨主要症状，故葛氏对此极为重视，认为肺痨咳血"大抵血热则行，血冷则凝，见黑则止。此定理也"。并推出以大蓟、小蓟、荷叶、柏叶、白茅根、茜草、山栀、大黄、牡丹皮、棕榈十味烧灰，研成极细末合用。因十味皆为炭药，故称十灰散，功效凉血止血，是治疗火热灼伤血络、血热妄行而离经外溢的验方，对后世治疗这一类证候开启了法门。并指出若内有瘀血，则加花蕊石散活血止血；大出血，以独参汤益气固摄。这亦为极有意义的经验之谈。

二、析流

"血见黑则止"之说的理论依据为五行学说之水能克火，因血色红五行配火，而炭色黑五行配水，故认为炭药能止血。而有些中药确须炒炭才有止血作用，故在临床上容易使人产生若止血就一定要用炭药的观念，此亦属非。笔者认为止血之炭药可分为两种：一种是本身并无止血作用，制炭后才有止血功效。如荆芥生用发表祛风，炒炭后则用于下利、便血，傅青主用之治疗湿热带下；干姜生用辛温散寒，制成炭后则可用于吐血、衄血等脾阳不足出血的病证；白芍敛阴止痛，制炭后可治血崩；贯众、血余、香附、荷叶等药用于止血也必须要制炭方有作用。另一类药物是本身就具有止血作用，经制炭后止血作用加强。如槐花有清热凉血止血功效，经炒炭后鞣质的含量比生品相对增加了约4倍，因鞣质含量的增加，故止血作用加强；蒲黄有活血化瘀止血功效。经炒炭后，由于炭的吸附作用，止血功能增强，但活血化瘀性能相对就减弱，故有蒲黄"生用行血，炒用止血"说法。可止血之炭药止血机理即物质基础在于：制炭可使某些药物中的无机盐或具有止血作用的有效成分溶解度增加，易于析出。如血余炭只有在煅成炭后，其所含之微量元素才能溶解。另一方面，制炭后鞣质的增加或大部分保留，加强了吸附作用，促进了血小板黏附、聚集，降低了纤溶活性，从而促进了血凝作用，如大黄制炭即是如此。再者炒炭时在高温的作用下破坏了一部分具有抗凝作用的有效成分，增强了该药的止血功能。如槐米所含之芦丁具有抗凝血作用，而制炭后大部分被败坏，这样槐米的止血作用就得到了加强。还有一些炭药不仅止血功能增强，而且许多方面功能亦优于生品，如地榆炭不但收敛止血力增强，其抑菌、促进创伤修复等均远胜生品，被广泛应用于外科创面愈合。

三、管见

笔者在临床应用炭药治疗出血，有些确有桴鼓之效，有些炭药止血疗效并不理想，却往往得到另外的疗效，这样就产生了一个问题，炭药是否全部具有止血作用或止血功能得到增强呢？是否只有止血作用，而无其他功能呢？从历代经典记载及笔者临床实践来看，回答是否定的。在葛氏之《十药神书》问世之前，历代古籍的记载炭药的作用是多方面的，并不局限于止血，甚至有些炭药与止血无关。如贯众炭治小儿头秃不生发；白茅根炭治竹木入肉；黄柏炭治脏毒痔漏；血余炭虽用于治疗鼻衄、尿血、便血，但亦用于治疗小便不利、石淋、黄疸病等；荷叶炭用于浮肿、下利赤白；大黄炭可用于带下、风热牙痛；艾叶炭治小儿烂疮；白芍炭治带下等。还有些炭药至今临床上都不用于止血，而是另具特殊用途。如干漆炭用于治疗癥瘕、妇人血闭，而制炭的目的是减轻刺激性，"不损人肠胃"；皂荚炭开窍消痰，用于中暑、痰气、痢疾等，炒炭的目的是使药性缓和，降低刺激性；枳实炭用于产后腹痛烦满，炒炭目的是缓和峻烈之性，以免损伤正气等。可以说：有些炭药有止血作用，但是亦有治疗其他病证的多方面功能，故不应认为炭药只有止血。必须指出的是：还有本身有止血作用，制炭后作用减弱的药物，如小蓟炒炭后，部分生物碱、挥发油等被破坏。经实验证明，小蓟炭止血作用反比生品差，因此用小蓟止血以生品为佳；茜草有凉血止血、祛瘀生新功效，若炒炭后，茜根酸部分被破坏，茜素则全部被破坏。经动物实验证实，茜草炭的凝血时间反比生品差，因此茜草止血以生品为妥。由此可见，中药炒炭止血是根据不同药物的特性而决定的，笔者在临床中将十灰散去大蓟、小蓟、荷叶、茜草4味，止血之功反而增强。

笔者认为"血见黑则止"是古人借助朴素的五行生克理论来说明炭药性质及作用的产物，有其历史局限性，应该灵活看待，不可盲目使用。仲景治疗血证之黄土汤、泻心汤、胶艾汤，孙思邈之二黄汤、犀角地黄汤及治疗血热妄行之名方四生丸皆用生药，临床均有极好的疗效。可见必须在辨证论治的原则下治疗血证，不可拘泥于古训，致犯胶柱鼓瑟之弊。

第十节　使用经方治疗肺癌并发症钩玄

所谓经方是指《伤寒论》《金匮要略》之方剂而言，其组方严谨，义理精深，被称为"医方之祖"，历经千百年的实践验证确有良效。笔者在长期临床实践中应用经方治疗肺癌患者并发症及减轻放化疗副作用，取得较好效果，现仅据临床，总结如下。

一、肺癌之癌性发热

发热是肺癌常见的症状之一，其病因主要与合并感染、肿瘤组织坏死分解产生致热源等因素有关。长期的发热可以消耗病人的体能，增加病人的痛苦，使其生存质量降低，最终缩短其生存期。临床上，许多肺癌患者癌性发热常表现为阳明经热证，此类病人一般体质尚可，症见高热不恶寒，口渴多饮，汗出，脉洪大，但不一定四证悉具，只见一二证即可应用。本人在临床中运用小柴胡汤和白虎汤治之。

小柴胡汤出自《伤寒论》第 96 条："伤寒五六日，中风，往来寒热，胸胁苦满，嘿嘿不欲饮食，心烦喜呕，或胸中烦而不呕，或渴，或腹中痛，或胁下痞硬，或心下悸，小便不利，或不渴，身有微热，或咳者，小柴胡汤主之。"肺癌初起，肺失疏泄，致使邪结胁下，阳气出入受阻，阳气郁遏，不能外达，就不发热而恶寒，蓄积得通，阳气向外，又发热而不恶寒。这样正邪分争，以恶寒开始，发热告终。发热次数不定，亦无规律，形成往来寒热。小柴胡汤方中柴胡气质轻清，苦味最薄，能疏少阳之郁滞，黄芩苦寒，气味较重，能清胸腹蕴热以除烦满，柴芩合用，能解少阳半表半里之邪，半夏、生姜调理胃气，人参、大枣、炙甘草益气和中，扶正祛邪。本方寒温并用，升降协调，有疏利三焦、条达上下、宣通内外、和畅气机的作用。

白虎汤方出自《伤寒论》第 176 条："伤寒，脉浮滑，此以表有热，里有寒，白虎汤主之。"脉浮，为阳热浮盛于外；脉滑，主实热壅盛于里。表里俱热，故原文说："此以表有热，里有热……"以脉测证，以方测证，当有壮热、汗出、不恶寒、反恶热、尿赤口渴、舌红苔黄等症。里热壅盛，充斥内外，故治以白虎汤清透热邪。《温病条辨》云："白虎本为达热出表，若其人脉浮弦而细者，不可与也，脉沉者，不可与也。不渴者，不可与也，汗不出者，不可与也。"而《伤寒来苏集》亦有"发热无汗，其表不解者，不可与白虎汤"之说，临床上肺癌癌性发热的患者多无汗，不必拘泥于吴鞠通之"四禁"。大凡掌握表邪未解者应慎用，而里热未盛或病非阳明实热者在禁用之列。如患者壮热无汗，然其脉洪大，口大渴，喜饮，大便秘结，阳明里热炽盛。若遵前人之言，不可用白虎汤，则必高热不退，伤阴耗液，致使病情加重。然使用白虎汤，酌加滋阴之品，收效甚佳。《医学衷中参西录》云："且石膏原具有发表之性，其汗不出者不正可借以发其汗乎？且即吴氏所定之例，必其人有汗且兼渴者始可用白虎汤，然阳明实热之证，渴而兼汗出者，十人之中不过一二人，是不几将白虎汤置之无用之地乎？"此确为经验之谈。因此在临床应用本方上，不必拘泥于是否有汗出，但见有高热不恶寒，口渴多饮，脉洪大，大便秘结等阳明里热炽盛之证中之一、二症，即可加减用之。

二、肺癌放化疗后毒副反应

黄芪建中汤出自《金匮要略·血痹虚劳病脉证并治第六》："虚劳里急，诸不足，黄芪建中汤主之。"《医门法律》云："或大病后不复常，苦四肢沉重，骨肉酸疼，吸吸少气，行动喘乏，胸满气急，腰背强痛，心中虚悸，咽干唇燥，面体少色，或饮食无味，胁肋腹胀，头重不举，多卧少起，甚者积年，轻者百日，渐致瘦弱，五脏气竭，则难可复常，六脉俱不足，虚寒乏气，少腹拘急，羸瘠百病，名曰黄芪建中汤。"所描述的症状与肺癌化疗后虚弱表现极其相似。癌症病机为本虚标实，化疗又大伤元气，形成气血阴阳亏损，虚劳诸不足之证候。肿瘤患者化疗后常需在1个月内进行第2次化疗以巩固疗效，但体质差者难以承受，所以恢复元气，固护正气成为当务之急，应用黄芪建中汤加味有"形不足者，温之以气"之意。药用生黄芪、红参、麦门冬、桂枝、白芍、生姜、大枣。方中麦门冬不可或缺，否则，病人有虚不受补之苦。

化疗药物如阿糖胞苷、硫鸟嘌呤、放线菌素D、氟尿嘧啶、羟基脲、甲氨蝶呤、米托胍腙和亚硝脲类均可引起腹泻、腹痛，其机理为药物抑制胃肠道黏膜上皮细胞分裂增殖，使黏膜受损所致，临床见腹泻日数次至十数次，稀水样便，小便短少，肠鸣，腹胀，腹痛，不思饮食，恶心欲吐，疲乏，此病机为脾虚夹湿日久伤肾，可用甘草泻心汤合赤石脂禹余粮汤治之。《伤寒论》第159条指出："伤寒服汤药，下利不止，心下痞硬，服泻心汤已，复以他药下之，利不止，医以理中与之，利益甚。理中者，理中焦，此利在下焦，赤石脂禹余粮汤主之。复不止者，当利其小便。"予甘草泻心汤合赤石脂禹余粮汤，一般2～5

剂腹泻即愈，疗效优于易蒙停、复方樟脑酊。若预防用药口服甘草泻心汤2剂即可。药用炙甘草、炒黄芩、黄连、干姜、大枣、党参、清半夏、赤石脂、禹余粮。腹痛甚者加白芍，腹泻次数多，迁延日久者加茯苓、石榴皮、海螵蛸、炒薏苡仁、苍术、肉桂，便血者加白及、槐花炭、血余炭、三七、云南白药等。

化疗药物如长春碱、长春新碱、长春瑞滨、顺铂、鬼臼碱、紫杉醇等均可导致周围神经炎，症见指（趾）端对称性麻木、跟腱反射减退或消失、四肢感觉障碍、肌肉疼痛或无力，甚至四肢轻瘫，病机为气血不足，四末失于濡养。可用黄芪桂枝五物汤加味治疗。《金匮要略·血痹虚劳病脉证并治第六》第16条曰："血痹，阴阳俱微，寸口关上微，尺中小紧，外证身体不仁，如风痹状，黄芪桂枝五物汤主之。"原方为气血营卫不足的血痹证而设。化疗后的周围神经炎症状符合黄芪桂枝五物汤血痹证的病机。常用药物是在黄芪桂枝五物汤基础上加鸡血藤、路路通、通草、当归、豨莶草、水蛭、益母草等药以加强养血活血通络之力。一般患者服用半月诸症好转，月余诸症渐消。化疗药物如草酸铂、顺铂、长春新碱、去甲长春碱等所致的周围神经毒性表现为四末冷、痛、麻木无力、感觉异常、跟腱反射减弱或消失，呈袜套样对称性改变，其病机为化疗药物损伤人体阳气，血虚寒滞，气血运行不畅。《伤寒论·辨厥阴病脉证并治》第351条云："手足厥寒，脉细欲绝者，当归四逆汤主之。"成无己曰："手足厥寒者，阳气外虚，不温四末，脉细欲厥者，阴血内弱，运行不利，与当归四逆汤，助阳生阴也。"化疗后的周围神经性症状正与当归四逆汤证的病机合拍。如预防用药，在化疗开始前1天服用，不会出现或仅有轻微症状，化疗后巩固2～3天即可。药用桂枝、白芍、赤芍、当归、细辛、桃仁、红花、穿山甲（注：穿山甲于2020年6月成为国家一级保护野生动物，2020版《中国药典》已禁止入药，可用土鳖虫、水蛭、莪术等代替，下同）、通草、白芥子、熟地黄、麻黄。其中后3味取阳和汤之意，素体偏热者，加黄柏、知母、羚羊角粉等，便秘者，加火麻仁、郁李仁、玄明粉等。

肺癌患者放化疗过程中常见自汗、盗汗。《伤寒论》第53条曰："病常自汗出者，此为荣气和，荣气和者，外不谐，以气不共荣气谐和故尔。以荣行脉中，卫行脉外。复发其汗，荣卫和则愈，宜桂枝汤。"第 54 条云："病人脏无他病，时发热，自汗出，而不愈者，此卫气不和也。先其时发汗则愈，宜桂枝汤主之。"第 20 条指出："太阳病，发汗，遂漏不止，其人恶风，小便难，四肢微急，难以屈伸者，桂枝加附子汤主之。"桂枝汤调和营卫，治疗汗出恶风之轻证，桂枝加附子汤重在复阳敛液、固表止汗，用于汗出较多、较久之重证。肺癌患者放化疗后，正气大亏，卫表不固易汗出，若以桂枝汤为基础加炙黄芪、山茱萸、五味子之品，每见奇效。汗多淋沥不尽者加制附片，心烦者加知母、百合，心悸者加泽泻、生甘草、炙甘草、生龙牡（生龙骨和生牡蛎，下同）等。若大汗亡阳更有厥冷、恶寒，则为阳脱之兆，当宜四逆汤之类，非本方所能胜。

三、肺癌晚期之变证

晚期肺癌常出现顽固性呃逆，严重影响饮食与睡眠，是恶病质发生的重要因素。此为中气不足而致胃失和降，属虚证，《伤寒论》第 161 条云："伤寒发汗，若吐，若下，解后，心下痞硬，噫气不除者，旋覆代赭汤主之。"本方为补虚降逆消除痞噫之剂。以旋覆代赭汤为基础，加生龙牡、柿蒂以加强和胃降逆之功，常常使呃逆明显减轻甚至痊愈。药用旋覆花、生赭石、生龙牡、柿蒂、党参、姜半夏、大枣、生姜、白芍。

肺癌晚期常出现肝转移，或因自身或放化疗损伤，肝功能衰竭而发生肝昏迷，症见精神错乱、神志恍惚不定，欲卧不能卧，欲行不能行，舌质红绛，少苔，脉沉细数，其状如《金匮要略·百合狐惑阴阳毒病脉证治第三》中描述的百合病，同时可有低蛋白血症、大量腹水及黄疸等肝功能不全的临床表现，属于中医的肝阴不足，虚热内生，三焦气化不利。此时正虚邪实，治疗上矛盾重重，攻则伤正，补则碍邪，唯有滋润养正，甘淡利邪，使邪去而正不伤。予养阴清热的百合地黄汤、百合知母汤加味能使神机回转，气化水行。药用百合、生地黄、知母、盐黄柏、北沙参、麦门冬、生鳖甲、郁金。方中鳖甲、郁金为必需之品。现代研究证明，鳖甲有抗肿瘤、消结块，增加血浆蛋白的作用，郁金可以提高肝脏对肝毒物的生物转化功能，并可一定程度地对抗或减轻毒物对肝的破坏作用，能保护肝细胞，促进肝细胞再生。应用本方 1 周后复查肝功能，各项指标均有不同程度的好转，尤以白蛋白升高明显，从而控制了腹水的增长速度，明显延长了腹水引流的间隔，使患者能"带水生存"。该病虽然以肝阴不足，虚热内生，水邪不化为主要病机，但临床上常并见腹泻不止的症状，常一昼夜达二三十次之多，且较为顽固，用思密达、整肠生、培菲康等药均无效果。笔者认为，此属阴损及气，中气下陷所致，加用补中益气汤常有效。

肺癌肝转移后常使用肝动脉介入化疗栓塞术、肝癌化学消融术、肝癌无水酒精注射术，从而致肝细胞受损出现黄疸，临床又可见恶心欲吐，上腹饱胀，不思饮食，疲乏无力，发热，中医多辨证为肝肾阴虚、湿热内阻，可用有益肾祛湿清热功效的硝石矾石散。此方有异于其他治黄诸方，其病机为肾虚下焦瘀热。张锡纯称该方主治"虚劳疸"，谓黄疸见体虚者皆可应用。一般两天黄疸渐退，10天黄疸褪尽。由于多数药店不备硝石、矾石，笔者常用朴硝、枯矾代替二药，取等份，研细末，嘱患者晚睡前1次顿服2g，遵循《金匮要略》所载："上二味，为散，以大麦粥汁和服方寸匕，日三服。"以大麦粥送服。

第十一节　运用经方治疗肺癌顽咳三案

肺癌以咳嗽、咳血、胸痛、发热、气急为主要临床表现。其中临床常见咳嗽缠绵难愈，不仅影响患者生活质量，且阻碍进一步治疗。笔者在临床实践中应用经方治疗肺癌顽咳，取得较好效果，现举三验案如下，以为引玉之砖。

一、甘草干姜汤案

赵某某，女，68岁，2006年4月15日初诊。两个月前咳吐大量痰涎，稀白色，夜间不能平卧，影响睡眠。曾在当地医院诊为慢性支气管炎，投服抗生素及清肺化痰之剂治疗两月余，咳嗽仍时轻时剧，始终未断，且腰痛半月余。由家人送至某医院经纤维支气管镜检示：左上叶舌段开口黏膜纹理纵行走向，表面不光滑，镜下见 2.5cm×2.9cm 大小肿块。诊为左中央型肺癌（Ⅲ期，腺癌），胸片示：胸 2 椎体压缩性改变。后经两轮化疗，其间因患有高血压、冠心病、脑梗死，静滴肌氨肽苷、阿魏酸钠、灯盏花素等药。患者病情稍好转，唯日夜咳嗽，未能缓解。1 周前症状加重，不间断地咳吐稀白痰，痰培养示美洲爱文菌（纯培养），并静滴依诺沙星 3 天，给予糜蛋白酶、庆大霉素、地塞米松雾化吸入，效不佳，改用罗红霉素、头孢他啶静滴仍未效。查体双肺闻及湿性啰音，端坐位，双下肢水肿，气喘不能平卧，肝肾功能正常，药敏实验对青霉素类、头孢类、四环素、卡那霉素、喹诺酮类及妥布霉素等皆耐药，转求中医治疗。刻下：不间断咳吐大量稀白痰，气喘不能平卧，汗出，夜不能寐，咽中如有物阻、胸闷、头晕、尿频、双下肢水肿，双侧肢体困重无力，右手拇指及左手麻木，舌淡苔白滑、脉沉弱，用甘草干姜汤加味。处方：炮姜 6g，炙甘草 9g，防己 9g，白术 15g，茯苓 18g，桂枝 6g，黄芪 18g，2 剂。服药后痰量增多，并自觉胃脘灼热，第二日痰量渐减，胃脘灼热减轻，二剂后痰量明显减少，且能平卧，水肿减轻，但仍咽中如有物阻、胸闷，上方加姜半夏 12g，厚朴 9g，此方服 7 剂，已不吐痰涎，能平卧，夜寐可，其他诸症减轻。

按：古无肺癌之名，其因多为正气虚损，阴阳失调，六淫之邪乘虚而入，邪滞于肺。导致肺脏功能失调，肺气郁阻，宣降失司，气机不利，血行受阻，津液失于输布，津聚为痰，痰凝气滞，瘀阻络脉，《经》曰："卒然外中于寒，若内伤于忧怒，则气上逆，气上逆则六俞不通，温气不行，凝血蕴里而不散，津液涩渗，著而不去，而积皆成矣。"于是痰气毒胶结，日久形成肺部积块。该患者以肺气痿弱不振，多咳涎沫为主要症状。《金匮要略·肺痿肺痈咳嗽上气病脉证治第七》曰："肺痿吐涎沫而不咳者，其人不渴，必遗尿，小便数，所以然者，以上虚不能制下故也。此为肺中冷，必眩，多涎唾，甘草干姜汤以温之。"甘草干姜汤为此而设。癌瘤在肺，耗伤气血，上焦阳虚，肺中虚冷，不能化气，气虚不能摄津，则频吐涎沫。肺虚不能固表则汗出。津不上承则头晕。上焦虚冷不能制约下焦，出现尿频，双下肢水肿。水湿内停气道不利，纳气失司则咽中如有物阻，胸闷，喘不能卧。不间断吐痰涎则夜不能寐。双侧肢体困重、手指麻木为痰瘀阻滞，经络不通所致。辨证为阳虚失摄，风湿阻络。故用甘草干姜汤以温肺益气摄津。风湿、脉浮、身重、汗出恶风者，防己黄芪汤主之，意在固表祛风除湿。而加茯苓、桂枝取其振奋阳气，健脾利湿之效，用药后痰量更多为正气转复祛邪之故，而胃脘灼热为阴盛格阳，正邪相争所致。因药证合拍故诸证减轻，二诊加半夏厚朴，乃取半夏厚朴汤治疗痰凝气滞的梅核气之意。

二、麻黄附子细辛汤案

许某，男，81岁。2005年11月因咳嗽、胸痛、痰中带血、发热1月，住某医院，经CT检查发现肺门部团块影，诊为肺癌，急转上级医院查治，诊为肺癌并行手术治疗。开胸手术时，发现肺癌组织已侵犯肺门纵隔及主动脉旁淋巴结粘连，无法切除，仅做活检而关胸。病理报告：肺鳞癌。伤口愈合后，化疗4次，患者咳嗽等症状不仅没有得到控制，且因化疗副作用，引起神疲头昏，呕恶纳差，自觉病情有增无减。2006年1月22日就诊，刻下喘咳气促、咳黄涎痰，面色潮红，下肢浮肿，胸胁胀满，心悸，舌质红紫，苔少欠津，脉弦略数。余初以为，痰热壅肺为标，肾阳虚衰，气化无权为本，标本各异，清化痰热与温肾化气如何使用，实难取舍。转念深思，舌苔虽绛少津，但舌体肥，脉弦中见沉，症见下肢浮肿、心悸、尿短少，伴心烦、欲吐不吐等，此乃肾阳不足，肾为胃之关，气化无权，而致水气上凌于心，津气不能上承。虽有痰热之象，证属本虚标实，其本仍在肾阳虚损。古云：寒极则死，阳回则生。故治当温运。待水气得化，诸症除矣。投以麻黄附子细辛汤少佐清疏之品。处方：麻黄6g，附子6g，细辛3g，茯苓15g，泽泻12g，淡竹叶12g，仙鹤草18g。四剂后诸证减退，舌质由红绛转为淡紫，苔光润有津，脉弦数转为沉弦，后以固本平喘之剂收功，调理而安。

按：肺癌患者以老年为多，不少兼有肺气肿、肺心病、心衰等症，此类属上实下虚者多，故临床可寒热互见，似非典型麻黄附子细辛汤证。本方为《伤寒论》（赵本第301条）少阴兼太阳表证的两感证而设之表里同治方。临床运用相当广泛，对痰饮病证有温化之效，尤以久之咳喘，肾阳虚衰，气化失司，水泛为痰，症见咳喘引痛、气短背寒、喘息不得卧、浮肿、心下悸、胸胁支满等虚寒证，以及屡用他药治疗效果不佳者，用此方多验。盖老年肺癌多阳气式微，气化失司，临床兼有痰热或伤阴之象。仍应治其本，以振奋肾阳为主，振奋虚惫之阳气。于年老体虚咳喘痰饮久发不愈者，尤为相宜。方中麻黄引经利肺定喘，附子益火温肾。配细辛直入少阴，强心利尿。细辛温化痰饮，止咳平喘。本例用此方，亦合温药和之旨。必须指出的是：脉数、心动过速者，切忌此方，或慎用此方。本案例由于辨证入扣，方药合拍，故获桴鼓之效。

三、小青龙汤案

朱某，男，52 岁，患者 2004 年 5 月始起咽喉作痒作呛，随之咳嗽频作，日渐加剧。伴胸闷气促，甚则如窒息状，咳痰白黏，入夜难以平卧，2005 年 6 月起出现干咳少痰，胸闷，午后发热，周身乏力，曾投用大量抗生素、激素、支气管解痉剂及喷雾剂等治疗，效果不明显。经结核病防治所胸片查示：右下肺球形病灶。转院查治，作痰涂片发现癌细胞，又行支气管镜检并取活检，病理报告为肺小细胞癌。患者不同意手术治疗，行 3 次化疗及胸部放射治疗，病情未见好转，且反复性咳嗽喘促，且越发越甚。2006 年 6 月 21 日突咳喘剧作，医始投射干麻黄汤未效。迁延数日后，延他医，初服红参，继服高丽参，后服人参精，历时 10 余日，病情逐日加重，邀余诊治。刻下观其形面如染，咳喘抬肩，端坐如钟，既不偏，又不能仰。神志尚清，语言断续，但吐字清晰。咳嗽频频，时作干呕，痰涎较盛，量多、色白清稀。头面汗出如珠。其证确有垂危之势。但其脉四至，沉弦且紧，至数均匀和缓，似非绝证。遂投小青龙汤加减。处方：麻黄 6g，桂枝 9g，干姜 6g，白芍 12g，细辛 3g，半夏 9g，五味子 12g，炙甘草 6g，大枣 15g，杏仁 9g。上方服用，果然捷效，当晚喘咳减半。2 剂后呼吸平缓，汗出顿止，能平卧，并进饮食。时隔数日，咳喘虽转愈，但见下半身浮肿。继续投以牡蛎泽泻散。《伤寒论》云："大病瘥后，从腰以下有水气者，牡蛎泽泻散主之。"服 3 剂后浮肿消退。由于喘息日久，导致筋脉挛缩，加之汗出津伤，筋脉失养，病后两手掌及手指弯曲呈弓状，调理数月后逐渐恢复。

按： 患者癌瘤袭肺虽久，但素体健壮，且精与神俱存。虽气短难言，但声音清晰，语言断续乃呼吸急促所致。虽汗自出，但仅见于面部，由口急而迫液外出，外气皮不固也。虽有恶寒，但四肢不甚冷，非真阳虚衰，应视为表证恶寒。频频咳嗽、干呕，不得卧，为水饮内停之疚。水停心下，胃气上逆则干呕。外寒内饮，壅塞于肺，致肺气失宣，肃降失常，痰气交阻而喘息咳嗽。其脉沉弦且紧，弦主痰饮，紧主寒，为痰饮之常脉。《伤寒论》云："伤寒表不解，心下有水气，干呕，发热而咳，或渴，或利，或噎，或小便不利，少腹满，或喘者，小青龙汤主之。"脉证相参甚相合。盖小青龙汤解表散寒，温肺化饮，为散寒逐饮之常用方剂。方内既有麻黄之发汗平喘，又有五味子、白芍之收敛，一开一合致散而肺气不伤。《伤寒论》原为表实无汗而兼内饮者设，可常用于微见汗出者佳。方内有五味子、白芍之酸敛作用，若见无汗而喘者肺气闭塞，五味子不可轻投。微汗出者肺气已开，酸收之品适宜。今患者头面部汗出淋漓，故减轻麻黄用量，加重五味子用量，以防发散太过之弊。加杏仁、桂枝以加速泻肺利水而平喘。加大枣平和诸药保护胃气。可见肺癌之咳不外虚实两端，然而虚实二证并非青白分明，显而易辨，常错综复杂，临证当机圆法活，方可收效。

第二章

治法探源

第一节 活血化瘀法治疗肺癌探析

肺癌，属"肺积""息贲""喘""咳血"之范畴。其病机特点为本虚标实，是全身为虚，局部属实的疾病。近年来，其发病率与死亡率呈逐年上升趋势。"肺为娇脏，喜润恶燥。"《医门补要》指出："表邪遏伏于肺，失于宣散，并嗜烟酒，火毒上熏，久郁热炽，烁腐肺叶，则出秽气，如臭蛋逼人，虽迁延终不治。"肺脏癌瘤为患，最易阻滞气血，导致瘀血内生。兼素多瘀滞之体。病后瘀证日渐加重，或手术切除，术后瘀血停留，或放化疗引起"热毒伤血"，血液停滞。故多数患者临证可见瘀证。若运用活血化瘀法得当，往往可收桴鼓之效。现总结如下。

一、瘀自内而生，瘀因气始成

《内经》无"瘀血"一词，但有"恶血""留血""血脉凝涩"等许多瘀血病证的描述。仲景对瘀血有"干血""血结"等称谓。提出"虚劳干血"概念，认为虚劳是因，干血是果，其形成是因虚致瘀，症见肌肤甲错、两目暗黑等瘀血证。王清任指出："元气既虚，必不能达于血管。血管无气，必停留而瘀。"提出久病多瘀及气虚致瘀。《血证论》云："旧血不去，则新血断不能生。""新血生，而瘀血自去。"强调因瘀致虚者，采用以祛瘀为主、养血为辅的治疗方法。《读医随笔》有"阳虚必血凝""阴虚必血滞"之说。可见对因气、血、阴、阳之不足引起瘀血，前贤早有明训。

《经》云："寒独留，则血凝涩，凝则脉不通。""孙络外溢，则经有留血。"肺癌患者瘀之形成是由于肺气不宣，气机停滞而致血行受阻，或气虚而血运迟缓，或痰浊阻于体内，形成瘀积，按之有痞块，固定不移。而肺朝百脉，全身的血液通过经脉而聚会于肺，通过肺的呼吸进行气体交换，输布全身。《经》

曰："食气入胃，浊气归心，淫精于脉，脉气流经，经气归于肺，肺朝百脉，输精于皮毛。"《类经》指出："精淫于脉，脉流于经。经脉流通，必由于气。气主于肺，故为百脉之朝会。"血液的运行依赖于气的推动，随着气的运动而至全身。肺司呼吸，主一身之气，血液的运行必须依赖于肺气的敷布和调节，故《医学真传》云："人之一身，皆气血之所循行。气非血不和，血非气不运。"肺不仅对血液循行、血脉运动具有调节作用，还包括对血液流态的调节作用，与血的充盈及血液的流动性至关重要。

痰乃津液代谢失常所形成的病理产物，有广义、狭义之分。就狭义而言，指支气管黏膜遭受病理性刺激后所产生的分泌物，多可借助于咳嗽而排出于体外，明显易见。广义除了指上述咳吐而出的痰涎外，还包括由体内津液不循常道，逐渐积聚而成的痰，可停积在体内组织和器官中成为一种有害的病理产物而导致各种各样的病证，常隐晦难察。而津液代谢主要涉及肺、脾、肾三脏。其中又以肺脏最为重要。肺主通调水道，对水液的输布、运行、排泄起着疏通和调节的作用。通过肺的宣发，将津液和水谷精微布散于全身，输精于皮毛，并通过宣发卫气司腠理之开合，调节着汗液的排泄。通过肺的肃降，津液和水谷精微向下输送，通过代谢后，经肾的气化作用，化为尿液由膀胱排出体外。由此可见，肺的通调水道功能，是在肺的宣发和肃降两个方面的生理作用下，才能促使全身水液运行的道路通畅调和，故有肺主行水、肺为水之上源之说。肺癌患者肺气素虚，渐积癌瘤，更使肺气壅塞，失于宣发和肃降，通调水道功能失常而不能布津，故聚津成痰。

二、化瘀必理痰，活血应行气

痰瘀交错是肺癌的基本病机。痰、瘀两者同属阴邪，互为因果，相互影响。痰"流乎经络，郁于脏腑"，气血营运不畅，血行郁滞，而致瘀，这也是瘀血形成的重要原因。而瘀血亦可致痰浊形成。《血证论》指出："内有瘀血则阻碍气道，不得升降，是以壅而为咳。气壅则水壅，气即是水故也。水壅即为痰饮。"肺癌患者癌瘤内存，痰浊、血瘀之邪交错，阻碍肺气宣发肃降之功，则肺气郁闭，气壅于胸，滞留于肺，肺体胀满，张缩无力，故见胸膺胀满不能敛降。《丹溪心法》所谓："肺胀而咳，或左或右，不得眠，此痰挟瘀血，碍气而病。"此外痰邪具有重浊黏腻的特性，使肺癌病势缠绵难愈，加之瘀血，使得气血逆乱，病情复杂，治疗困难，病程较长。《诸病源候论》明确指出："诸痰者，此由血脉壅塞，饮水积聚而不消散，故能痰也。"阐明了瘀血化痰的病理过程。《血证论》指出："或血积既久，亦能化为痰水。""又有瘀血流注亦发肿胀者，乃血变成水之证。"提出瘀血、痰水相互胶结为害的病理机制。叶天士认为久病入络，须考虑痰瘀互阻之证。从生理上来说，肺朝百脉，肺脏自身也散布着无数细小的络脉。依靠这些络脉输送的气血津液等营养物质充养自身，以保证发挥正常的生理功能。肺癌发生之后，肺气虚无力灌心脉，布津液，营养来源匮乏，肺络本身失养。又因气不布津，气不行血，痰瘀内生，肺络脉痹阻越甚，营养来源更加缺乏，肺气更虚，最终形成肺气虚→痰瘀阻络→肺气愈虚→痰瘀阻络愈甚的恶性循环局面。叶天士云："初病在气，久病从瘀。"这种因果关系的产生导致肺癌呈进行性发展，成为临床疑难顽固之疾。

肺癌病程较长，久则病邪入络，影响血液的运行，导致瘀血的形成。病变主要在肺，久则累及脾肾，后期病及心。而痰之产生，病初由肺气郁滞，脾失健运，津液不归正化而成，渐而肺虚不能化津，脾虚不能转输，肾虚不能蒸化，痰浊蕴肺，病初势深，肺气郁滞，不能治理调节心血的循环，心脉失畅则血郁为瘀，痰瘀交结，阻碍气道，导致气机升降失常，晚期临床出现呼吸困难，气短不能平卧，胸闷胸痛，唇舌紫绀，颈静脉怒张等症，反映了痰饮、瘀血胶结为患的证候特点。可见，肺癌的形成，是痰浊与瘀血互为影响，兼见同病，此说亦为临床运用化瘀祛痰法治疗本病提供了依据。

临床患者癌瘤蕴肺，痰停肺内，使肺朝百脉助心行血功能失司，致气血运行不畅，气血运行迟滞形成瘀血，瘀血又可阻滞气机，使津液布散不利，凝而成痰湿，痰瘀胶结不散。痰热郁肺，一方面可因痰气滞血形成瘀血，也可因痰热郁蒸伤津耗液，使脉道涩而不利，煎熬成瘀。同时肝火犯肺，郁而化火循经上乘致木火刑金，可因肝气失于调达，气血运行不畅成瘀，也可因肝火灼伤肺络，血溢脉外成瘀，或因肝火熏灼久耗肝阴，使阴津不足血行不畅成瘀。肺阴亏耗，肺络失于濡养，脉道枯涩，咳则震伤肺络，使血溢脉外成瘀，或肺阴亏耗，金水不能相生，致肺肾阴亏，阴虚内热灼津成瘀。可见肺癌形成与进展过程中都可形成瘀血，其形成更多与气、痰、湿交混而生，久之相互胶结，疾病极其顽固。《血证论》指出："盖人身气道，不可有塞滞，内有瘀血则阻碍气道，不得升降。"在本病发生、发展过程中均可形成瘀血而致疾病缠绵难愈。

气为血之帅，气行则血行。肺癌患者正气素虚，致瘀血停留，责之肺、心、脾。肺主气，宗气积于胸中，为十二经运行动力之始，故肺气虚，可使经血运行不畅而瘀。心气虚无力推动血液，故可导致血液的停滞而生瘀。脾为气血生化之源，脾气虚则气血乏源，运化失司，血脉凝滞。可见胸痛，汗出，心悸，健忘，咳喘，乏力，头晕，发热，舌淡暗，脉象沉涩或沉软无力等。《经》曰："精气夺则虚。""积虚成损，积损成劳。"在肺癌的形成发展过程中，机体功能活动日渐衰退，气血的运行也处于迟缓状态而导致瘀滞。症见发热，健忘，失眠，肌肤甲错，两目暗黑，肢体疼痛，腹胀，舌青，脉象沉迟或沉细无力等。治当益气活血，方如补阳还五汤。用黄芪大补元气，配合赤芍、川号、桃仁、红花活血化瘀；或用归脾汤配合丹参、川芎、鸡血藤、三棱、桃仁等。

三、证治举隅

瘀血阻肺，气血运行不畅，气机不利，可致肺气塞滞，肺宣降功能失司而咳嗽。临床常见肺癌咳嗽无痰或痰少难咳，或胸部刺痛、夜间加重，或面色晦暗，或肌肤甲错，舌质紫暗或见瘀斑，或舌下络脉紫暗迂曲，脉多弦涩、细涩或见结代脉。治宜活血化瘀，化痰润肺。笔者常以血府逐瘀汤加减，药用川芎、赤芍、枳壳、瓜蒌皮、浙贝母、胆南星、法半夏、桔梗、怀牛膝、柴胡、桃仁、红花、生地黄、地龙、杏仁等。气滞者可加郁金、青皮、陈皮、麻黄等；阴伤者加沙参、麦冬、百合等；瘀血明显者加郁金、三七、姜黄等。

血脉的流畅有赖于血液的充盈，肺癌患者血液虚少则流动无力而滞留于血脉之中形成瘀血。症见失眠，健忘，语声低微，心悸，头晕，脱发，舌淡或暗，脉细或沉细无力等。治当养血祛瘀，方如胶艾汤或桃红四物汤。可用当归、芍药、川芎、地黄、阿胶养血，桃仁、红花、赤芍祛瘀。瘀血既是病理性产物，又是致病因素，其致病属实，但在临证中，肺癌因虚致瘀进而导致虚瘀并存的瘀血证广泛存在，值得重视。常因瘀血的表现而掩盖了虚的存在，致使治疗时强调攻瘀而未能扶持正气，使疾病迁延不愈，在治疗晚期或老年患者更应谨慎辨治。

气虚之甚为阳虚。阳虚则寒，寒性凝滞，血脉为之不通。症见畏寒，气短，乏力，头晕，身体沉重，局部刺痛，腹部胀满，舌暗，脉象沉涩。治当温阳祛瘀，方如少腹逐瘀汤、生化汤等。药用桂枝、艾叶、桃仁、红花、干姜、芍药、川芎、三棱、莪术、仙茅、淫羊藿、制川乌、制草乌等。

肾为先天之本，内寓元阴和元阳。肺癌患者先天禀赋不足，肾阳亏虚，温煦失职，则寒自内生，血脉凝滞。若肾阴虚乏，则肾精不足，精血同源，血脉不充，血行迟缓，形成瘀血。五劳虚极，穷必及肾，晚期患者肾虚则同样可以导致瘀血停留，且常见于老年患者。症见畏寒，腰膝酸软，腰疼，发热，口渴，出血，心悸，如狂，健忘，失眠，肌肤甲错，兼有气短，乏力，头晕，身体沉重，肢体局部刺痛，舌暗，脉象沉涩或沉细无力等。治当补肾活血，方如麦味地黄丸合桃仁、红花、丹参、赤芍、水蛭等。

第二节　扶正法治疗肺癌探析

长期以来，对肿瘤治疗的疗效判定都是以瘤体是否缩小或消失为标准的。WHO 提出的实体瘤疗效评价标准是将肿瘤的大小变化分为：完全缓解、部分缓解、无变化、病情进展，将消灭肿瘤作为第一要务。然而大量的临床实践表明，对肺癌的治疗，尤其在中晚期，这一原则并不非常适用，甚至有害。而中医在改善肺癌患者临床症状，提高生存质量，延长患者生存期方面取得了较好的效果。以扶正为主的中医治疗原则，不但有效地指导着中医的肺癌治疗，甚至也被西医学自觉或不自觉地运用着。笔者临证使用扶正法为主治疗肺癌取得了较好的疗效。

一、病由虚而起，养正积自消

古无肺癌之名，其症状类似肺积、咳嗽、息贲、咳血等。《经》曰："肺咳之状，而喘息有音，甚则唾血……使人多涕唾而面浮气逆也。"《难经》称："肺之积，名曰息贲，在右胁下，覆大如杯，久不已，令人洒淅寒热，喘咳，发肺壅。"我们认为肺癌为正气虚损后，邪乘于肺，郁结胸中，肺气壅郁，宣降失司，积聚成痰，痰凝气滞，瘀阻络脉，痰气瘀毒胶结久而成块所致。《杂病源流犀烛》指出："邪积胸中，阻塞气道，气不宣通，为痰，为食，为血。皆得与正相搏，邪既胜，正不得而制之，遂结成形而有块。"故肺癌是因虚而致实，因虚而致病，是全身属虚，局部属实的疾病。《医宗必读》谓："积之成也，正气不足，而后邪气踞之。"因此，扶正原则当贯穿于肺癌施治之全过程。"善为医者，必责其本"，故首先应扶正补虚，顾护其本为主，"养正则积自消"。

邪毒袭肺，日久最易同时耗伤气阴。且化疗毒药易伤脾胃，放疗热毒易耗津液，惟益气养阴兼顾，才能达到气足血旺津生。补气在此尤为重要，"有形之血不能自生，生于无形之气"。肺气虚，其推动、固摄、气化功能减退。肺阴虚，无以滋润。故可见咳嗽痰少、咳声低微、神疲乏力、少气懒言、口干、舌淡苔薄、脉细弱等症。治宜养阴益气。方取沙参麦冬汤、四君子汤加减化裁。药用黄芪、茯苓、党参、白术益气健脾，太子参、北沙参滋阴润肺，五味子敛肺止咳。因为正气久虚，扶正之药不可施常量，药轻病重，难取良效，可重用黄芪配以润肺养阴而达到气阴双补。

肺为娇脏，喜润恶燥，易为燥伤。烟毒秽气，邪热伤津，均可导致肺阴不足，故肺脏受病，阴分先伤，首见阴虚内热之候。《医门法律》指出："阴虚者，十常八九，阳虚者，十之一二。"临床常多见发热，以午后或夜间甚，干咳少痰伴有心烦、盗汗、口干、咽燥、舌质红、少苔或光剥无苔、脉细数等症。治以养阴清热，解毒散结。方取百合固金汤、青蒿鳖甲汤加减化裁。药用天冬、麦冬、生地黄甘凉滋阴，桑白皮、地骨皮滋阴清热，知母、百合、杏仁甘润益肺与鳖甲、青蒿相配，共具养阴透热之功。酌加白花蛇舌草、半枝莲、鱼腥草、猫爪草等清热解毒，消癌抗癌。

脾为后天之本，气血生化之源。"内伤脾胃，百病由生"，肺之通降涩滞，脾之转运无权，两者互为影响，水液停积而为痰饮，此所谓"脾为生痰之源，肺为贮痰之器"。临证常见咳嗽痰多、胸闷气短、纳少腹胀、神疲乏力、大便溏薄、舌淡胖有齿印、脉濡缓或濡滑等症。治宜益气健脾，理气化痰。方取六君子汤加减化裁。首选党参、黄芪、白术、茯苓培土生金，陈皮、半夏理气化痰，薏苡仁、白扁豆、山药健脾渗湿，诸药配合共奏功效。

本病是慢性病，久病必及肾。肾为先天之本，内存真阴真阳，是各脏阴阳之根本，肺肾母子关系，两者相生相用。肺之气阴耗损，久则肾阴亦亏损；肾为气之根，肾亏不能纳气。常见咳痰带血、气喘、动则喘促、腰酸膝软、畏寒肢冷、夜尿频多、舌淡红、脉沉细等症。"虚喘治肾，实喘治肺"，治宜侧重温肾纳气为法，方取淫羊藿、肉桂、巴戟天、补骨脂等温补肾阳。"无阳则阴无以生，无阴则阳无以化"，机体的阴阳具有相互依存的关系。在温肾同时常加滋补肺肾之阴的药如太子参、北沙参、天冬、生地黄、玄参、黄精、龟甲等，使阳根于阴，阳有所附。

二、扶正可抑邪，机圆须法活

所谓扶正，就是扶助正气，增强体质，提高机体抗邪能力。通过扶正法可以监视邪、管制邪、控制邪，使邪与正长期和平共处，最大限度地保证病人机体的病态平衡，达到延长寿命和保证生存质量的目标，此为扶正抑邪。

《疡科临证心得集》指出："凡犯此者，百人百死，如能清心静养，无挂无碍，不必勉治，尚可苟延，当以加味逍遥散、归脾汤或益气养营汤主之。"论述"失营"时云："此证为四绝之一，难以治疗，若犯之者，宜戒七情，适心志，更以养气血，解郁之药，常常服之，庶可绵延岁月，否则促之命期已。其应用之方如加味逍遥散、归脾汤、益气养营汤、补中益气汤、和营散坚丸等，酌而用之可也。"高氏所用之方皆为扶正方剂，目的在于扶正抑邪。从治疗目标来说，扶正抑邪着眼于人的生存时间和生存质量，以邪不破坏机体的病态平衡为目标。从临床适用范围来说，扶正祛邪适用范围广，肺癌各期都可在这一原则指导下进行治疗。从治疗方法上来说，扶正抑邪主张用平和补益之法，多以调理脾胃、养血益气、补益肝肾、宁心安神等法治之。从方药上来说，扶正抑邪主张尽量少用或不用有可能损及正气的药物，人参、茯苓、黄芪、甘草、生地黄、熟地黄、白芍、枸杞子等为常用之品。

必须指出的是，临床应用扶正法时要注意用法用量，应以平补、缓补为主，以防虚不受补，切忌急于求成而用大补、峻补。《经》曰："无盛盛，无虚虚，而遗人夭殃。"从整体观念出发辨证论治，俟正稍得立后，则不应忘记邪实的存在。《景岳全书》指出："治积之要，在知攻补之宜，攻补之宜，当于孰缓孰急中辨之。凡积聚未久而元气未损者，治不宜缓，盖缓之则养成其势，反以难制，此其所急在积，速攻可也。若积聚渐久，元气日虚，此而攻之，则积气本远，攻不宜及，胃气切近，先受其伤，愈攻愈虚。"临床可采用扶正培本和酌情伍用清热解毒，软坚化痰，活血化瘀祛邪结合，提高疗效。不可随意盲目滥用祛邪药物以免助其扩散，刺激恶性肿瘤生长转移。

气血虚弱之肺癌患者或手术、放化疗后，正气虚弱、气血不足，需益气养血，扶助正气。因其病本，多以益气健脾生血为主，常用药有党参、白术、茯苓、当归、黄芪、鸡血藤、熟地黄、龙眼肉、红枣等。在应用益气养血药的同时，适当配合活血化瘀药，不仅可以增强祛瘀生新之力，又能改善血液循环，抑制结缔组织增生，防止肿瘤的生长和发展。

晚期肺癌患者，因消耗过大，加之营养摄取不足，临床上津液亏损者较多见，阴液亏损导致体内环境平衡失调，故常有阴虚内热，其典型症状有舌红、舌中少苔或舌绛无苔，故以养阴生津，在养阴的同时，常配以清热药，如菊花、知母、黄柏、金银花，然养阴药物易滋腻碍胃，又常配以健脾理气之品，如佛手、陈皮，使养阴而不腻，补而不滞。药理学实验表明养阴药麦门冬、玉竹、天门冬、百合、天花粉等具有抗癌作用。

晚期肺癌患者常有肾虚阳气不足及水液失调与病理变化，常见形寒肢冷，面色苍白、腰膝酸软、水肿、神疲乏力等，常用附桂八味丸加减，在温肾助阳的同时，佐以养阴药，使阳有所附，并可借阴药的滋润以制阳药的温燥，补肾温阳药品补骨脂、杜仲、山茱萸等有抗癌作用。

肺癌患者日久不愈，必然损及肾阴，肾阴虚则诸脏失养，故滋阴补肾不仅能减轻和消除阴虚证，而且能调节生理功能，改善全身症状，提高机体免疫功能，并有抗癌和抑癌作用，有利于肺癌患者脏腑功能的恢复，体液代谢的复常。可见扶正固本能纠正和修复病理变化，能增强疗效，提高机体的免疫力和抗病能力，改善症状，延长生存期。

三、扶正应培本，重视先后天

扶正培本，是中医治则中的一大法则。赵献可、张介宾有培补先天肾命的学说，李东垣有温补后天脾胃之理论。我们认为：叶天士甘药培中，血肉填精，中下兼顾以治虚损的方法对于肺癌患者较为适宜，临证运用得当，效若桴鼓。盖其理论是在叶氏多方求师，兼采众家之长，融会贯通而形成的，较前人更有发展，提出的"理阳气须投建中，顾阴液须投复脉"之至理名言，用于肺癌扶正，可谓字字珠玑。用小建中汤、黄芪建中汤、补中益气汤以温补中气，六味地黄丸、桂附八味丸、复脉汤等以补肾中阴阳。其补益后天，认为"脾阳宜动则运，温补极是而守中及腻滞皆非。脾阳不主默运，胃腑不主宣达，流脾降胃，令其升降为要"。脾喜温燥，胃喜柔润，而脾胃往往相兼为病，据此肺癌患者补养后天脾胃时，除纯属脾脏虚衰者，仿东垣之法益气升阳，而对一般脾虚患者，益气升阳不过用温燥，以防碍胃。而对于胃阴亏虚者，强调滋养胃阴，以助胃气。对于脾胃两虚者，强调脾胃兼顾，既益中焦，又养胃阴，或用黄芪建中汤去姜，或用麦门冬汤去夏，既防止其过燥，又防止其过温，此较之东垣治法，更臻全面。此外"腑病以通为补，与守中必致壅逆"，可用通补阳明之法，在益气养阴之药物的基础上，酌加陈皮、厚朴、火麻仁等行气降下之品，使胃气得以通降，以恢复后天脾胃的生理功能，也是叶氏培补后天的独到之处。

对于培补先天，我们主张"肾阳静而望藏"，应抓住肾主静主藏的特点，见有肾脏亏虚之肺癌患者，除用一般补阴补阳药物外，多兼敛补之品，如芡实、山药、五味子、莲肉等，以用于肾精外泄，兼肾阳不藏者。

我们临证使用扶正法治疗肺癌仿叶氏多用柔剂阳药，以补肾中阳气，其目的主要是为了补阳以防伤阴，一般不用桂、附等刚恒气质雄烈之药，恐其愈劫阴精。而对于阴精不足之患者，补益肾中阴精，又善用血肉有情之品，如牛骨髓、羊骨髓、猪骨髓、龟甲、鹿茸、鹿角胶、紫河车等，补阴益阳，再配伍苁蓉、菟丝子、沙苑子、杜仲、枸杞子、熟地黄等。形成了补肾益精的治疗用药，较之六味、八味、左归、右归以熟地黄为中心的补肾方法又更适合肺癌患者。

总之，先后二天的关系为"脾阳宜动，动则能运。肾阳宜静，静则能藏""肾阳自下涵蒸，而脾阳始能运筹"，补后天时重视养先天，而益先天又重视培后天，中下兼顾，脾肾两补，注意刚柔、动静、升降诸方面的关系，强调随着脏腑不同特性而施用补虚之法，对肺癌患者的扶正有很大的实际意义。

第三节　肺癌治痰六法

古无肺癌病名，其临床特征与古医籍中所描述的积聚、肺积有相似之处。笔者认为，究其发病机理，是在人体正气虚弱的基础上，脏腑功能失调，造成体内痰浊、瘀血、食滞、毒邪胶结，肿块内生而成，常为本虚标实之象。"痰"乃因体内津液输布失常，水湿凝聚而成。具有皮里膜外，全身上下，无处不到的特点。痰为百病之源，怪病皆为痰生。若脏腑功能调和，升降出入正常，则津液四布，并可注于脉内，敷布全身，环周不休，维持生理平衡，痰无所生。如脏腑功能障碍，升降出入失常，如脾失升清降浊，肺失宣肃治节。肝失舒畅条达，肾失开阖，三焦气化失常，皆可使津液不化，聚而成痰。这些病理变化，产生了痰浊，而痰又作为新的致病因素，加重了脏腑功能的失常，以致升降出入失常，气血失和，气滞血瘀，痰气交搏，痰瘀互结，络脉不通，肿块内生，肺癌即成。

一、痰为病本，治肺必先治痰

痰的产生与肺、脾、肾五脏的关系至为密切。多由脏腑功能失调，气化不利，水液代谢障碍，水液停聚所致。肺主治节，外邪袭肺，肺失宣肃，肺津可凝聚成痰，存贮于肺，故谓"肺为贮痰之器"。脾主运化，外感湿邪，或饮食不节，或思虑劳倦，脾胃受伤，运化无权，水湿内停，凝聚为痰，肾司开阖，开阖不利，水湿上泛，可聚而为痰，命门火衰，不能温运脾阳，水谷不化精微，亦可生湿成痰。肾阴亏耗，虚火内炽，以灼津为痰。此外情志不遂，肝气郁结，气郁化火，可煎熬津液而为痰，痰郁互结，可发为郁痰。肝阳化风，痰涎内壅，可发为风痰。痰热互结，则为热痰，寒痰互凝，则为寒痰。痰而兼有湿象者为湿痰。痰而兼有燥象者为燥痰。痰之已成，留于体内，随气升降，无处不到，或阻于肺，或停于胃，或蒙心窍，或停于肝，或动于肾，或流窜经络变生诸证。痰既指排出体外的有形之痰，又指表现为痰的特异症状，性质上有寒、热、燥、湿、风等多种。由于它所在的脏腑部位不同，症状表现亦各具特点。痰阻气道会影响肺气的宣通肃降，而导致咳嗽、气喘、胸闷等症。故痰浊阻肺是肺癌产生、加重的重要因素。痰贮于肺，不但影响气道的通畅，而且会成为病原体繁殖的场所，为病变产生之根。因此，气道中的痰浊未得尽除，再遇到六淫之邪的促发。肺癌难以根治，与痰伏气道这一隐患未能尽除有关。痰浊久伏于肺，痰浊潴留，气还肺间，日久导致肺虚，肺主一身之气，肺气虚极，进一步会伤及心、肾，影响肾主水、肾主纳气、心主血、心主神志之功能，出现胸部胀闷，喘咳痰多，心悸，浮肿等症。因此痰浊阻肺是本病发生发展的重要因素，是其进一步转化、加重的条件。

《经》云："积之始生，得寒乃生，厥乃成积也……胻寒则血脉凝涩，血脉凝涩则寒气上入于肠胃，入于肠胃则胀，胀则肠外之汁沫，迫聚不得散，日以成积。"沈金鳌认为，"积聚癥瘕痃癖，因寒而痰与血食凝结病也"。何梦瑶指出："积者，有形之邪，或食，或痰，或血，积滞成块，时常硬痛，始终不离故处者也。"从理论上提出了本病之病机变化，是因寒而致津液不化，痰邪内生，食积、痰血凝结而成，并有肿块固定不移的特点。此处所指的寒，我们认为是人体真气不足，正虚为本，不单纯是狭义的寒。正因为痰作为病邪在肺癌发病过程中无时不在。易与其他病邪胶结，遂成积块，所以病机变化中，必有痰邪的影响。朱丹溪曾经指出："人身上中下，有块者多是痰。""痰之为物，随气升降，无处不到。"因此，痰滞肺，痰结热毒，互结成块，发生肺积，则咳痰吐血，胸痛气喘。痰滞胃，痰瘀互结，肿块内生，阻隔胃气，则恶心呕吐食物。痰滞食道，痰瘀交搏，津血枯槁，则水饮不能下咽，呕吐清涎及食物。痰滞肝，肝郁气滞，痰瘀互结，则右胁疼痛，肿块不移。痰注于肠，痰毒互结，气滞血瘀，则腹痛肿痛不移，下利脓血。由此可知，痰在肺癌的发病及病机变化过程中，确为不可忽视的重要因素。它不仅是病理产物，又是新的致病因素，可以加剧病情进展，特别是与瘀血交搏时，危害性更大。

二、圆机活法，治痰必须辨证

本病发生，是机体在正虚、致病因素作用下，产生的气滞、瘀血、痰浊、食积等病理产物，相互搏结，肿块内生而成。临床上按一般的行气、化瘀、祛痰、消食、散积方法治疗，难以显效。其原因在于发病过程中，上述病理产物有和其他的气血痰食常证不同的毒性，这种毒性寓于痰浊瘀血、食滞中，即成为痰毒、瘀毒、食毒，三者胶结，络脉不通，积块内生，坚硬不移，毒蕴化热，热毒甚者，则可络破咳血。所以，在治疗中，无论采取祛痰、化瘀、消积、补益、疏肝诸种治法，都必须佐以清热解毒。只有正气内存，气调、瘀消、积化、毒解。才能使有形肺肿终至缩小。

《景岳全书》指出："痰即人之津液，无非水谷之所化，此痰亦即化之物，而非不化之属也。但化得其正，则形体强，营卫充。而痰涎本皆血气，若化失其正，则脏腑病，津液败，而血气即成痰涎。"津液、气、血三者是构成人体和维持人体生命活动的最基本物质，它们之间有着相互依存、制约、为用的关系。津液失化成痰，随气血流行，内而脏腑，外而筋脉骨络，必然影响气血调和，出现气滞血瘀病理变化。痰邪气滞瘀血相搏，由痰致气滞，由滞致瘀血。也可由瘀血致气滞，气滞致津液失化而痰邪生。所以治痰要重在调和气血，气顺血和，津液流通，痰无所生。

"五脏之病，虽俱能生痰，然无不由乎脾肾"，痰与脾肾关系密切。盖脾主运化，喜燥恶湿，脾运化失职，水湿内停，湿聚而痰生，故曰："脾为生痰之源。"肾主水，司气化，若失其气化，则水停为痰。痰的生成关系到脾肾，脾肾生理上是先后天的关系，相互资助，相互促进。病理上互为因果，肾虚不暖脾土，则脾虚水湿不运，聚而为痰。调补脾肾，即为培元固本。肾充脾暖，运化正常，则水湿不能停聚为痰。所以调补脾肾为治痰之本，亦为标本同治。脾肾旺，则痰无所生。

叶天士指出："痰有因郁则气火不舒而蒸变者。"肝有主疏泄的生理功能，是调畅气机，推动血和津液运行的一个重要环节。肝疏泄正常，气机调畅，气血和调，则津液运行通利，痰无所生。肝疏泄失常，则气郁不舒，血行津液输布代谢障碍，产生血、痰、水病理产物，阻滞经络，成为肿块，变生积证。故治痰常合疏肝之法以调畅气机，活血散积。"善治痰者，不治痰而治气。气顺则一身之津液亦随之顺矣。"气与痰相辅相因，气郁痰生，痰随气行，气因痰滞，痰气交结，上逆下降，达外阻内，无处不至。痰聚则气滞，气顺则痰消，故祛痰中酌加理气之品，以调畅气机，气机通畅则痰易消。故治痰须先调气，治其运动之根本，杜绝生痰之源头，使新痰不生，已成之痰，可因气畅而输化，故治痰以调气为贵，气滞者调在肝与三焦，气逆者予清降之物，平肝降逆之法，气虚而陷者治疗以补气之品，健脾补肾。使气机畅达，津液完成其正常的生成，输布与排泄，使痰无从生。患者根据寒、热、燥、湿、风等不同，审因论治，治病求本，经用祛痰法合以补益肺脾、止咳平喘的药物后，多数患者症状可以较快缓解，并逐渐治愈，不易复发。对于难以控制病情发展变化的晚期患者，以祛痰法合益气、活血、强心之法，也可控制病情发展。

三、六法述详

1. 润肺化痰法

肺癌患者多见肺阴不足，虚火灼金，燥邪在肺，肺津不足，临证多见呛咳气促，咽干口干、痰少不利，痰稠而黏，或带血丝，咳时胸部隐痛，唇燥咽痛，咳则声音嘶哑，舌质红，脉细数，多发于秋季。此为阴虚肺燥，"湿痰多生于脾，燥痰多生于肺，湿痰治在脾，燥痰治在肺"。燥痰则润之，既不辛散燥金，又不滋腻肺燥，宜用清润祛痰之品。以润肺化痰药合生津养阴、化痰止咳的药物，方用沙参麦冬汤加减。常用润肺化痰药物有百合、紫菀、款冬花、桑白皮、瓜蒌、贝母、枇杷叶等。

2. 燥湿化痰法

用于湿痰阻肺，肺气上逆所致之病证。多见咳嗽反复发作，痰黏色白，脘痞、背冷恶寒等症。治以温化寒痰药合以温补脾肺的药物。故常用桂枝、茯苓、白芥子、苏子、干姜、紫菀、款冬花等温化寒痰。取"病痰饮者，当以温药和之"之意，余常用苓甘五味姜辛汤、射干麻黄汤、小青龙汤等。

3. 清热化痰法

肺癌初起多见邪热犯卫，入里化热，痰热郁肺，肺失清肃。可有咳嗽气粗，痰黄质稠量多，咳吐不利，或有腥味，或吐血痰，胸胁胀满，咳时痛甚或有身热，口干欲饮，舌苔薄黄而干，脉滑数。特点为病程短，症状重，痰黄质稠量多，咳吐不利，而无表证。治以清热化痰药为主，配合清热解毒、宽胸理气的药物，常用清金化痰汤加减。用药黄芩、瓜蒌、鱼腥草、竹茹、黄连、山栀、桔梗，使痰去热解，气机调畅。"寒者热之"，直投苦寒之品。若热伤血络，咳血者，可加牡丹皮、茜根、茅根以凉血止血。如阴伤口渴者，可配北沙参、天花粉以养阴生津。

4. 疏风化痰法

本病患者日久体虚，易风邪犯肺，肺失宣发，不能布散津液，津聚为痰，痰阻气道。多发病突然，病程较短，痰量或多或少，色白或黄，常伴咳嗽、咽痒、咽痛或身痛、头痛、鼻塞流涕、恶寒发热等症。治疗以疏风化痰药为主，配合宣肺解表的药物，常用止嗽散加减。使外邪疏解，肺气宣畅，痰液消散而愈，常用的疏风化痰药物有桑叶、牛蒡子、前胡、桔梗、生姜等。

5. 温化寒痰法

本病后期可见寒饮停肺，肺气不利。寒痰的生成是由于脾胃阳虚，寒饮内停，运化无权，或因肺寒，津失输布，聚液为痰，临床多见咳嗽气喘，喉中痰鸣，咳痰稀薄多沫，胸闷气短，形寒怕冷，舌苔白滑，脉沉弦或沉紧。特点是病程一般较长，咳嗽痰多，痰液清稀或呈泡沫状，遇天冷或秋冬季节症状加重，多伴有胸闷脘痞、背冷恶寒等症。治以温化寒痰药合以温补脾肺的药物。故常用桂枝、茯苓、白芥子、苏子、干姜、紫菀、款冬花等温化寒痰。善用小青龙汤、苓甘五味姜辛汤、射干麻黄汤等。取其"病痰饮者，当以温药和之"之意。

6. 燥湿化痰法

若湿痰阻肺，肺气上逆。证见咳嗽反复发作，痰黏色白，"脾为生痰之源，肺为贮痰之器"，而"肾为生痰之本"，肾主水，肾阳虚不化水，则上泛为痰。治时若肺热熏蒸为痰，则清热降火，其痰可除，若脾虚湿盛为痰，则健脾燥湿，使痰无生。若肾虚水泛为痰，则温肾，使水不上泛，痰亦自消。若燥热伤肺，则清燥润肺，痰亦自去。

第四节　活血利水法治疗肺癌恶性胸腔积液探析

恶性胸腔积液是指恶性肿瘤引起的液体积聚在胸膜间隙里，占胸腔积液的 25%～53%，为晚期肺癌的常见并发症之一。肺癌早期多见由肿瘤阻塞淋巴管、静脉使脏层胸膜静水压增高而形成的中心性胸水。晚期常见由肿瘤细胞侵润胸膜表面及伴有炎症时，造成毛细血管通透性增加而形成的胸水即周围性胸水。肺癌恶性胸腔积液的特点是生长迅速，易反复发作，难以控制，且预后不良，每可引起压迫性肺不张和限制性通气功能障碍，纵隔移位和回心血量减少，从而影响呼吸循环功能，威胁患者的生命。因此积极有效地控制肺癌患者的恶性胸腔积液，有助于减轻痛苦，延长生存期，提高生存质量。笔者临证运用《金匮要略》之活血利水法治疗肺癌恶性胸腔积液，取得较好疗效。

一、血不利则为水，积于肺为胸水

《金匮要略》云："少阳脉卑，少阴脉细，男子则小便不利，妇人则经水不通，经为血，血不利则为水，名曰血分。""经水前断，后病水，名曰血分，此病难治。先病水，后经水断，名曰水分，此病易治，何以故？去水，其经自下。"在此，仲景提出了"血不利则为水"这一著名论点，表达了水与津血的相互关系，丰富了《内经》的病机学说和治则学说，特别是血水并治法，提出了活血可以促利水、利水益于活血的思路。后世据此建立的活血利水法在临床中得到广泛应用与发挥，并收到了良好的治疗效果。

笔者认为，"血不利"是多种瘀血状态的统称，包括血行缓慢、离经之血及血液阻滞于脉道的状态。肺癌患者常气虚无力帅血，致血行不畅；或忧思郁怒，气机阻滞，血行不畅；或素体血虚所致脉道失荣，血液黏稠，血行艰涩。兼见外邪侵袭，血液黏滞者，血行受阻，或血溢脉外。临床上，除血瘀的症状、体征外，肺癌恶性胸水患者实验室检查常可见微循环障碍、血液流变性异常、血液凝固性增高，或纤溶活性降低，血小板聚集性增高，或释放功能亢进等，从侧面证实了瘀血是其重要病理变化。

津液和血均为液态的精微物质，同源于饮食水谷，同根于脾胃气化，故有津血同源之说。同时血液又是津液的重要组成部分，一定条件下两者相互包容、相互转化。《经》云："营气者，泌其津液，注之于脉，化以为血。"又曰："中焦出气如雾，上注溪谷，而渗孙脉，津液和调，变化而赤为血。"津与血均具有滋润和濡养的作用，故又有津血同功之说。水主润之，血主濡之，充养五脏六腑，滋润四肢百骸。若血中的一部分渗出脉外而成水液，为病理之水，凝聚阻碍血运，亦可致瘀。故《血证论》云，"瘀血化水，亦发水肿，是血瘀而兼水也""水病而不离乎血，血病而不离乎水""水病则累血""血积既久，亦能化为痰水"。可见，血、水二者之间存在着相互为用、互相转化、交互为病的关系。肺癌患者"血不利"时，非但营气不能泌津、注脉、化血，反而会使局部或全身血脉中的营气渗出脉外，潴留于肺脏形成胸水。若血阻水道，影响津液的代谢输布，使之停蓄于局部，泛溢于肺而为胸水。临床上肺癌患者病胸水者，多以内伤致瘀为主，其病机变化主要是气病及血，血瘀致水。唐容川云："气即水也，血中有气即有水。""水与血原并行不悖。"气血之帅，血为气之母。气能化津，津液的输布与排泄又是机体气化的结果。气助推动，血为载体。《丹溪心法》云："气血冲和，万病不生，一有怫郁，诸病生焉。"血为气之母，肺癌患者往往生血之源乏竭，兼见久病伤血、耗血、咳血，使行于脉中之血不足或干涩，血少则行之不畅，血行不畅即成瘀。血瘀使脏腑组织失于濡润，水气乘虚侵之，积于肺则为胸水，故《血证论》云："失血家往往水肿，瘀血化水，亦发水肿，是血病而兼水也。"

肺癌患者晚期血水蕴结化毒，毒损脉络，变证丛生。血水蕴结，病理产物蕴积，酝酿生毒，络脉破损，或络脉瘀闭，气血渗灌失常，胸水加剧。日久则顽痰死血胶结，疾病缠绵难愈，影响康复。《血证论》云："血积既久，亦能化为痰水。"痰水同源，皆为水液气化或输布异常所致的病理产物。水为清液，痰性稠浊，水液停滞局部日久或受煎熬，浓缩可为痰，而痰一旦形成，不仅影响气机的升降出入，反过来又可痹阻经脉，加重瘀血。顽痰死血使病胶结难解，影响疾病向愈。故又有"已凝之血，更不可活"之说。血在脉中运行不休，全赖气的温煦推动。气化正常，则血和津调。气化不利，则津停血阻。津与血均能载气，血和津调，则气机调畅。津停血阻，则气行不畅。唐容川云："气即水也，血中有气即有水。""病水即病气，病气即病水。"肺癌患者水湿痰饮与血瘀的形成和发展，常与气机阻滞、气化失常密切相关，病机上气、血、水互为影响，常同时为病，互结为患。《医碥》曰："气、血、水三者，病常相因，有先病气滞而后血随败者。""有先病血结而水随蓄者。"临床上使用活血利水法的同时，注意调气则能明显加强治疗效果。

二、活血方能利水，机圆才可取效

用活血法利水，早在《内经》中就有记载，如用"刺去其血络"的方法治疗腹水。经方中有很多是用活血来促进利水的。如真武汤之芍药，考《神农本草经》（简称《本经》，下同）能"除血痹、破坚积、止痛利小便"，《名医别录》谓其"通顺血脉，去水气"，《本草疏正》称之"收阴气"。综其作用为通血脉和益阴气，而止痛利水正是通血脉作用的结果。真武汤证，表现虽有水，但根本却在血脉不足，血行不利。附子能振奋心阳，推动血行；芍药能疏通血脉，正是二者的密切配合才使血液正常运行。我们体会，使用真武汤治疗肺癌胸腔积液，关键是活血，如果单纯利水而不活血，就不能取得良好效果。如在本方加入桃仁、红花、琥珀，疗效更佳。

《经》曰："凝血蕴裹而不散，津液涩渗，着而不去，而积皆成矣。"《血证论》亦谓，"血病不离乎水，水病不离乎血""凡调血，必先治水。治水即以治血，治血即以治水"。可见一方面活血促进利水，另一方面利水益于活血。活血与利水的这种关系在某些药物中也有所体现，以活血为主的泽兰、益母草、琥珀均具有利水作用，以利水为主的冬葵子、木通均具有活血作用，这说明在药物本身活血与利水就具有相互促进作用。西医学认为，活血化瘀中药具有扩张血管、改善微循环、解除血管痉挛、增加肾血流量、抑制血小板凝集、增加纤维蛋白溶解活性、抗缺血缺氧、调整组织胺、减轻或抑制抗体产生等作用，当肺癌恶性胸腔积液用之，恰为合拍。

临床运用宜根据瘀血、水湿的类别和轻重拟定治疗方法并选择用药。笔者经验，对于胸水初起，可用大黄甘遂汤、当归芍药散，此皆法仲景因血而病水、水血兼病者所设。前者以大黄活血祛瘀，甘遂逐水散结，佐阿胶养血扶正，俾血行水去；后者用当归、芍药、川芎养血活血，茯苓、白术、泽泻健脾利湿，诸药合用，血行湿散。若痰瘀互结患者，症见咳痰、胸闷、胸痛、恶心、肢麻、舌紫苔腻，方选二陈汤、血府逐瘀汤加减，药取陈皮、半夏、桃仁、红花等。若饮停瘀结，症见气喘、胸胁痛、倚息不得卧、泛吐清水、唇甲发绀、舌紫苔白滑、脉细弦，方选十枣汤、香附旋覆花汤加减，药取甘遂、芫花、旋覆花、地鳖虫、川芎、苏木等。若瘀水互结，症见胸部满胀、青筋怒张、面色黯黑、舌紫暗、脉细涩，方选膈下逐瘀汤、五皮饮加减，药取水蛭、虻虫、桃仁、五灵脂、延胡索、大腹皮、桑白皮、茯苓等。若湿瘀凝结，症见头晕头痛、困重纳呆、便溏尿浊、带下腹痛、舌紫苔腻、脉濡细，方选藿朴夏苓汤、失笑散加减，药取厚朴、苍术、半夏、五灵脂、蒲黄、丹参、乳香、没药等。

尽管在"血不利则为水"这一病理过程中，"血不利"是因，而由此所形成的"水"为果，但水一经形成，停积于肺，则又会作为致病因素影响血液的正常运行，进而加重瘀血。故治疗时，不仅需根据瘀血的成因选择恰当的祛瘀方法，更重要的是能够预见到"血不利则为水"，而先行调护之。全面探讨并正确认识"血不利则为水"的机制，对于掌握血与水之间的内在联系、完善瘀血及水肿证的辨证治疗，均具有十分重要的意义。

必须指出的是，在中医学治疗恶性胸水的文献中多采用攻邪逐水法，而扶正培本之力较为薄弱，这与肺癌患者"本虚标实"的体质不符。在早、中期大多以实证为主，根据"急则治标，缓则治本"的原则，应以活血利水为主，佐以扶正。但晚期患者正气亏损较甚，宜以培本扶正为主，佐以活血利水。

第五节　运用孟河医派调养脾胃学术思想指导治疗肿瘤

孟河，古谓南兰陵，今江苏省常州市武进区孟河镇，是孟河医派的发祥地。时贤吴中泰言孟河"山明水秀，人文汇集，堪称名医之乡"。孟河学派以费、丁、马、巢四家为最著，以费伯雄、丁甘仁、马培之、巢崇山为代表，名噪华夏，是我国晚清后中医流派中的一枝奇葩。在历史发展过程中，孟河医家各抒所长，逐渐形成地方流派，丰富了中医学宝库，为人民的健康和疾病的防治作出了巨大的贡献。其学术思想对当今中医理论的开拓创新，仍有极大的现实意义。其中调养脾胃学术思想更著称于世。余治疗肿瘤时临证每用，取得了较好疗效，现总结如下。

一、时刻顾护脾胃，轻药重用效佳

脾胃功能失调导致肿瘤的发生主要在于先天禀赋不足，或后天失调。饮食不当损伤脾胃，使其功能失职，一是不能运化水湿，水湿积聚，使气血运行失常，气血日久成积。二则脾气虚，无力行血，血瘀成积。三是水谷精微缺乏，致使机体正常的生理功能及抗病机能降低，易感外邪而生肿瘤。《医方考》指出："脾胃者，土也。土为万物之母，诸脏腑百骸受气于脾胃而后能强。若脾胃一亏，则众体皆无以受气，日渐羸弱矣。故治杂证者，宜以脾胃为主。"临床上不仅机体的营养及病变过程中所损耗的物质有赖于脾胃的生化补充，而且治疗的药物也需要"中焦受气取汁"以发挥疗效。肿瘤患者由于全身脏腑功能的减退或化疗等原因，脾胃运化功能也往往欠佳。特别是在化疗的过程中，如果不重视顾护脾胃，不仅所治之病难以获效，反而容易引起脾胃之疾，出现呕吐、脘腹胀满、嗳气纳呆等，有些患者不得不中断治疗。

孟河医派道宗纯正，用药每以轻灵变通，药量较轻，以不伤正气为度，因势利导，每以发挥机体抗病力为要点，和缓治之，轻灵变通，体现"天下无神奇之法，只有平淡之法，平淡之极为神奇。否则炫异标新，用违其度，俗之求近效，反速危亡，不和不缓故也"的学术思想。余宗其旨，治肿瘤患者泄泻，不以黄连苦寒伤胃及姜附温燥之品，而以和中化湿之品车前、陈皮、木香、枳壳、苍术、厚朴、赤苓、砂仁、藿香、佩兰、山楂之属，小量轻清，生津补阴和缓为治，再以生活调理为辅，饮食清淡，收取全功。孟河医家以辨证确切为首务，精心施护，悉心辨治，轻灵变通，临证能以轻药达到治疗目的者，决不重用峻药，轻药重投，避免峻药伤正，避免病者畏惧心理。这种和缓为治，着重调脾胃，体现孟河医派"不欲药过病所"的王道医学思想，和缓体现了调养护理，药无偏颇，治无峻剂，心无所虑的康复保健思想。肿瘤患者常可以脾胃纳运状况表现病情深浅进退。处方用药，不违法度，药轻味淡，重投不猛，脾胃方可吸收转运生效。若患者脾胃消化饮食不佳，何以接纳药物发挥其效能，纵有神医良药，亦不足以治疾奏效。

临证治疗肿瘤顾护脾胃之气。一方面间接治疗肿瘤，另一方面，脾胃之气充足，气血生化有源，使药物容易发挥疗效，患者康复自然加快。临床在久服益气助阳方药的肿瘤处方中加入青皮、陈皮、苏子等使脾胃升降合度；在温热方剂中加入天冬、黄精、山茱萸等滋养脾胃阴津，以防温燥之性太过损伤脾胃之气；在祛湿、活血方药中加入山药、白术以健脾益气；在补益为主方剂中加入豆蔻、香附、苏叶、广木香等畅通脾胃之气，使其补而不滞，无碍脾胃运化；在清热攻邪方药中加入焦三仙、鸡内金、谷麦芽等健脾纳运，使攻邪而不伤正。治疗肿瘤时应遵费伯雄之旨，十分重视胃阴的作用，以甘平或甘凉滋润为主的补养胃阴之法。对脾阳不亏，胃有燥火者，或阴虚之体，复感温邪，或化疗后邪伤肺胃津液，或肿瘤久病不复，郁怒忧伤，以致虚痞不食，烦渴不寐，便不通爽等，采用降胃之法。即甘平或甘凉、甘寒滋润为主的补养胃阴之法。用沙参、麦门冬、石斛、山药、白扁豆、甘草、粳米之属。常用方剂为麦门冬汤、益胃汤。正如《医醇賸义》指出："所谓胃宜降则和者，非用辛开苦降，亦非苦寒下夺以损胃气，不过甘平，或甘凉濡润，以养胃阴，则津液来复，使之通降而已矣。此义即宗《内经》所谓六腑者，传化物而不藏，以通为用之理也。"

二、养胃和阴重养护，补益胃气用甘味

脾胃是人体的后天之本，元气是人体生命的动力和源泉，脾胃功能的强弱是决定元气盛衰的关键。脾胃伤则元气衰，元气衰则疾病由生。而元气不足、清阳下陷、阴火上乘也是肿瘤患者的主要病机。因此益气养阴为肿瘤患者治胃大法。《医醇賸义》指出："一身之气血皆从胃中谷气生化而来，胃之关系一身，至为重要。"费氏所言，胃为水谷之海，后天生化之源，后天阴血、津液之根基，气旺津生，以养阴濡胃舒展胃气，生机自盛，如治肿瘤术后内热口干、不思饮食之证，宜沙参、麦冬、石斛、麦芽、白芍、冬瓜子之类，食疗宜清淡味轻之品，忌蛮补之食，若滋腻厚味"恐虚不受补"，总以醒脾益气，润养阴液为要，助生化之机，使阴津受滋，鼓舞胃气，中土健运，化源不竭。我们临床用费氏七味胃阴汤及沙参麦冬汤，据症情变化损益，既以甘寒柔润之味养胃和阴，更兼平甘濡养之剂舒展胃气，使益气养阴和胃并举，健运脾胃，健全功能，气血生化，泉源不竭。

《经》曰："夫五味入胃，各归所喜……甘先入脾。"甘味之药，对于脾胃具有特殊的亲和作用。一入脾经，即有补脾养胃之效。肿瘤患者常有脾胃不足之

证，根据"虚则补之"之则，我们遵孟河医旨，以甘味之药调补，而以随证化裁。如对于脾胃气虚者用甘温益气之法，常用药如人参、白术、山药、党参、黄芪、甘草等。以甘温之气味，补脾胃之不足。而脾为生化之源，五脏之本，故益气亦可生血。益气扶正，即可祛邪。又如对脾阳虚之证可治以辛甘化阳，常用甘草、饴糖、黄芪、大枣、干姜、桂枝、附子等。方用理中汤、小建中汤、黄芪建中汤等。再如肿瘤患者化疗后脾胃阴虚者治宜甘寒滋润。常用药如天花粉、葛根、五味子、黄精、山药、石斛、麦冬、沙参、玉竹、莲子肉、白扁豆、甘草、糯米等。脾主升，胃主降，脾得阳始运，胃得阴始和。甘味补中，故以甘温之剂运其气，辛甘之剂助其阳，甘寒之剂滋其液，酸甘之剂化其阴。同时滋阴切防滞腻，即使是胃阴虚证用阴药也只宜清补、平补，忌用滋腻之剂。喜用沙参、麦冬、石斛、玉竹、白扁豆、粳米之属，补而不腻。同时，还须避香燥耗阴和消导苦寒之品，常用熟地黄拌砂仁，及黄柏、陈皮等，以防滋腻伤中。

三、食养补虚扶正气，调气复平重平衡

食疗治病补虚扶正乃孟河医派之长，侧重饮食调摄借谷、肉、蔬以分类治病补虚。饮食疗法为增强体质、提高免疫功能、预防保健、治疗疾病的重要方法。肿瘤患者宜辨证施护，辨证食疗，临证以鲜莴苣、芝麻油、胎盘、乌龟列为肿瘤患者益气养阴之佳品。又用薏苡仁、毛笋、萝卜、菇类用以防癌抗瘤。放化疗后阴虚体质，虚热内生者则以甲鱼、海参、鸭肫之辈为治，阳虚胃冷则以羊、牛、鹿肉、桂圆之属食之。肥胖者多吃海带，用其煮汤又有护胃之功，尤其对肿瘤正虚久病适宜。善用食疗治病，食疗治病无毒药之害，如直肠癌宜饮蚌肉汤、大肠汤。肺癌应进淡菜、麻雀汤、决明肉。放化疗后食养炒米花、肉苁蓉以和胃益气。肾癌酌饮腰子汤、黑鱼汤、薏仁汤益肾气之虚。费伯雄创系列菜30余道，其中以鸡壳冬瓜汤、虫蛭萝卜丝汤、炒藕片等以脏补脏，肾亏食猪肾，肺虚补猪肺，胆病进鸭肫，膝软吃脚爪。简便易行，既能防病、又能治病，注重调整饮食食谱，讲究营养食疗，贵在药食养护，以达防病祛疾、康复保健之效。

孟河医派治疗脾胃病处处以维护脾胃之生理特性，治疗务求调气和中，恢

复平衡，勿使中焦壅滞，寒热温凉勿予偏颇。理气重调升降，用药以升发脾胃而达脾升胃降之功，方药多选用轻清灵动之品，少用重浊厚味、刚劲强烈之属。如脾虚清阳不举，常用参苓白术散加减，轻清升提可加煨葛根、荷叶等。胃浊不降者，可用平胃散加减。选用理气药遵叶氏"忌刚用柔"之旨，勿过辛香温燥，伤及胃阴，以佛手、绿梅花、玫瑰花等理气不伤阴之品。补脾贵在健运，舒畅胃气，益气以健脾为先，调复平衡、益气用党参、太子参、白术、薏苡仁、山药、白扁豆等甘平微温之品，以健运中气。养胃贵在柔润养阴而不腻，以南北沙参、石斛、百合、麦冬、玉竹、甘草或加白芍等酸味之品，酸甘合化，处方用药当遵"治中焦如衡，非平不安"之旨，恒以调气复平为要。

肿瘤患者须根据其脾胃的生理特性纠偏补缺，平衡阴阳。所谓通补之法，主要是调和气血，平衡阴阳，达到"以平为期"之目的。只要使人体恢复平衡，这就是"补"。所以不唯独用补药就是补。而对肿瘤患者更要根据脾胃自身的生理特性，"补其不足，损其有余"，然后达到平衡，使其运化正常，未必是补才能助其运。更不可呆补、蛮补、乱补。要做到补中有通，这样才能补而不滞，润而不腻，既升且运，以顺其脾胃升降之特性，以使患者恢复平衡而达到"补"的目的。

孟河医派在脾胃病诊治上，学术体系完整，辨治技术精湛，临床经验丰富，方药简约纯正，膳食养病独特，调护特色尤著。将其灵活应用于肿瘤治疗中，确能收到桴鼓之效。

第六节　从络脉论治肺癌探讨

肺癌属于中医学的肺积、痞癖、咳嗽、咳血、胸痛等范畴。《难经》指出："肺之积名曰息贲……久不已，令人洒淅寒热，喘咳，发肺壅。"《杂病源注犀烛》认为："邪积胸中，阻塞气道，气不宣通，为痰，为食，为血，皆得与正相搏，邪既胜，正不得而制之，遂结成行而有块。"我们认为，络脉是肺癌发病关键，是癌瘤产生的特异病因，是决定转移发展的决定因素。而从络脉的角度探讨肺癌的病因病机，验之临床，取得了较好的疗效。

一、病有内外两端，皆由络脉而起

《内经》有"血络""结络""盛络""横络""虚络"之说。《经》曰："营行脉中，卫行脉外。"即为营与卫并行，血与气并行。气是推动血循的动力，血络与气络相伴。血络是营气的载体，气络是卫气的载体，无论营卫、脉内与脉外的载体，均具有功能与结构的一致性。营卫为门径，气血为枢纽。凡络脉无病而受邪、他处患病而迫及络脉者，皆谓之入络，即由外而内、由旁及里。患者病由络脉受邪，或受传变，影响其输布气血津液，濡养四肢百骸、脏腑器官等正常之生理功能，酿生肺癌。其发生多以络脉阻滞，相应的气血津液代谢紊乱为主要表现，而营卫功能失常是其基础。营卫气化是气血津液输布、转化、代谢的基本环节，并共同调节脏腑气血津液阴阳的平衡。《内经》已有营、卫由络以通之说，而营卫关乎气血津液阴阳的平衡，营卫气血流行、会聚、出入之门径，也是邪气侵入、传变、稽留、外出之门径。络脉为血气交汇之处，亦为邪毒易居之所。以络为血气渗灌和沟通的桥梁，以营卫为御邪抗病的屏障，当二者失之调和固密，外感六淫疫疬之邪，乘虚从肌表皮部侵入，与兼有内生之邪相合，均可袭及络脉气血，引发癌瘤。

肺癌之证候特征、发病态势与伏邪、外邪、体质关系密切。外邪乘经络气血亏虚来袭，伏邪复又乘络虚而发，则是诸疾逢内伤、外感、疫毒、劳倦乃至气候变化等，伏邪易于引动，导致病情骤急恶化，或疾病活动与缓解交替、病势缠绵难愈，渐演为瘤疾。肺癌前驱症状多为外邪留著营卫，络中血气阻遏之征象，病成之后则多归于络中气滞血瘀而邪毒留聚，或络中血气不足兼有留瘀，络体及组织败坏。病初，烟毒、污气由口鼻而入，邪居肺体而肺用失司，正邪交争，主要表现为发热、头痛、全身酸痛、干咳少痰、气促等症，而后邪客气络，酿热蕴毒，气血交换受阻，毒瘀互结。热毒、血毒、湿毒损伤肺络，旁及心、肝、肾络大伤，宗气外泄，喘憋加重，及至出现喘脱、暴脱厥脱，乃至阴阳离决。

由于外感烟毒、疫毒性质之不同，体质有阴、阳之偏颇，从化之各异。内伏之邪有多种状态，变生之毒也存在不同性质。内外相合、正邪交争又因时、地、人而变化，因此致病亦呈现出多样的态势，机体整体功能反应亦有区别。肺癌发病缘于正虚，瘤毒浸淫肺络，血瘀津液外渗，胸腔积有血水，通气换气障碍，喘憋重笃，唇甲发绀。若络脉瘀遏改善则病势向顺。若络脉耗损阳气则险象环生预后不良。

二、久病必然入络，治当通畅络脉

久病入络，肺癌日久，侵袭络脉，并循络传变至腠理、筋膜、骨节、脏腑等，成为转移灶。络脉有阴阳之别、表浅之分、大小之序，《血证论》指出，"阴络者，谓躯壳之内，脏腑、油膜之脉络""阳络者，谓躯壳之外，肌肉、皮肤之脉络"。故肺癌病变由气入血，同时邪毒传变，日久循脏腑之络而扩散、至深，甚则累及相应脏腑络脉的持久性病变，机体气血阴阳、整体功能亦为所累。反映出肺癌病变由浅入深、由皮部络脉至经脏络脉、由络实至络虚、由局部累及整体的过程与机转。

肺癌其病临证有虚、实之别。因此，根据临床上的有关特征性现象及其相互转化的演变规律，治疗上应强调辨证论治。提炼证候基本的共性因素则为肺癌证治之要义。应执简驭繁，既把握群体的共性证候特征，又体现辨证论治的个体化诊疗特点，从而适应不同个体的灵活辨证。从临床表现看，肺癌的证候特征为毒、瘀、虚三个基本证候因素，其中以烟毒、污气为先，互为因果。邪毒是始动因素，又贯穿疫病全程，诸临床见症均与之密切相关。瘀指血瘀和瘀血，其血行障碍，当以络脉受累突出，主在肺络而涉及全身，由病络而成络病。络病缘于疫毒，瘀可生热又可致虚。适宜治法则为解毒、化瘀、补益气阴。虚从证候因素考察，当见于潜伏期，所谓"正气存内，邪不可干"，肺癌之毒多是热毒、浊毒并见，热毒必伤阴耗气，浊毒缠绵稽留则伤阳气。从证候因素看，早期热毒炽盛，正邪交争而虚不明显。中期、晚期病情恶化者虚证日渐突出，先在肺肾，出气纳气障碍，金水不得相生，呈气阴两虚。若瘤毒败坏形体，络阻窍闭瘀必加重，再则阴精、阳气耗损，可见喘脱，舌脉俱显危象。

邪阻络脉、化毒为害肺癌病发作及迁延的根本原因，疏通络脉和祛除毒邪为络病的重要治法。其证虽有寒、热、虚、实之别，然而总以脉络之血气或津液阻滞不通为共同病变特点。通畅络脉则为治疗大法。《温病条辨》指出，"杂感混淆，病非一端，乃以气上主宣四字为扼要"，强调"唯贵宣通"。《临证指南医案》亦云："非仓猝迅攻，姑进先通营络，参之奇经为治，考古圣治痿痹独取阳明，惟通则留邪可拔耳。"肺癌亦然，其病既有热毒深重，血瘀证特别是微循环的障碍贯穿始终。热毒入血，则为血毒。热毒瘀互结，重点损肺，旁及心、肝、肾。肺络、心络、肝络、肾络的损伤是热毒、血毒损害的主要病位。因此，以通畅络脉为法，早期介入、全程使用活血化瘀药物如凉血活血、活血通络、活血止血之品，改善微循环，可望减轻络脉的损伤，助肺癌病患痊复。

三、紧抓住痛久瘀，巧妙用虫化辛

对于肺癌的诊察，根据历代医家的经验，结合我们的临床体会，主要应把握以下三个要点。首先应注意"痛"，疼痛是肺癌的一个主要自觉症状，对于诊察患者久病入络往往具有十分重要的意义。从临床来看，肺癌患者多伴有特殊的刺痛出现。一般而言，非疼痛性疾病，日久不愈，又并发疼痛，特别是刺痛、重痛或刀割样疼痛，部位固定不移，日轻夜重，正是"久病入络"之征。疼痛性病证，久治不已，疼痛性质由胀痛向刺痛或重痛转变，部位由移动而固定不移，亦是久病入络（或称久痛入络）之象，均可作为我们诊断肺癌患者"久病入络"的依据。其次应关注"久"，久指肺癌病程较长。根据疾病发展的规律，经脏气分久病，均有传变、扩散入络的可能。特别是对于用常法治疗，久久不愈之证，则更要从入络考虑。在临床上，如果确系辨证疑似难于确诊者，可采用试服络方一法来协助诊察。《临证指南医案》中，曾对一胁痛久之症采用试服络方之法进行试探性诊察，小效后始确诊为"久痛入络"之证。叶氏的经验值得临床借鉴。最后必须抓住"瘀"。瘀一般指血瘀，此处主要指血瘀或津凝之瘀象。瘀是入络后络中的基本病理变化，肺癌患者必有一定征象反映于外，如面目黯黑，肌肤甲错，脉络暴露，爪甲青紫，舌边紫暗或有瘀点、瘀斑，脉象涩滞不利，或胸闷、呕恶、咳痰、苔腻、脉濡滑等，这是诊断患者久病入络的重要依据。

久病入络可以解释肺癌发生、发展总的趋势，明确肺癌在入络阶段的基本病理变化，为从络脉治疗指明了方向。换言之，久病入络所反映的络中气滞、血瘀或津凝的共同病机，即是肺癌在入络阶段异病同治的病理基础。肺癌患者一般从络脉治疗多能收效迅速。《医门法律》指出："势不能出于络外，故经盛入络，络盛返经，留连不已。"经与络共同构成了一个封闭式循环，久病入络致使络中的津血阻滞而产生了有形之邪，有形之邪阻于络中，当此之时，唯有从络脉治疗，疏涤其邪瘀，始能打断这一恶性循环，使肺癌之疾有所转机。如若仅治其经脏血气，必使病气缠绵不愈。

而疏络主要是涤除阻滞于络中的瘀血和痰浊。因此，活血化瘀通络和祛痰化浊通络是疏络的两大基本治法。但由于肺癌患者病程较长，邪结较深，其用药与一般的血瘀和痰浊证有所不同。一是适当运用虫类通络药。虫类药均有通络作用，属于通络药中的佳品和极品，向为历代医家所遵从。张仲景首倡虫类药治疗癥瘕、疟母等络痹顽证。叶天士给予极高评价，并谓："方中（指鳖甲煎丸）大意，取用虫蚁有四，意谓飞者升，走者降，灵动迅速，追拔沉混气血之邪。盖散之不解，邪非在表；攻之不驱，邪非在里。补正却邪，正邪并树无益。故圣人另辟手眼，以搜剔络中混处之邪，治经千百，历有明验。"二是选用化瘀或祛痰通络药。由于久病入络，邪结幽深，病气缠绵，故多选用化瘀或祛痰药之效强力著者，如化瘀常用丹参、川芎、赤芍、桃仁、红花、三棱、莪术等。祛痰常用贝母、天竺黄、瓜蒌、贝母、南星、半夏、白芥子等。三是注意使用辛味通络药。辛香走窜，在表能散，在络能通，还能引诸药直达络中，使邪毒透达外出。但辛味药有走表和入络之区别，故叶天士指出："辛气最易走表，当求其宣络者宜之。"意谓对于入脏腑里络之证，当选用辛味宣络而又不专事表散之品，以防其辛入表而减弱了辛通里络之力。如当归、川芎、郁金、莪术、没药、乳香等辛味药，便与麻黄、防风等辛味表散之药不同。

第七节　从痰湿论治肺癌探析

古无肺癌之名，其临床特征与古医籍中所描述的积聚、肺积有相似之处。其发生与六淫邪气侵袭有关，这在历代中医文献中早有论述。我们认为，人体为外邪所侵，脏腑功能受到影响，气血运行障碍，最终导致气滞血瘀、痰湿凝聚，积久而成。而燥湿化痰是治疗中的关键环节，笔者用之临床，取得了较好的疗效，现总结如下，以为引玉之砖。

一、病由痰起，燥湿化痰

六淫中之"寒""湿"常相互结合侵袭机体，导致脾阳不运，湿痰内聚，阻滞气机，气血瘀滞，积块成瘤。而湿为六淫之一，在肺癌病因中占有重要的一席之地。同时，恣食厚味、辛辣之物，影响脾胃运化功能，湿蕴于内，积久不散，聚为痰浊肿物。《景岳全书》云："饮食之滞，留蓄于中……不化不行，有所阻隔者，乃为之积。"这说明饮食不慎、酒食不节可影响脾胃功能，导致湿结痰滞，痰浊与气血搏结，变生肿块。在本病的发展过程中，内因始终处于主导地位。如长期七情内伤，可影响脾的运化，脾主运化而位于中焦，是气机升降的枢纽，又为气血生化之源。故情志内伤，气机不畅，必伤及脾胃，形成痰湿。《经》云："隔塞闭绝，上下不通，则暴忧之病也。"《外科正宗》指出："痰疬者……多致脾气不能传运，遂成痰结。"脾胃受损，痰湿内聚，进而气滞血瘀，痰凝毒结，形成肿瘤。故古代医家常将一些难以诊疗的疾病称为"痰"病，痰既是病理产物，又是致病因素，有"百病多由痰作祟"之说。《丹溪心法》谓："诸病皆由痰而生，凡人身上、中、下有块者，多是痰。"《疡科心得集》认为："癌瘤者，非阴阳正气所结肿，乃五脏瘀血，浊气痰滞而成。"总之，痰湿为患，多因外感邪气、内伤七情，脏腑功能失调，脾失健运，聚湿生痰。肺失敷布，停痰留饮。升降失常，气塞不通，血壅不流，凝血蕴里，痰湿凝集，着于肺腑则成阴毒肿物。可见，痰湿凝聚是肺癌形成过程中主要的病理因素。同时，脾主气血运化，所以当痰湿影响脾之运化功能时，导致全身的免疫功能有所下降，肺癌常乘虚滋生蔓延。

从中医学关于癥瘕积聚的描述中可知，癥和积为有形可征、坚硬不移的包块，其症状体征与肿瘤颇为相似。我们临床对于肺癌以痰湿阻滞立论，予理气化痰配合活血化瘀法治疗，常取得良好效果。余常用朱丹溪之积聚方，"用醋煮海石，醋煮三棱、莪术、桃仁、红花、五灵脂、香附之类为丸，石碱、白术汤吞下"（《丹溪新法·积聚痞块》）。其方汇逐瘀、化痰、健脾为一炉，辨证精确，立方严谨，值得借鉴。而对于以化痰散结法治疗肿瘤，其他大家积累了丰富的经验。《外科证治全生集》指出："大者称恶核，小者痰核，与石疽初起相同……忌服凉药，内服阳和丸、犀黄丸可消。大忌开刀，开则翻花起肛……内服温补托毒消痰之剂，犀黄丸尽可收功。"文中不仅指出症状特点，还指出鉴别诊断要点、外用内服药物等，并且明确提出服用消痰之剂治疗肿瘤，可谓论述详细深刻。类似的记述散见于其他医籍中，这说明燥湿化痰治疗肿瘤已经成为一大法则，而且对其机制也具有了进一步的认识。事实上，临床多数肺癌患者在其发病的全过程或在发病的某一阶段均具有以痰证为主的临床表现，及时针对性地采取燥湿化痰药给予治疗，对于消除肿块、改善患者症状、提高生活质量及延长寿命诸多方面均有显著临床效果。现代中药药理学研究证明，许多化痰散结中药有抗肿瘤作用，如半夏、山慈菇、瓜蒌、前胡等；而祛湿中药中具有抗癌作用者则更多，如苍术、白术、茯苓、猪苓、薏苡仁、泽泻等。其中茯苓除具有直接细胞毒作用外，尚能增强机体免疫功能，激活免疫监视系统，从而抑制肿瘤细胞生长。可见，通过燥湿化痰治疗肺癌是有其理论依据的。

二、灵活运用，机圆法活

燥湿化痰是肺癌治疗中的关键一环，但必须灵活运用，方可收效，现举其要点，简述如下。

燥湿化痰须健脾养胃，痰与虚是肺癌的主要发病因素。脾胃虚是生痰之本，痰又是脾胃虚的致病因素，脾胃虚弱、健运失司则湿聚痰生，痰湿困于脾胃则令脾的运化及胃的受纳腐熟功能失常，引起脘腹胀痛、泛恶、纳呆等。脾胃虚又挟痰浊，因而经常反复发作。故治肺癌时宜燥湿化痰、健脾养胃、痰气同治通过化痰以消除脾胃虚的致病因素，使脾胃气机畅通，升降出入有序，脾胃功能恢复正常。药用半夏、陈皮、茯苓、甘草燥湿化痰，配伍党参、白术等健脾养胃，以使脾健湿化，胃和痰消。

肺癌早期常见胸阳不振，痰浊内生。痰浊阻滞气机，血行不畅，又可致血瘀，痰阻令血滞，血瘀又使痰难化，痰浊、气滞、血瘀交阻胸中则发生胸部闷痛，故治宜祛痰化瘀，通阳宣痹，可用瓜蒌薤白半夏汤。药用半夏辛温豁痰散结，宽胸利膈，用甘寒之瓜蒌润燥涤痰，理气宽胸；配伍薤白宣通胸阳，散寒化痰，导痰下行配合用之，则胸中阴寒凝滞之气能散，上焦结聚之痰浊化解，胸中阳气宣畅，胸痹可除。

肺癌患者多素嗜食肥甘厚味、醇酒，使脾胃运化失职，水谷不化，湿浊内停，凝结成痰、痰气交结，气血运行不畅，湿痰、瘀血、气滞相互搏结，聚滞在血脉或积滞在肝。治宜祛痰消积，活血祛瘀。药用半夏、陈皮、茯苓、胆南星、甘草，苍术燥湿化痰消积，配伍泽泻、决明子、山楂、丹参、莱菔子健脾消食，配伍用之则湿燥痰化，血脉流畅，诸证缓解。

肺癌患者患病之后常忧思恼怒，肝郁不舒，脾失健运，气结痰凝，血瘀日久，结聚胸中，引起胸闷、胸痛。治宜疏肝理气，化痰散结，药用海藻、昆布、山慈菇化痰软坚散结；配伍柴胡、香附疏肝理气，解郁止痛。配莪术、赤芍、白芍、当归养血活血化瘀。

肺癌晚期痰湿内阻，阻碍气机，影响血液运行，血流瘀滞，痰热互结，阻于脑窍，发为脑转移。头脑为"清阳之府"，清阳不升，脑腑失养，浊阴不降则头痛、眩晕。治宜化痰通络，活血止痛，息风止眩。药用茯苓、半夏、陈皮、白术等健脾祛痰，则痰去络通，配伍川芎、丹参、赤芍活血化瘀，扩张血管、通络止痛；配天麻平肝息风止眩、止痛而不伤阴，如半夏白术天麻汤。

肺癌患者常伴失眠，病因很多，总由肝郁气结，运动量头破血流和，痰湿血瘀引起。对于痰湿血瘀引起的失眠，治宜祛痰安神，活血化瘀，通其道祛其痰瘀而安其神。药用胆南星、茯苓、半夏、陈皮，健脾燥湿豁痰。配伍地龙、当归、赤芍、丹参等活血化瘀通络，配远志、酸枣仁、龙骨、牡蛎潜阳、涩精、安神。配伍用之，则顽痰出，瘀血化，邪去正复，则寐自安。

肺癌患者常见肝肾阴虚，水不涵木，肝阳暴涨，肝阳化火动风，引起痰浊瘀血上蒙清窍，患者出现突然昏厥，又因痰热互结，消灼津液，出现大便秘结。浊气上犯，蒙闭上窍，使神昏加重。故治宜化痰降浊，通腑醒神开窍，使气血得以敷布，痹活络通。药用胆南星、瓜蒌、半夏、薤白豁痰开结、宽胸下气。配伍枳实、大黄、厚朴理气降浊，涤荡痰饮瘀血，使痰热、瘀血去有出路。配地龙、石菖蒲息风化痰、开窍通络，合用则腑气通、痰浊消，神醒窍开，痹通络活。

肺癌患者内有痰饮，外感风寒，痰寒相搏、水寒射肺，出现肺失清肃，气机阻滞，肺气不利，气道挛急，发生哮喘，气道挛急，又影响痰液外泄，从而加重哮喘。治宜散寒化痰、止咳平喘。药用半夏、杏仁、橘红祛痰止咳，降气平喘，配伍干姜温运脾阳，桂枝温肾化气，麻黄宣畅肺气，使脾、肾、肺三脏功能恢复，则水津四布，痰饮化散，喘平咳止，如小青龙汤。

患者放疗后常阴虚失养，火灼痰凝，气郁血瘀，凝滞咽喉引起放射性咽喉炎，属中医喉痹范畴，治宜滋润清降，涤痰利咽，开郁散结。药用贝母、桔梗，瓜蒌、橘红，茯苓化痰利咽，畅气机而散结。配伍贝母、生地黄、麦冬、黄芩，甘草滋阴润燥，清热降火，合而用之则阴滋燥润，痰涤结散，气顺热清，咽喉畅利，喉痹自消。

总之，痰湿凝聚是肺癌形成的重要病理因素，针对具体病情，在肿瘤发病的全过程或某一阶段必须施以燥湿化痰法治疗。研究表明，黏附因子在肺癌的侵袭和转移过程中发挥着重要作用。可以认为，由细胞黏附因子介导的肿瘤细胞彼此之间的黏附力减弱，肿瘤细胞很容易脱落而进入血管或淋巴管。而中医学认为痰浊的特点是重浊黏滞、流窜不定，与肺癌转移方式的特点有颇为相似之处。肺癌从痰湿论治不仅在历代文献中有丰富记载，而且在临床治疗过程中也取得了较好疗效，但若要从西医学角度探讨其确切机制以达成共识，尚待进一步研究及深入探索。

第八节　从伏气论治肺癌癌性发热探析

西医学对肺癌患者癌性发热的原因尚未完全明了，目前一般认为主要与肿瘤坏死组织的吸收、肿瘤的某些代谢产物系致热原、肿瘤组织释放前列腺素 E、器官代谢失常及肿瘤组织自身存在炎症有关。其临床多见于肿瘤生长速度快、恶性程度高的患者。体检、实验室检查、影像学检查缺乏感染证据，应用抗生素无效。肺癌患者全身情况差，若合并发热，直接影响患者的生活质量，常出现神疲乏力、食欲下降、头昏心悸、便秘、尿赤等症状，易加速病情恶化。单纯使用西医解热镇痛剂容易出汗，易造成虚脱，且往往疗效欠佳，复发率高，并易引起消化道出血。我们临床上在辨证论治原则的指导下从伏气治疗本病，取得了较好的疗效。

一、伏气邪毒为患

古无肺癌之名，属肺积、胸痛、咳血等症之范畴。其病之外因为外感六淫之邪，包括温热毒邪、时疫温毒，或受电离辐射、化学物品、药物等毒邪侵袭，外邪不解，伏于肺中。何廉臣指出："凡伏气温病，皆是伏火，虽其初感受之气，有伤寒伤暑之不同，而潜伏既久，蕴酿蒸变，逾时而发，无一不同归火化"。王秉衡曰："风寒暑湿，悉能化火，血气郁蒸，无不生火，所以人之火症独多焉。"《伤寒序例》云："伏邪郁久而后发，发即大热大渴……"而肺癌发病之初多是一派热象，可见为伏邪所致。《经》曰："夫精者，身之本也，故藏于精者，春不病温。""肾者水脏，受五脏六腑之精而藏之。"肾中精气为先天之本，造成肾精不足的原因不外先天禀赋不足、情志失调、房劳过度等。肾精不足，邪毒内侵，蛰伏于内，应时而动，癌毒外发，类似温病。肾精亏虚，不能托邪外出，热毒燔结少阴，耗伤真阴。所以肺癌初起皆有正虚精亏之证候。

肺癌并非感邪即发，而与正气的强弱、感邪之轻重有关。当正不胜邪，肺癌则应时而发。因此一发病即见热毒炽盛和正气亏虚的表现。柳宝诒认为："温病邪伏少阴，随气而动，流于诸经。"章虚谷认为："太阳病发热而渴为温病，是少阴伏邪。"肺癌是恶性肿瘤，温热毒邪伏于肺脏，故肺癌为温热毒邪伏于少阴。何廉臣指出："伏气温病，邪从里发，必先由血分转出气分，表证皆里证浮越于外也。新感轻而易治，伏气重而难疗，此其要也。"王孟英认为伏气温病："自里出来，乃先从血分而后达于气分。"肺癌癌性发热传变顺序多为血分、营分、气分、卫分，与伏气温病相符。肺癌初起除热毒表现外，兼有营阴亏损的症状，症见脉多细数或沉细数，舌质多淡，舌苔多薄白，这与伏气温病的发病情况颇为符合。正如王孟英指出的"起病之初，往往舌润而无苔垢"。舌苔乃胃气氤蒸而成，因伏气温病自内而发，开始未及阳明气分，故舌苔多薄白，肺癌精血亏虚，故舌质多淡白。

新感温病出现高热、汗出、不恶寒反恶热、发斑发疹，则是邪热由表及里病势加重。而伏气温病发热、汗出、发斑发疹，则是温热伏邪从里达表，疾病趋于缓解。肺癌患者经祛邪（放化疗）扶正治疗，高热、汗出、发斑发疹后，热去正复，疾病每获完全缓解。然而，伏气邪毒并未消除殆尽，为日后复发留下隐患，伏气热毒在体内继续消灼正气，正虚邪盛，正不胜邪，伏邪外发，造成肺癌的复发。若正气不亏或亏而不甚，则缓解期长，或长期稳定。反之，则缓解期短。屡屡复发，正气耗伤日重，难以恢复，造成缓解困难，直至死亡。

二、灵气机清血热

肺癌患者癌性发热多由里出表，起病急骤，常不显示或越过卫分阶段，很快出现高热、神昏、出血、惊厥等一系列里热炽盛、热入营血的表现。而伏气学说恰恰可以总结其发生、发展规律。邪伏于肺脏，自内达外，发则里热炽盛。此类病证病邪深入，病情危重，变化较多，预后较差。何廉臣指出："灵其气机，清血热。"柳宝诒认为："治伏气温病，当频频顾其阴液。"指出了伏气温病治疗的两大原则。肺癌患者癌性发热的治疗也应清热解毒和扶正固本兼顾。若失表清里会使邪气冰伏，外邪入里。肺癌患者癌性发热伏邪兼新感而出现表证者，虽可兼顾新感，但总以清里热为主，佐以透表之法。再如肺癌患者癌性发热，初起便见伤阴。因此，初起即可用甘寒、咸寒养阴与苦寒清热并用。正如柳宝诒所说："伏气由内而发，治之者以清泄里热为主。其见证至繁且杂，须兼视六经形证，乃可随机立法。"肺癌患者癌性发热常是热毒炽盛、耗血动血、瘀血停滞等并存，营血气分，甚至卫分证并见，治疗应清热解毒、凉血止血、活血化瘀等法并用。临床上清热解毒常用白花蛇舌草、半枝莲、山豆根、蒲公英、大青叶、金银花、连翘、土茯苓、青黛等。凉血止血、活血化瘀常用赤芍、丹参、当归、小蓟、茜草、三七、牡丹皮、生地黄等。

扶正固本在肺癌患者癌性发热治疗中尤为重要。温热毒邪深伏于肺脏，暗耗人体精血，导致机体精血亏少，一发病即见一派虚损之象。李中梓指出："人之虚……而独与脾肾者。"《病机沙篆》："夫人之虚，非气即血，五脏六腑莫能外焉。而血之源头，则在乎肾，盖水为天一之元，而人资之以为始者也。气之源头，则在乎脾，盖土为万物之母，而人资之以为生者也。"伏气温病以热毒实火为主，兼见脾肾两虚。若脾肾未败，虽热毒炽盛，治以清泄伏热，健脾补肾，尚能救治，若脾肾衰败，精气耗竭者，终必死亡。故扶正固本当责之脾肾，但健脾益气与滋阴补肾应有所偏重，宜于治其伏火。王孟英明确指出："治温以保阴为第一要义，以生津益胃、滋补肾阴为其要旨。"喻嘉言所谓："人生天真之气，即胃中津液。"认为胃中津液不竭，人必不死。若耗尽而阴竭，如旱苗之根，叶虽未枯，亦必死无疑。温病救阳明之液，顾护胃津，忌温散、燥热伤津之品。王士雄濡润胃津，每用沙参、西洋参、麦冬、天冬、石斛等。治疗肺癌患者癌性发热亦宜多用这些药物来益胃生津。

治温保阴，强调滋填真阴。真阴枯涸，根蒂不坚，肺癌患者温邪外发后，很快出现壮热、神昏、舌绛无津、抽搐等肝风内动的营血险证。临床上滋阴填精多用生地黄、女贞子、墨旱莲、当归、鸡血藤、何首乌、山茱萸、阿胶等。健脾益气多用党参、黄芪、白术、茯苓、山药、白扁豆等。肺癌放化疗缓解期也应服用益气健脾、滋肾养阴方药，以扶助正气，延长缓解期，从而达到长期缓解或治愈的目的。

三、善于知常达变

《医学衷中参西录》云："伏气侵入，伏于三焦脂膜之中，有多有少，多者化热重，少者化热轻。化热重者，当即成温病。化热轻者，恒循三焦脂膜而窜入各脏腑……窜入肝胆病目，窜入肠中病下痢，窜入肾中病虚劳，窜入肺中病咳嗽，久而成肺病。"又说："盖伏气皆伏于三焦脂膜之中，与手足诸经皆有贯通之路，其当春阳化热萌动，恒视其脏腑虚弱之处以为趋向，此即邪之所凑，其气必虚。肺癌患者发热临床证象虽错综复杂，但除所病脏腑经络本病外，大抵皆有发病迅速，心中常觉发热，舌干，两手脉弦长有力，或洪实，或沉取有力等脉证，此是伏气化热窜入少阴。《经》曰："冬伤于寒，春必病温。""冬不藏精，春必病温。"乃是少阴伏气，化热发病的主要原因。肺癌患者感受寒气之轻者，不能直达少阴，当伏于三焦脂膜之中，阻塞气化升降，暗生内热，萌动时而化热。又因其人虚不能藏精，少阴脏虚，所化之热乘虚窜入少阴，遏抑肾气不能上升与心相济，导致心脉跳动无力而出现少阴微细脉，并且因肾阴虚，心肾失交，加之燥热郁中不能外透，故但欲寐。其云："此等证若未至春令即化热窜入少阴，则为少阴伤寒，即伤寒少阴证二三日以上，宜用黄连阿胶汤者也。若已至春令始化热窜入少阴，当可名为少阴温病。"

张锡纯指出："盖人四时皆可受外感，其受外感之轻者不即发病，皆可伏于三焦脂膜之中而为伏气。至于伏气之化热，冷时则迟，暖时则速，若交夏令以后，其化热不过旬日耳。"伏气化热四时皆有，《伤寒论》中亦不乏其证，如少阴热化证、少阴病大承气汤证、少阳阳明病等，多因伏气化热而形成，只不过证现于某经，往往与某经之本病区别不大，难以辨别。伏气化热虽属温病，但"伏气化热成温病者，大抵因复略有感冒，而后其化热可陡然成温，表里俱觉壮热。不然者，虽伏气所化之热深入阳明之腑，而无外感束其表，究不能激发其肌肉之热"。部分肺癌癌性发热因症状不明显，往往不知其为伏气化热，错投他药，其热遂留于胃腑而变生他病，必须慎重处之。

《医学衷中参西录》指出："是以凡伏气化热，其积久所生之病，有成肺病者，有成喉病者，有生眼疾者，有患齿疼者，有病下痢者，有病腹疼者。其种种病因皆由于伏气化热，恒有用一切凉药其病皆不愈，而投以白虎汤或白虎加人参汤，再因证加减，辅以各病当用之药，未有不随手奏效者。此治伏气化热之大略也。"余宗此意以白虎汤或白虎加人参汤为主，辨证施治肺癌癌性发热，常收桴鼓之效。

若肺癌伏气化热后乘势萌动，若有向外之机（如见阳明证，脉浮而有洪象），可因势而利导之，可用清解汤、凉解汤或寒解汤，"盖凡伏气所伏于三焦脂膜之中，能阻塞人身气化之流通，其人恒不易得汗，若能遍体出透汗，其伏气即可随汗发出"。

若肺癌伏气内传阳明之腑而变为大渴大热之证，宜白虎汤或白虎加人参汤。若伏气乘虚下陷少阴而成少阴热化证者，不可发汗，以白虎加人参汤与黄连阿胶汤并为一方，师仲景意而变通，先用鲜茅根 50g，慢火煎二三沸，视茅根皆沉水底，其汤即成，去渣取清汤一大碗，顿服下，其脉之微细遂变为洪大之象。再用大剂白虎加人参汤，每服一次，调入鸡子黄一枚，其病必然向愈。

第九节　从脾胃论治肺癌咳血探析

肺癌盖因正气虚损，阴阳失调，六淫之邪乘虚而入，邪滞于肺。导致肺脏功能失调，肺气郁阻，宣降失司，气机不利，血行受阻，津液失于输布，津聚为痰，痰凝气滞，瘀阻络脉，《经》曰："卒中于寒，若内伤于忧怒，则气上逆，气上逆则六输不通，温气不行，凝血蕴里而不散，津液涩渗，著而不去，而积成矣。"肺癌患者咳血系肺之络脉受损，其血由肺而来，癌肿腐蚀脉络时，可引起痰中带血，因此肺癌咳血常反复出现，有时可贯穿整个病程。癌积为本，咳血为标。我们临床在辨证论治原则指导下，从脾胃论治肺癌咳血，取得了较好疗效。

一、咳血分为气火，治重温清升降

肺癌咳血有火与气之分。其中火以早期或五志化火多见，气虚则以晚期多见。从脾胃论治要把握温脾清胃与升脾降胃并举。

肺癌患者凡兼夹外感风温或内伤之火，均能使血热妄行而咳血，多起病急，病程短，血色鲜红，常兼见热证，如身热、口渴、烦躁、便秘、舌红苔黄，脉滑数或弦数等。一派血热妄行之证，治宜谨守病机，当以清胃降胃为先，切勿急急止涩。若血色鲜红，口渴欲饮，鼻干，口干臭秽，烦躁便秘，舌红苔黄，脉数。为虚火上炎，热迫血行，胃火消灼胃津，故致鼻干、口渴引饮，便秘。胃热扰心则致烦躁。舌红苔黄，脉数均为胃热炽盛之征。可用玉女煎加减，清胃泻火，凉血止血。重用石膏、知母清胃泻火，地黄、麦门冬养阴清热，牛膝引血下行。热势甚者，加栀子、牡丹皮、黄芩清热泻火。大便秘结加生大黄通腑泄热。若血色鲜红，齿龈红肿疼痛，头痛口臭，舌红苔黄，脉洪数，证属火毒炽盛，用加味清胃散合泻心汤，清泻郁火，凉血止血。加味清胃散中，以生地黄、牡丹皮、水牛角清热凉血，黄连、连翘清热泻火。当归、甘草养血和中。合用泻心汤以增强其清胃泻火的作用。若咳血色红或紫黯，兼脘腹胀闷，甚则作痛，口臭，便秘或大便色黑，舌红苔黄腻，脉滑数。证属胃火壅盛或肝火犯胃，胃中积热，胃失和降，气血不和，故脘腹胀闷，甚则作痛。逆伤肺络，故咳血色红或紫黯。胃热耗津，故便秘。血随糟粕而下，则使大便色黑。舌红苔黄腻、脉滑数为内有积热之象。方用泻心汤合十灰散，清胃泻火，化瘀止血。肝火犯肺之咳血，多伴有口苦胁痛，心烦易怒，寐少梦多，舌红绛脉弦数。方用龙胆泻肝汤合泻心汤加减，泻肝清胃，凉血止血。

肺癌晚期常见气虚失于固摄，均能致血溢脉外。此种出血持续时间较长，久治而一时不能遏止，一般咳血量少，血色黯淡无光，质多稀薄散漫，兼见一派虚寒证，如肢凉怯冷，喜热，口淡，喜静少动，体倦乏力，心悸气短，痰涕清稀，小便清长，大便溏或下利清谷，面色青白，舌质淡或淡胖、边有齿痕，苔白，脉虚或沉迟等。证属脾失固摄或血随气脱。治疗当取益气温涩之法，补中气以止血。中气归属于脾，脾性喜温，补气摄血药多属甘温一类，可选归脾汤。方中以炙黄芪、党参、白术、炙甘草为主，健脾益气摄血。用当归、阿胶、白芍、山茱萸、龙眼肉养血补血，脾气旺则自能帅血归经。在具体运用时，应随证加减。如因脾元虚乏，难以统血所致，可佐苦温之阿胶珠、荆芥炭引血归经。又可选用赤石脂、乌贼骨、焦山楂等温涩止血，用量宜大，《本草求真》云："石脂之温，则能益气生肌。石脂之酸，则能止血固下。"余常用50g以上，甚至更大量，因本品具有益气温涩而止血之功效，若用小量则无效。

二、处处金土相关，时时顾护胃气

《医碥》云："饮食入胃，脾为营运其精英之气，虽曰周布诸脏，实先上输于肺，肺先受其益，是为脾土生肺金，肺受脾之益，则气愈旺，化水下降，泽及百体"。肺属金，脾属土，肺主一身之气以脾胃为气血生化之源为前提。《经》曰："饮食入胃，游溢精气，上输于脾，脾气散精，上归于肺，通调水道，下输膀胱，水精四布，五经并行。"脾主运化水液之作用，有赖于肺气宣发和肃降功能的协调。肺之通调之职，尤需藉脾气运化之力，才能正常。肺居膈上，其经脉还循胃口，其功能主一身之气，职司肃降。而胃为阳土，其气主降，以通为用，故肺与胃相助为用，偕其通降。且肺阴充足与否，直接与胃阴充盈与不足有着密切的联系。

笔者认为，肺癌发生咳血主要有内外两个方面的病因所致，外因不外风、寒、暑、湿、燥、火等邪侵袭，内因则与癌瘤袭肺、脾、肾、肝等脏病及有关。而关系最为密切者，尤当以肺与脾胃失调为主。如肺有癌瘤，失其宣肃，脾失运化，导致气滞痰留，而引起咳喘等症。患者多素体脾气虚损，脾土不能生养肺金，导致肺气不足，在临床上就可出现诸多肺脾不足引起之咳血。而脾胃为人体气机升降之枢，若脾胃升降失常、气机壅滞，则势必影响肺主治节和肺气宣降功能，而出现肺气郁滞、肺失宣降，亦可咳血。肺之宣发、肃降，与脾的运化、转输，常相互影响。如脾虚失运，水液停滞，则聚而生痰、成饮，兼癌瘤在肺，影响肺之宣发肃降，则可出现肺络损伤而出血。同样，上源不通，水道不利，水饮内蓄，也必然会影响脾的运化功能，而出现纳食不化，腹胀便溏，甚至水饮内蓄等病理表现。而胃阴不足，肺失滋润，则可出现干咳、痰少、咽干等症，甚则咳血。又脾胃为气血生化之源，人身气血精神、五脏六腑、肌肉形体、四肢百骸，皆赖之以养。故脾健胃纳正常，则后天气血充旺，腠理卫外固密，贼邪难以侵入，此即所谓"正气存内，邪不可干"是也。若脾胃虚弱，中虚失运，精微不化，乏于升降，水湿不运，悉聚为痰。金乏土培，痰浊上扰，则咳、痰、喘诸症发作，损伤肺络出血。且肺脾两虚，营卫失谐，卫外不固，外邪极易客袭，此诚为咳血缠绵难愈之主要内在原因。因此，脾胃之气直接关系人体正气的强弱，决定着咳血的转归。

肺癌咳血者每每兼夹脾胃症状，日久肺气虚馁且失所主，必盗母气补救。而肺失宣肃，气机郁逆无不影响中气之升降。如此则中虚失运，精微不化，乏于升降，势必出现脾胃运纳失常之象，如痰多、纳差、乏力、脘腹作胀等。另外，肺癌在治疗过程中，放化疗极易损伤脾胃，故尤须顾及脾胃。张景岳云："凡欲察病者，必须先察胃气，凡欲治病者，必须常顾胃气，胃气无损，诸可无虑。"脾主运，胃主纳。胃纳反常，则病纳减，不能食。脾运反常，则病食后作胀，或虽食而水谷不归正化，而为滞为湿、为痰为饮，身体消瘦。生化乏源，则金乏土养，痰饮不去，咳血终难清净。故必使中州健运，清气上升，首归于肺，犹有源之水难以枯竭。而脾胃健运有常，非但化精微升清阳，更能运水湿降浊气，水湿不聚中州，痰浊无由而生，源清气洁，肺复清虚治节之能，宣清吐纳自如，则何患咳血之不愈。而且，脾胃健则肺金得养，金旺木制，可使肝用条达，土厚木荣能使肝体柔顺，如此气血冲和，生制有序，则肺金必得速愈矣。李杲谓："脾胃之气伤，而元气亦不能充，而诸病之所由生也。"张仲景则明确提出："四季脾旺不受邪。"说明只要脾胃之气充沛，则邪不可犯。

肺主一身之气，通过息道与外界相通，故其气宜于宣发肃降。脾胃为升降之枢，脾健胃纳正常，气机升降有序，则肺气宣发肃降才能如常。反之，若脾胃气机升降失常，则水谷精微不能化生，谷反为滞、津反为湿，水湿内停，痰饮内生，痰阻气郁，阻遏肺气，则宣降失常，血溢络外，咳血发作。而肠腑通降有致，浊气排出有路，则清气上升无阻，尤可促使肺气之肃降。因此，在治疗过程中，应重视脾胃气机升降状态，力求使其升清降浊如常、纳运协调有序，则为治本之道。故《格致余论》谓："脾具坤静之德，而有乾健之运。故能使心肺之阳降，肾肝之阴升，而成天地之交泰。是为无病之人。"《医宗必读》指出："《经》云：'安谷则昌，绝谷则亡。'犹兵家之饷道也，饷道一绝，万众立散，胃气一败，百药难施。一有此身，必资谷气，谷入于胃，洒陈于六腑而气至，和调于五脏而血生，而人资之以为生者也，故曰后天之本在脾。"故肺癌咳血重者，尤当治助脾胃。一方面患者本身多具有脾胃虚弱之证，理应从脾胃治疗，以培土生金，促进病愈。另一方面，从"保得一分胃气，即得一分生机"之旨出发，治疗过程中，当顾护胃气，胃气存则可望生机也。

三、调养脾胃之时，应当机圆法活

笔者认为，大凡肺癌后期咳血者，多为肝肾血亏，心营失养，若无虚火上炎者均可依甘温益气法治之。俾血久不止，阴血大损，出现面色无华，唇爪俱淡，潮热颧红，舌干色绛，虚阳无以收敛而无烦躁大渴者，可取归脾之意，用人参、茯苓、炙甘草益气，白芍、山茱萸、五味子敛营，反佐黄连坚阴，再加入姜炭 2g，收摄虚阳于甘温归脾剂中，往往效若桴鼓。为了防止余瘀内蓄，可稍佐牡丹皮、桃仁等消除瘀阻，使脾胃和调，营卫自守。顾护中气，制木安土。患者中气不败，升降有常，证虽险恶，尚有起死回生之机。若胃气一伤，断无生机，故当以顾护中气为要，治以益胃汤为主方。用麦门冬、白芍、生地黄、阿胶、女贞子、制首乌、甘草等，酸甘化阴，缓急安中。土为金母，若中气虚馁，肺金失其资化。现肺有癌瘤，故治取温宜润，不宜燥。清宜轻不宜寒。以沙参、干地黄、阿胶、藕汁、梨汁甘凉清金。选用黄芪、莲子、茯苓、西洋参、白扁豆、甘草、百合、石斛甘温培土益气。在以甘温培土为主之方剂中，辅以阴药，虑其上升而刑肺金。此乃温凉相济，清补结合。

若咳喘日久，肺脾俱损，或饮食不节，劳倦伤脾，不能输精于肺，可用党参、白术、茯苓、炙甘草、陈皮、法半夏、紫菀、款冬花、苏子、山药等。若平素饮食不节，嗜食烟酒，喜食辛辣煎炙之品，而致脾胃受损，胃阴耗伤，肺失濡养。或先天不足，癌瘤蚀肺，肺阴受伤。或者内火旺盛，复感燥邪，导致肺胃阴伤者。此时肺虚及胃，暂不止咳，而培补胃土，必待胃土日旺，肺金自宁。可用麦门冬汤，药用石斛、知母、百部、白茅根、沙参、麦冬、玉竹、生地黄等。若肺癌迁延日久，肺脾亏虚，损及肾脏者。脾肾阳虚者，可用参蛤散合金匮肾气丸加减，常用茯苓、干姜、白术、陈皮、党参、熟地黄、山药、蛤蚧粉、胡桃肉、白石英、补骨脂、法半夏等。脾肾阴虚者，则用七味都气丸合生脉散加减。可用百合、麦冬、五味子、陈皮、炙甘草、茯苓、西洋参、熟地黄、山药、山茱萸、白扁豆、紫石英等。若平素饮食不节，嗜烟好酒，熏灼肺胃。或过食肥厚辛辣，脾胃受伤，脾失健运，痰浊内生，上干于肺而致咳血，可用二陈汤、平胃散合三子养亲汤加减。常用半夏、茯苓、苍术、厚朴、陈皮、苏子、白芥子、莱菔子、白前等。若素嗜肥甘，湿热内蕴，脾运不健，痰湿内生，缠绵难愈之咳血。可用平胃散合藿朴夏苓汤加减。常用苍术、厚朴、藿香、佩兰、石菖蒲、法半夏、桑白皮、全瓜蒌、茯苓、杏仁、枇杷叶等。

对肺癌咳血的治疗，还应注重善后药物调理，我们常选用八珍汤、归脾汤等方调养脾胃，以甘温培补后天之本，常可达到防止复发的目的。指导患者合理调节饮食、情志、体力活动及生活作息，是从脾胃论治咳血的又一重要方面。脾胃为气血生化之源，饮食营养的优劣和脾胃运化功能的强弱，直接影响着血液的化生，所以患者顾护胃气尤其重要。首先饮食宜富于营养以保运化，建立良好的饮食规律，避免食伤脾胃。失于运化，则生血不足，失于统摄，则血溢脉外。其次慎食辛辣酒食等，以免助火动血，诱发咳血。同时生活起居应有规律，保证充分睡眠，不可过于劳累。必须要注意经常锻炼，增强体质。脾主四肢肌肉，四肢动逸有度有助于脾胃强健。对于肺癌患者应以较平和的活动方式进行，避免太过剧烈的运动。出血较多者，必须安静卧床休息，或酌情适当限制体力活动。

第十节　从肝论治晚期肺癌探析

肺癌临床发现时多为晚期，患者大多数是中老年人，且不宜进行手术及放化疗，其就诊目的主要为减轻痛苦、维持生存质量及延长生存期。越来越多的临床实践表明，晚期肺癌患者应用中医药治疗可以收到良好的治疗效果，中医药在综合治疗过程中的地位显得日益重要。但只有在辨证施治的基础上，才能有的放矢，且应贯穿晚期肺癌治疗的全过程。笔者临证采用从肝论治，取得较为满意疗效。

一、肝肺生理密切相关

肝肺之生理关系，一言以蔽之，可用《内经》"肝生于左，肺藏于右"来概括。肝位于下焦，在下者必升，人体之左侧为其气机上升的道路。肺居于上焦，在上者必降，人身之右侧为其气机下降之通路，故《内经》有"左右者，阴阳之道路"之说。肝肺气机之升降，统率着整体气机之运动，并影响各脏腑气机活动。肝有升发、生化之生理特性，又通于少阳春生之气，故谓之"阳中之少阳"。所谓"肝生于左"，是指肝气主升，其升总以人身之左侧向上升腾，通过升发，可以：①助肺气之肃降，共同推动整体气机的升降转运。《读医随笔》指出："肝者，贯阴阳，统血气，居贞元之间，握升降之枢者也……肝者，升降发始之根也。"②辅助心火。心火之功用，需赖肝木升发之资助。《血证论》指出："肝属木，木气冲和调达，不致遏郁则血脉得畅。"《薛氏医案》亦云："肝气通则心气和，肝气滞则心气乏。"③开启肾阳，升发元气。化生于肾精的元气，有赖于肝气之升发；而后送达于各脏腑组织，以发挥其激发和推动作用。张锡纯认为："人之元气，根基于肾，萌芽于肝。"④疏通脾胃，促进消化。肝之疏泄，调畅气机，一方面促进中焦脾升胃降之气机的运转斡旋，在肝气升发的推动下，脾升清、运化，胃受纳、腐熟、降浊则消化功能旺盛；另一方面，化生和排泄胆汁，以助消化。《血证论》云："木之性，主于疏泄，食气入胃，全赖肝木之气以疏泄之，而水谷乃化。设肝之清阳不升，则不能疏泄水谷，渗泄中满之证，在所不免。"⑤气能行水，肝疏泄气机，促进水液代液。人体水液的吸收、输布与排泄均依赖气机的升降出入，而肝气主升，可调畅疏利肺、脾、肾、三焦等脏腑的气机，从而促进体内水液的代谢。

肺主气，其性肃降；肝藏血，其性升发；肺主治节周身之气，肝司调节全身之血；肺调节全身之气的功能需靠血的濡养，而肝向周身各处输送血液之功又赖气的推动。人之周身气血流行，实赖肝肺气机调畅。肝肺二脏，一升一降，一温一凉，一主血一主气，对人身气血调畅至关重要。

另外，肝经循行为"布胁肋，循喉咙之后，上入颃颡……其支者，复从肝别，贯膈，上注肺"。肝与肺不仅经络相连，且皆循咽喉，使得二脏关系更为密切。

二、肝气血失调是晚期肺癌的重要病机

中医学认为，任何疾病的发生发展，不外正邪两方面的原因，正是正气虚，邪是邪气盛。关于肺癌的发生，乃是由于正气不足，邪气入侵所致。明代李中梓《医宗必读》云："积之成也，正气不足，而后邪气踞之。"外感、饮食、劳倦，加之嗜烟日久、空气污染等均可导致肺之气阴两伤，宣降失司，功能失调；正气不足，外来邪毒乘虚入侵，客邪留滞，内伤七情，内蕴化火，灼伤肺脏，气血瘀滞，津液不布，聚液为痰，热毒痰瘀互结，日久形成积块，是为肺癌。所以，肺癌的形成，气阴两伤是本，热毒痰瘀互结是标，因虚致病，因病更虚，二者互为因果，贯穿于整个疾病过程。

《内经》曰："肝者，将军之官，谋略出焉。"人的精神、意识、思维活动，虽为心脑元神所主，但亦与肝的疏泄功能密切相关。肝的疏泄功能正常，则气机调畅，气血调顺。正常的情志活动，主要依赖于气血的正常运行。情志异常对机体生理活动的重要影响，也在于其干扰了正常的气血运行。故朱丹溪云："气血冲和，万病不生，一有怫郁，诸病生焉。"

　　肺癌发展至晚期，其病理过程与肝之关系更加密切。首先，肝和肺在经络上相连，在病理上，肺和肝之疾病可通过经络相互传导影响，导致蔓延转移。其次，肺属金，肝属木，木受金克，肺气主降，可制约肝气、肝火的上升，而肺癌晚期患者多有情志内伤，情怀怫悒，忧思恼怒，肝气不疏，气机郁滞，或暴怒伤肝，肝气亢旺，不受金制，反来侮金，使肺不能制服强肝，肝火亢盛，则可侮金，形成"木火刑金"之证，从而影响肺气的宣发肃降，临床可见咳嗽频频而作、声高气粗、痰咳不畅、咳引胸胁胀满、攻窜不定。正如《医学入门》指出："惊忧气郁，惕惕闷闷，引息鼻张气喘。"尤在泾云："久咳胁痛，不能左侧，病在肝，逆在肺。"再次，肺和肝为人体气机升降之通道。肺居上，肝居下，左升右降，相反相成，周身气机方能循环不息。肝气郁结，失其疏泄条达，则影响肺的宣降功能，导致肺气上逆而咳嗽；肝气郁结，气机升降失常，津液输布障碍则停聚为痰为饮，血行不畅则为瘀阻，痰瘀阻滞清道，肺失宣降而令咳。陈修园云："肺为脏腑之华盖，只受得脏腑之清气，受不得脏腑之病气，病气干之，亦呛而咳矣。"《张氏医通》指出："盖咳嗽为病，有自外而入者，有自内而发者。风寒暑湿外也，七情饥饱内也。风、寒、暑、湿，先自皮毛而入，皮毛者，肺之合，故虽外邪欲传脏，亦必先从其合而为嗽，此自外而入者也；七情饥饱内有所伤，则邪气上逆，肺为气出入之道，肺为气出入之道，故五脏之邪上蒸于肺而为咳，此自内而发者也。"肺最畏火，肝气过急，郁久化火，上冲灼犯肺金，或肝经湿热内壅，火热循经上逆于肺，肺失肃降而发咳喘，迫血妄行而发咳血等证。因此，晚期肺癌之证，与肝的功能失调密切相关，在病之初期，以实为主，主要表现为肝郁气滞、肝郁血瘀、肝郁痰凝、气滞血瘀等；在中晚期，以虚为主，或虚实夹杂，主要表现为肝血不足、肝肾阴虚、肝郁脾虚等，故临证从肝论治往往能获良效。

　　肝为藏血之脏，肝气郁滞，癌肿阻络，或血行不畅，可导致瘀血内阻而致枢机不和，使肺气出纳受阻，气逆而作咳喘。又乙癸同源，精血互生，肾虚久喘，血失精化，虚滞不畅，瘀阻血脉，也影响肺气肃降而致咳喘。《医宗必读》曰："肝脉若搏，因血在胁下，令人喘逆。"《血证论》亦云："故失血家，未有不喘息者。"《临证指南医案》认为："肝阳化风。旋扰不息，致呛无平期。"凡肝之阴血亏虚，可致血燥生风，阴虚风动而内风上冲于肺，摇钟而鸣。若本为虚风内伏于体，肺又感受外邪。非但金不能平木，反由外风引动内风上扰于肺，荡击肺金则鸣。《内经》云："乘秋则肺先受邪，乘春则肝先受之。"邪乘势而来，又先入肝，借天时之利。因同气相求，邪先入肝，后方入肺。度其病机，皆因癌邪阻络，气机违和，血流不畅，津液输布障碍，痰饮停滞，肺失宣降，诸证由是而起。为治之道，贵在求通。清散肝经风热，或疏肝理气解郁，或清肝泻火，或养阴柔肝，其目的在于恢复肝脏正常的疏泄条达之性。肝木条达升发，则肺气自能宣发肃降，气机调和，咳嗽可除。因此叶天士《临证指南医案·虚劳》云："人身左升属肝，右降属肺，当两和气血，使升降得宜。"医者若能悟其理，临证举一反三，可获捷效。

三、养阴柔肝为晚期肺癌的基本治法

肺癌晚期患者气、血、痰、毒胶结，致使肝气郁久，耗伤阴血，兼之肝之阴精不足，不能制约肝气，则上逆而致咳喘。临床多见干咳少痰，咳嗽声低，口干引饮，两颧潮红，咽喉作呛干燥，两胁胀痛，头晕耳鸣，舌质红，苔薄少津，脉细弦。此属肝血虚少、虚火犯肝之证，当以养阴柔肝为法。笔者常用一贯煎合沙参麦冬汤加减治疗，颇获佳效。

典型病例：患者，女，53 岁，退休职员。自 2001 年 4 月出现咳嗽、气急，两周后加剧。胸片见右上肺前段片结状影，密度较高，形态不规则，大小1.2cm×0.8cm，内侧缘较光滑清楚，外侧缘较模糊，考虑增殖结节灶。CT 示：右上肺前段 1.3cm×1.0cm 大小片结影，形态不规则，内侧缘光滑，见片状钙化，外侧缘毛糙，见短的毛刺影，考虑增殖结节灶，建议追踪复查。随后半年内 3 次 CT 复查无变化，1 年后 CT 复查发现结节影大小为 1.6cm×1.2cm，外侧缘较前次清楚，毛刺影略有增粗，考虑肺癌可能。手术行右上肺切除，病理证实为腺癌。3 个月后再次摄胸片示 T8 椎体骨质破坏，呈楔形压缩改变，椎旁右侧见 2.5cm×3cm 块影。胸部 CT 见纵隔淋巴结肿大，诊断为"右下肺癌并转移至 T8 和纵隔淋巴结"。仅予化疗。首次尚可，第 2 次化疗则因体力不支而中

断。于 2004 年 3 月邀余诊治。刻诊：形体消瘦，两颧潮红，午后低热，咳声持续不断，干咳无痰，或咳血，血色鲜红，口干舌燥，入暮汗出，大便干结，小便短少，两胁作胀隐痛，舌质红，苔薄少津，脉细弦带涩。患者素有肺癌宿疾，肺气本亏损不足，现肝气上逆犯于肺脏，变生诸证。治宜养阴柔肝、和降气机，以使上逆的肝气得柔而顺降，亏损之肺气得滋而复生。方用生地黄、熟地黄各 15g，百合 20g，沙参 12g，川贝母 9g，白芍 12g，枸杞子 15g，地骨皮 12g，当归 9g，麦冬 18g，桃仁 9g，牡丹皮 6g，南北沙参各 12g，乌梅 6g，生甘草 5g。水煎服，每日 1 剂。连续服药 7 剂后，自感精神明显改善，咳嗽发作频率明显减少，口干舌燥明显减轻，烦热颧红好转。大便仍干，仍有午后低热，舌红少津。考虑阴虚已久，且有瘀血，故前方加赤芍 30g，咳嗽完全消失，肝胁胀痛缓解，胃纳增加，大小便如常。加减用之，连续用药 5 个月，随访至今健康生存。

按：柳宝诒云："肝肺两经不足致咳，受病在肺，而病本在肝。调治之法，只宜清养肝阴为主，少佐肃肺胃之品，便已足矣。"正是其治。若证见咳喘不已，呛咳少痰，或喘鸣气逆，伴见胸胁胀满，脘闷纳减，苔薄白或薄黄，脉弦，此为肝气郁滞，肺失宣降之咳喘证，可加用香附、郁金、紫苏子、赤芍、白芍、牡丹皮、柴胡、黄芩、紫苏梗、清半夏、钩藤、枳壳、白前、杏仁等。另外，前胡可"止咳嗽，升降肝气"，白蒺藜可疗肝气咳逆伤肺，二药有肝肺同治之妙。可随证选用。若症见咳时痰少，色黄黏稠，干咳难出，或咳呛阵作，或见有咳血，头胀痛，目赤口苦，咽干，鼻衄，胁痛易怒，舌红，苔薄黄，脉细弦或弦效，此为嗔怒拂逆，肝经气火循经上扰之证。宜加用黛蛤散合钱乙泻白散、化肝煎、清金化痰汤、泻青各半汤。药可加用苦寒直折火势之品，如龙胆草、栀子、青黛、黄芩、蛤粉、连翘、牡丹皮、钩藤叶、川贝母、竹茹、枇杷叶等。若伴见胸窒或胸胁刺痛，甚则不能转侧，痛甚咳喘益剧，重者则咳血，多兼有外伤史，舌暗红，苔黄，脉弦涩，此为肝瘀肺阻之证。可加用旋覆花汤加桃仁、地龙、桂枝、射干、生牡蛎、露蜂房、泽兰、僵蚕、郁金等。现代研究结果表明，活血化瘀药物能解除支气管平滑肌痉挛，具有治疗咳喘的作用。如柴胡、桃仁、红花、丹参、当归、赤芍、牛膝、山茱萸、丝瓜络、枳实、地龙、艾叶、乌梅等，均可灵活选用。若症见咳喘阵作，喘促昏冒，或时发时止，或时轻时重，胸憋干咳无痰，惊惕，头晕耳聋，半身麻木，胁肋隐痛，舌红，少苔，脉弦细，此为阴虚之体，肝阳上亢，或外风引动内风而致之证。可合用羚羊钩藤汤，药用羚羊角、白芍、钩藤、百部、五味子、磁石、石决明、芡实、牛膝、鳖甲、生地黄、女贞子、麦冬、柴胡、防风等；也常配入虫类搜剔平肝镇摄之品，如地龙、蝉蜕、僵蚕、血竭、磁石、沉香粉等。

肺癌晚期病情变化复杂多端，临床上从肝论治，要做到辨病与辨证相结合、局部与整体相结合、标本缓急相结合，根据病情的变化，分别采用"异病同治"和"同病异治"的治疗方法。具体可从肝气、肝阴及肝风论治，处方用药既要从肝的生理病理特点出发，又要考虑不同肺癌晚期的特殊性。做到宏观与微观相结合，辨证使用扶正和攻邪的方法，灵活运用，才能取得良效。

第十一节 从脾胃论治肺癌放疗后副反应探析

肺癌是临床常见的恶性肿瘤之一，放疗是重要的治疗手段。放疗中所出现的副反应症候为全身疲乏，面色少华，心悸气短，食欲减退，恶心干呕，腹泻，白细胞下降及血小板减少等。中医学认为，放疗的副作用可视为一种热毒，易损伤气血，灼津耗液，伤脾损胃，致使气血生化乏源。辨证多归为脾胃气虚。笔者认为，肺癌的形成、病理机制变化及放疗毒副反应均与脾胃有密切关系，从脾胃论治，调整患者的全身状况，调动其内在的抗病能力，保持其内环境的稳定及机体内外相对平衡，即阴阳调和，对防治肺癌放疗毒副反应发生具有重要意义。

一、治病求本，益气健脾

《景岳全书》谓："凡脾胃不足，虚弱失调之人，多有积聚之病。"《医宗必读》亦云："积之成也，正气不足，而后邪气踞之。"故肺癌的形成与正气强弱密切相关，是本虚标实、因虚发病、虚实夹杂之病证。《内经》云："勇者气行则已，怯者则著而为病也。"人体正气强弱与脾胃关系密切。盖脾胃为后天之本，气血生化之源，脾气健运，则气血充盈，正气旺盛，营卫调达，百病不侵。其病机演变与正气，尤其与脾胃有关。肺癌形成是机体内部邪正斗争相互消长的过程，是机体正气亏损，然后外邪乘虚侵入，致气滞、血瘀、痰凝等一系列病理变化的结果。若脾胃运化日衰，影响精血化生，正气愈衰，肿瘤愈留著不消。而且肿瘤发展到了一定阶段也会导致脾气虚。

目前，放疗是治疗肺癌的重要手段，属于中医攻法之范畴。以放疗祛邪抗癌，以中医药扶正培本，符合中西医结合的思路，也符合"正气存内，邪不可干"之训。但放疗所存在的近期及远期毒副反应，临床至今仍较棘手，是直接影响疗效的关键。放疗后患者，多见虚证，尤其是脾胃虚为主。常用益气健脾法，通过补气益脾，促进脾胃运化，增进食欲，增强体质。如症见面色苍白，舌质红，舌体胖大，脉细弱无力。此乃脾虚气弱，治宜益气健脾，药用太子参、党参、怀山药、薏苡仁、白扁豆、黄芪、白术、黄精、茯苓、石斛、花粉等。西医学认为益气健脾药可提高网状内皮系统的吞噬功能，提高 NK 细胞的结合和杀伤性，防治放疗引起的白细胞及血小板减少，增强肾上腺皮质功能，改善脾虚肿瘤病人的小肠吸收功能，调节胃肠排空运动，增强机体的免疫功能，明显延长患者生存期及生存质量等。我们认为，益气健脾法能调节脏腑、阴阳、气血，使免疫功能逐渐恢复正常，增强机体的抗病能力，减少放疗对机体免疫功能的抑制，尤其是对减轻放疗的胃肠反应更为有利。既扶正又祛邪，既协同放疗抗癌，又防治其带来的毒副反应，使放化疗顺利完成，有利于肿瘤的治愈或完全缓解。总之，益气健脾法是目前治疗肺癌放疗副反应的重要方法。从结果来看，显示了缓解症状，减毒增效，延长生存期的良好疗效，可以提高病人的治愈率和生活质量，也可能将是中西医结合治疗肺癌的较好结合点。

西医学治疗肺癌的总原则是控制和消除癌灶，维护和恢复机体功能，达到康复目的，这与中医"扶正祛邪"的意义暗合。一般来说，健脾补肾、益气养阴可提高机体的免疫功能，疏肝理气、和胃降逆、健脾消导可减轻消化道反应，温阳益气、补血养阴可防止血象降低。

二、重视滋阴，圆机活法

肺癌患者放疗后的反应和后遗症现象较为普遍，如放射性肺炎、放射性口腔炎、咽炎、放射性食管炎等，放疗对肿瘤细胞及正常组织细胞均可产生生物效应，导致耗气伤阴，损伤脾胃运化功能，影响气血生化之源。常可见到头晕眼花、腰膝酸软、精神萎靡、食欲不振、失眠多梦等气血两虚、肝肾不足的证候，防治这些毒副反应，应当在健脾和胃的基础上，加用益气养阴、生津润燥、滋补肝肾等法，并根据不同部位和证候辨证施治。如患者放疗中期常有低热、多汗、食欲不振、腹胀、大便不畅等脾胃气阴两虚的症状，可用生黄芪、党参、白术、茯苓、甘草、麦冬、北沙参、石斛等，而不宜加入熟地黄、阿胶等滋腻之品，亦可用果汁、蔬菜汁、药汁等多汁的食物或药物滋润，以补阴助阳。如出现放射性食管炎"食不得下"时，果汁、蔬菜汁、药汁等既可以补充机体所需要的能量，又可以达到治疗目的，温润合用。临床上放疗初期会出现火热的症状，射线属热毒，"酒色过度则伤阴，阴伤则精血枯涸，气不行则噎膈病于上，精血枯涸则燥结病于下"。此为由实致虚，需用清热解毒之法治疗，现代药理证实抗肿瘤的活性物质也以清热解毒类药为多，整体表现有热者，可加白花蛇舌草、半枝莲、石上柏、石见穿等。但用药不可过分寒凉更伤脾胃，阴津益亏，阴虚生内热，致虚实错杂，疾病复杂，不宜收效，临证之时尚需配合养阴之品。

三、发挥优势，判断预后

肺癌的发病与吸烟、饮食、情绪、家族因素等有关，引起机体肺气郁积，肝胃不和，气郁血逆，脾运失常，湿痰凝聚，瘀热内蓄成毒，结于肺脏而成癌肿。从其整个发生、发展方面来探讨，存在着因虚（免疫功能低下）致实（肿瘤），因实更虚的恶性循环过程。我们认为，中医治疗肺癌的特色和优势主要集中在 3 个方面：首先是治疗方法多样化，辨证论治、随证选择治疗法则和方药是中医治疗肺癌的核心内容，加上气功、针灸等手段，对于肺癌复杂多变和个体治疗反应差异较大的临床特征是比较切合的。其次是中医历经三千多年，积累有丰富的临床经验。三是临床疗效确切，从中医整体宏观调节角度来说，能改善病人生存质量，减轻痛苦，提高缓解率，延长生存期，预防肿瘤的发生和延缓发展，对部分患者还有缩小瘤块、消灭癌细胞之效果。

临证可根据患者的舌象和脉象，对肺癌放疗的预后加以判断和分析，脉象转为弦劲、洪大，"大则病进"，常提示病情恶化。脉象趋于缓和、濡软，常提示病情好转。舌象变化方面，如舌质红绛、干燥，出现剥苔或舌光，常提示预后较差。舌质不红、舌润，常提示病情好转。此外，脉证不符，例如证实而脉虚，或证虚而脉实，也常提示病情不佳。对脉象和舌象的动态观察，可以在一定程度上弥补西医学检测手段之不足。

总之，肺癌综合治疗，合理采用中医西医各种治疗方法发挥各自的优点，可以减少副反应的发生，提高治疗效果。中医药从脾胃论治入手，整体调治，着重于扶正培本，可提高机体免疫功能（如促进白细胞、单核巨噬细胞数量增加，加强吞噬功能，促进淋巴母细胞的转化，增加抗体的生成等），调动机体的抗癌能力。此外，还有一定的促进造血和保护骨髓的功用，而扶养正气，保护正气在放疗副反应的预防和治疗上都是重要的环节。根据服药后的症状变化，对治疗方案及处方进行适当加减，以达到控制病情，扶正抗癌的目的。

第三章

血证存真

第一节　传染性单核细胞增多症辨治心得

传染性单核细胞增多症（infectious mononucleosis，IM）是由 EB 病毒引起的急性或亚急性全身免疫异常性疾病。临床可见发热，咽痛，颈部淋巴结肿大，脾肿大。实验室检查可发现血中淋巴细胞增多并有异型淋巴细胞，血清中可检出 EB 病毒抗体。本病属于中医学温病范畴，全年均可发病，发病率有逐年增高的趋势。西医对本病无特异疗法，且抗生素治疗无效。中医药治疗传染性单核细胞增多症有其独特的优势，笔者在辨证论治原则指导下进行了一些探索，取得了一定的疗效。

一、透邪外出为上，寒温相伍效佳

目前临床多采用清热解毒法治疗传染性单核细胞增多症。笔者认为，传染性单核细胞增多症证情多变，需要多种综合治疗措施方可奏效，实非一法所能通治。只清不出，无异于闭门留寇。不分析病邪的性质与病位，一见热象径予清热解毒，实践证明疗效欠佳。本病之病机在于外感毒邪与肺胃积热相互胶结，壅聚不散。透邪外出法能使病邪由深出浅，透达外出，给邪出路，驱邪外出以分消邪热之势，用之恰好合拍。

透邪法不拘于卫表证，有邪郁即可透邪。由于在本病的各个阶段都存在着邪郁之病机，所以在治疗的全过程中皆可用之。笔者认为，传染性单核细胞增多症热邪内郁，非透不达。且清且达，方可奏效。而单用透邪法也是行不通的，应该在综合辨证的基础上使用该法，加入具有透邪作用的药物。如对于本病之发热，笔者宗张锡纯《医学衷中参西录》之法，用生石膏配伍薄荷以清透热邪。其中透邪之薄荷须后下，入煎两分钟即可。又如对于本病引起的咽痛、咽峡炎，可以用杏仁配伍西青果以透咽中之热。

传染性单核细胞增多症属热毒为患，此时"热者寒之"固为最基本之原则，但切忌见热即清热，妄用苦寒，以致冰伏热毒，延误治疗，变生他证。而治疗固以清凉为主，但这是指整个方剂而言，至于组方选药则以寒温相伍为佳。若单纯用寒凉组方，既不利于宣散透达，又有碍气血运行。凉遏、凉滞均可导致结聚难消，甚则结聚益固。而用寒凉之品撤其热，少加微辛微温之品辛开温通，既为寒凉之使，又防过寒之弊，实乃轻灵取胜。仍以本病之咽峡炎为例，咽喉为上焦之冠盖，病位浅近，用辛通轻清之法恰中病机，可得桴鼓之效。余临床喜用缪希雍之竹叶柳蒡汤，方中用微辛微温之荆芥、葛根开腠理，疏皮毛，以助透热。薄荷散风热，蝉蜕泻肺热，麦冬、玄参、知母清烦热，生津液。如此配伍，发散不助热，清里而不敛邪，确是良方。若里热炽盛，可加石膏、粳米，是合白虎汤于内，加强清热生津之功。

二、气滞血瘀参见，凉血活血合用

本病之病机在于温热毒邪侵袭人体而导致的人体脏腑功能失调。一方面毒邪郁肺，肺气闭阻，导致气滞。气为血之帅，气滞则血行不畅，进一步发展则出现血液瘀滞。而气血的正常运行是心主血、脾统血、肝藏血、肺朝百脉共同作用的结果。气滞血瘀，阻于经络而成痰核、癥瘕、淋巴结肿大等；阻于肝、脾、肺，则发为肝脾肿大、肺炎、咽峡炎及发热。另一方面，邪毒为患，热搏营血，致血液黏稠，运行迟缓，血行不畅，终成瘀血内停。此时清热解毒固为当务之急，然活血化瘀亦为不可偏废之法，并贯穿于治疗的始终。

本病初起邪毒侵袭人体，热毒弥漫，不能外泄，热壅气滞，气滞血瘀，瘀热搏结，络脉受灼，发为高热、肺炎、咽喉肿痛。可用凉血化瘀、辛凉解毒法，方用银翘散加丹参、牡丹皮、生地黄、玄参、大黄、大青叶、升麻等。后期气营两燔，煎熬血液成瘀，瘀阻血脉，经络不畅而成痰核、癥瘕、淋巴结肿大等，可重用凉血解毒之法，用药如水牛角、赤芍、当归、大黄、桃仁、红花、生石膏、生地黄、知母、板蓝根、薄荷、女贞子等。

研究表明，EB病毒只感染B淋巴细胞，由于细胞毒性效应非常广泛，致使出现多个脏器的损伤。而活血化瘀药如桃仁、当归等能抑制机体细胞免疫，从而使 T 淋巴细胞的广泛毒性效应被抑制。同时，还能促进机体的非特异性免疫，通过影响免疫系统达到抗感染、抗炎之目的。

三、热毒耗伤阴液，辅以滋阴养液

《经》曰："营气者，泌其津液，注之于脉，化以为血。"传染性单核细胞增多症由于邪热灼盛，消耗津液，必然造成人体阴液的大量消耗与不足。同时，随着病变发展，脏腑组织受到损害，引起功能障碍，从而使脏腑化生、输布津液、营养血液的功能大为降低，反过来加剧了阴伤的程度。由此可见，阴伤与热毒、瘀血相互影响，是本病病理变化的重要环节之一。

传染性单核细胞增多症患者阴液耗伤之后，每可导致阳热更加亢盛，即所谓"水不制火"。而火热亢盛又必然进一步加重阴液耗伤，同时阴液的不足往往还是邪热难以解散的原因。由于阴液的耗伤，加上受邪热煎熬而浓缩，每可引起脉道枯涩、血行不畅，从而形成瘀血或瘀血倾向。

此外，阴液大伤，必然导致人体抗邪、透邪外出的能力大为降低。《温热逢源》指出："营阴虚，为燔灼所伤，阴血枯竭不能托邪外出也。"临床易于发生脏腑功能衰竭及真阴耗竭的危象。

滋养阴液可补充阴液的耗伤，同时有助于驱除病邪。柳宝诒有"养阴托邪"之法，对于肾精不足、阴液暗耗引起的邪毒为患、里热灼盛，强调养阴以透达病邪。现代研究也证实，不少养阴药物有抗菌、抗病毒及提高机体免疫力的作用，此亦为养阴有助驱邪提供了佐证。

余临证宗《温热论》"救阴不在血，而在津与汗"与王孟英之"救阴须用充液之药，以血非易生之物"之大义，多用甘寒之品滋阴养液。若邪热淹滞日久，也可伍以酸寒、咸寒之品。另外，对病在上焦者（咽痛、咽峡炎、颈部淋巴结肿大）等用甘寒补养津液之品，如沙参、麦冬、天花粉、生地黄、芦根等，对病在中下焦者（肝脾肿大）则在甘寒之中加入酸寒、咸寒之品，如龟甲、鳖甲、牡蛎、白芍、五味子、女贞子、阿胶等。

四、病案举例

柳某，男，7 岁。

2001 年 7 月 12 日就诊。3 天前出现发热（体温 38.9℃）身痛，头痛，咽喉肿痛，扁桃体水肿，颈部有 3 处黄豆样大小的淋巴结肿大。血常规示：白细胞计数 $24.3×10^9/L$，中性粒细胞计数 $0.61×10^9/L$，淋巴细胞计数 $0.38×10^9/L$，红细胞计数 $3.9×10^{12}/L$，血红蛋白 98g/L，血小板计数 $32×10^9/L$，EB 病毒抗体测定为阳性。诊为传染性单核细胞增多症。予先锋霉素、氟哌酸等药治疗两天无效。改用红霉素 1g，地塞米松注射液 5mg 加入 10％葡萄糖液静脉滴注，阿米卡星 0.2g 肌内注射，连用 3 天，体温反增（39.2℃）。转延中医治疗。症见：咽干而痛，头颈有 3 处黄豆大小结节，心烦少寐，纳呆便秘，头晕乏力，难以站立，舌质红，舌黄少津，脉象虚数。此乃邪毒入里化热，伤津耗液。处方：荆芥 9g，葛根 20g，薄荷 6g，蝉蜕 9g，麦冬 15g，玄参 12g，知母 9g，沙参 12g，天花粉 15g，生地黄 20g，芦根 20g，赤芍 9g，当归 9g，大黄 6g，桃仁 6g，红花 6g，甘草 6g。服药 2 剂，诸症渐消，体温下降，但咽喉红肿未退，加用生石膏 20g，又服 3 剂而愈。

按： 此乃毒邪入里，化热伤津致燥。采用解毒、活血、滋阴法，表里兼顾，清通并举，使毒祛热退，津回正复，病即痊愈。

第二节　多发性骨髓瘤蛋白尿临证辨治体会

多发性骨髓瘤是浆细胞异常增生的恶性肿瘤，肾功能的损害是本病的主要表现之一，患者骨髓内有异常浆细胞的增殖，引起血清出现单克隆免疫球蛋白，而蛋白尿是其主要症状，甚至可引发肾功能衰竭，导致死亡。国内报道 130 例多发性骨髓瘤患者中发生慢性肾功能衰竭者占 54.6%。由于患者多数年老体弱，又有体液免疫缺陷，因此化疗剂量及疗程受到极大限制，蛋白尿无法控制，治疗极为棘手，疗效不理想。用中医药治疗多发性骨髓瘤蛋白尿有其独有的优势，现整理于下。

一、初起正虚邪盛，治以祛风宣肺

多发性骨髓瘤初起之时多由正气素虚于内，骤感外邪而发病，正虚是发病的基础，外邪是发病的原因。风为百病之长，风邪上受，首先犯肺，肺气郁闭，水津失于布散，通调水道失司，下输膀胱受阻，临床常见尿液短少赤黄或清稀带有白色泡沫，镜检可见大量蛋白，同时有咽干、咳嗽有稀痰、恶寒发热等证。而风无定体，往往依附于其他病邪，所以经治之法在于祛风利水，以祛邪外出。见风热者，治以疏风清热、利水化湿，余常用银翘散加茯苓、猪苓、滑石、白茅根、苏叶等；湿热者治以祛风化湿，用甘露消毒饮加苏叶、薄荷等；风寒者为最多见，习用九味羌活汤加杏仁、香附、蔓荆子等，方中羌活、苍术、川芎、防风有祛风胜湿之功，笔者临床观察，服药后出汗、尿量增多，病人恶寒诸证消失，尿检蛋白减轻甚至转为阴性。而杏仁、桔梗、薄荷三味可宣肺气、助气化，气化则水化，故不论初起或久病、风寒或风热皆可用之。薄荷药性平和，临床可用至20g左右。

此时治疗应注意顾肺。一方面肺的宣发输布功能正常，正气足则有助于抵御外邪，甚至祛邪外出。另一方面，肺司有权，金水相生，间接地保护了肾的封藏功能，促使尿蛋白减少，机体功能恢复。余临证用参苏饮，一则扶正，进一步预防外感；一则宣肺祛邪，既病防变。

二、真原亏虚失摄，补肾益脾得效

蛋白是人体的精微物质，宜藏不宜泻，多发性骨髓瘤漏泻遗尿有多种因素，笔者认为其中最主要的原因在于正虚失摄，而肾脾亏虚是其根本病因。肾主封藏，虚不能摄，致使精微外泄，余在临床治以培补肾脾，调理五脏，滋阴补肾，益气健脾。治肾之时，本着阴中寓阳、阳中寓阴的原则，力求温阳护阴，调理阴阳，使无偏颇。常习用何首乌、肉苁蓉、巴戟天、枸杞子、桑椹子、菟丝子、仙茅、淫羊藿、紫河车等，其中紫河车为血肉有情之品，性味甘温，入肾经，益气养血，能峻补精血，与大剂量黄芪（30g以上）同用，有益气生血之功，能使精微生化有源；而肉苁蓉、巴戟天、菟丝子、仙茅、淫羊藿温而不燥；何首乌、桑椹子、枸杞子滋而不腻，用之得当，实有宏效；肾藏精、肝藏血，肝肾同源，故同时可用当归、赤芍等入肝经以养血活血，切忌大辛大热，如附子、肉桂等品。

脾为后天之本，气血生化之源。故益气健脾亦为不可偏废之法，余习用党参、太子参、白术、怀山药、山茱萸、黄芪、茯苓、龙眼肉、莲子，临床上常补肾、益脾二法同用，达到脾气健运、升清统摄、肾气得充、精关得固、气血充足的目的，从而先天生后天，后天助先天，精血自固。

另外，在多发性骨髓瘤的患者中，往往因气虚不能运血而出现瘀血的症状和体征。可见腰痛、舌暗红、有瘀斑等，致使尿中蛋白经久不消，缠绵难愈，用三七补血活血可得显效。

三、整体观念树立，扶正祛邪并重

治疗多发性骨髓瘤蛋白尿，必须树立整体观念，临证既要重视肾虚失固的主要矛盾，亦不能忽视肾外的其他影响因素，总之要注意辨明引起肾虚失固的各种原因，然后针对这些因素治疗，这样方能取得较好的疗效。其次临证还要注意把握好扶正祛邪的关系，治疗多发性骨髓瘤不能片面强调扶正而忽视祛邪。笔者体会，祛邪以清利湿热、祛风解毒为要，"久漏宜通"，或清而通之，或疏而通之，或补中寓通，或滋中寓清。余临证常用比较清平的清热解毒之品，如蒲公英、玉米须、石韦、忍冬藤、大青叶、土茯苓、竹叶、滑石等，不用大苦大寒，以免化燥伤阴，又慎用滋腻之品以免助邪。同时本证病程迁延，又易反复发作，故多有口腔黏膜、扁桃体、皮肤等处的感染，此为湿热毒邪为患，治疗时余常酌加金银花、连翘、车前草、黄芩、白花蛇舌草、板蓝根、蝉蜕等。若有瘀血见证即可加用赤芍、丹参、川芎、泽兰、益母草以活血通络。

本病若初起失治，日久必出现湿热邪毒壅滞三焦，肾失开合，膀胱气化失司，小肠泌别清浊功能紊乱，导致尿液黄赤浑浊，同时患者出现尿急、尿频、尿痛，胸腹痞满，大便溏泻，舌红、苔黄腻，脉濡等症，可急用八正散清热解毒、利湿化浊，并可加用重楼、半边莲、半枝莲、白花蛇舌草、白茅根、土茯苓等。其中车前子、萹蓄、瞿麦、半边莲、半枝莲、白花蛇舌草、白茅根等用量可达 30 ～ 60g。

四、病案举例

晁某，男，69 岁。

2000 年 6 月初诊。患者两月前，每日黄昏时出现不明原因低热，其余时间体温正常，故未引起注意。3 周前尿液短少清稀带有白色泡沫，指甲变白，全天都有低热，膝盖酸痛，始就诊。查血常规示：血红蛋白 70g/L，红细胞计数 $6.3×10^{12}$/L，白细胞计数 $21×10^9$/L，血小板计数 $50×10^9$/L，红细胞压积 35%，血清蛋白电泳发现一染色体密集、单峰突起的 M 蛋白，经检验为 IgA 型；尿检蛋白（++++），血清尿素氮、肌酐升高；骨髓象示：骨髓瘤细胞占有核细胞总数 12%，且胞体较大，外形不规则，染色质较疏松可见双核或多核，浆内可见空泡和嗜酸小体。诊为多发性骨髓瘤，因患者体质较弱，无法化疗，仅予以对症及支持治疗，故转而延请中医会诊。观其面红而虚浮，精神萎靡，周身乏力，膝盖酸楚，排尿后小腹疼痛，尿黄，纳谷不香，口干，舌淡、苔薄，脉沉。诊为脾肾两虚，湿邪为患。治以补肾益脾，利水祛湿。处方：何首乌 20g，肉苁蓉 12g，巴戟天 15g，枸杞子 20g，桑椹子 30g，菟丝子 9g，仙茅 9g，淫羊藿 9g，党参 20g，太子参 20g，白术 12g，怀山药 20g，山茱萸 12g，黄芪 30g，茯苓 12g，木通 9g，滑石 15g，车前子 12g，萹蓄 15g，瞿麦 20g，白花蛇舌草 20g，白茅根 30g，土茯苓 20g，紫河车 9g（研末用汤药吞服）。7 剂后，诸症均有减轻，尿蛋白（+）。效不更方，守法施治。上方加减连服上方 20 剂，诉无明显不适，尿蛋白为微量，舌淡、苔薄白，脉滑。以上方稍事化裁，再用 3 个月，病情稳定。随访 1 年，健康生存。

第三节 慢性淋巴细胞白血病辨治举隅

慢性淋巴细胞白血病（chronic lymphocytic leukemia，CLL），是一种低度恶

性以淋巴细胞肿瘤样增殖为主的疾病，主要表现为血液和骨髓中成熟形态的小淋巴细胞增多，可伴淋巴结、肝、脾肿大。CLL 在中国发生率较低，患者多为老年人，随着中国步入老龄化社会，其总数呈增长趋势，占慢性白血病的 10% 左右。

研究证实，由于大剂量化疗并不能减少 CLL 的复发并延长生存期，因此追求缓解率意义有限。目前对 CLL 早期并不主张应用化疗，而以动态观察为主。只有合并淋巴结增大或低热、乏力等全身症状，血液检查白细胞计数大于 $20 \times 10^9/L$，才采用瘤可然等药物治疗。该类药物亦可引起继发性白血病，因此化疗有一定风险，并直接影响患者的依从性。本病是西医治疗的难点之一，同时也是研究的热点之一。CLL 起病隐袭，进展缓慢，临床表现差异较大。部分患者可有疲倦、消瘦、多汗等全身症状或有淋巴结、肝、脾肿大。根据其临床表现，中医学多将其归于"虚劳""积证""痰瘤"或"痰毒"等范畴。探求中医药治疗 CLL 的方法有其重要的临床意义，近年笔者采用中医药辨证治疗取得了一定疗效，总结如下。

一、疏肝行气机，化痰散瘤积

研究结果表明，白血病之发生、发展、转归和患者性格特征、心理因素密切相关。患者在患病后，多有抑郁、悲观、焦虑等心理反应。这些负面情绪会削弱机体的免疫功能，影响疾病的转归。中医学认为，情志因素是致病主要因素之一，同时疾病也可以引起情志的波动。"因病致郁"，首先影响机体的气机，进而损及脏腑的生理功能及血液、津液的运行。肝是调畅气机的中枢，郁怒不畅，可使肝失条达，气失疏泄。"木郁达之"，治宜疏肝解郁，疏通气机，调畅情志。此外要鼓励患者树立战胜疾病的信心，保持良好心理状态。

早期 CLL 病人可有浅表淋巴结肿大或轻度肝脾肿大，一般无发热、出汗、消瘦等全身症状。此类病人多由正虚于内，气机郁结，津停为痰，日久郁而化火，致痰火或痰毒客于经络或结于胁下。唐容川云："瘀血留经络脏腑之间，则结为干血。"瘀血既成，结于胁下，是导致肝脾肿大的重要原因。然"津凝血败，皆化为痰"。血瘀发生的同时，必有痰浊形成。瘀血内阻，影响津液之正常输布，久则津液停聚变生痰浊。痰性黏滞，必影响气血运行。由痰生瘀或夹痰而病，痰瘀胶结，阻于血络，也是形成本病的重要机制之一。笔者经验：若能在辨证论治的基础上加入化痰散结药物，常可加速病情缓解，常用药物有清半夏、浙贝母、生牡蛎、夏枯草、山慈菇、海藻、白芥子、瓜蒌、生薏苡仁等。

病案举例：患者，男，62 岁，2002 年 9 月由于低热于外院就诊，血常规示：白细胞计数 16×10^9/L，淋巴细胞百分比 76%，经骨穿确诊为 CLL，给予抗感染治疗后发热消退，未用化疗药物。近 1 周患者触及颈部数个黄豆大小肿物，遂来本院。血常规示：白细胞计数 20.5×10^9/L，淋巴细胞百分比 78%，红细胞和血小板无异常。自述乏力困倦，无发热、消瘦。查体：颈部、颌下有数个肿大淋巴结，最大为 1.5cm×1.2cm，腋下和腹股沟未见肿大淋巴结，肝脾未触及肿大。舌质淡红，苔白腻，脉弦滑，治以疏肝解郁，化痰散结，以四逆散加减。处方：柴胡 12g，白芍 15g，赤芍 12g，丹参 15g，枳实 15g，延胡索 12g，胆南星 9g，山慈菇 12g，牡蛎 30g。服药 3 天后患者自觉颈部肿大淋巴结有胀感。1 月后复查，血常规：白细胞计数 16×10^9/L，淋巴细胞百分比 75%，颈部肿大淋巴结明显缩小，乏力减轻。继续用中药，并酌加党参、黄芪、麦门冬、玄参等益气养阴之品，两个月后查白细胞计数维持在 10×10^9/L 左右，淋巴结肿大消失。

二、补正扶根本，软坚散郁结

CLL 患者常见发热、出汗、消瘦等症，伴有浅表淋巴结肿大或肝脾肿大，此为本虚标实之证。本虚多为肝肾阴虚，荣血耗伤，而见消瘦，面色无华；阴虚生内热可见潮热、汗出。正虚邪恋，痰毒内盛，故见颈部肿块及肝脾肿大。

本病前期多为因虚致病，后期多见因病致虚，但正气虚弱、邪毒侵袭是其最根本的病因。CLL 发病以老年人多发，其生理特点为"五脏皆虚"，说明正气虚是其发生、发展的重要病机。扶正补虚为第一要务，即《丹溪心法》云："凡治病，必先固正气。"正确运用扶正补虚对本病病程和预后具有重要意义。同时扶正还可防止继发感染，有利于祛邪。CLL 患者由于正气虚弱，卫外不固，易患口腔炎、肺炎、肾盂肾炎等多种感染性疾病，且肺炎常是其致死的主要原因。

通过扶正补虚，提高机体免疫力，增强卫外功能，可减少继发感染，达到延长患者生存期的作用。

CLL患者由于正气虚弱，易为邪毒和六淫侵袭致使脏腑经络功能失调，产生瘀血痰积，并变生诸症。《冯氏锦囊秘录》所谓："养正而邪自除。"扶正补虚也有益于痰瘀毒邪的祛除，从而缓解症状。因此，无论早、中、晚期，均需注意扶正补虚。临床上只要无明显实热，尽管白细胞明显升高，辨证见气血两虚、脾肺气虚或肾气等虚证，都可采用归脾丸、补中益气汤、玉屏风散、金匮肾气丸等方加减服用。而确有实热证者，也可在扶正的同时酌加清热解毒、软坚散结之品，或交替运用，使祛邪而不伤正气。

三、病案举例

患者，女，65岁，2003年4月因低热、乏力、消瘦就诊，查体见颈部、腋下有数个肿大淋巴结，最大为1.6cm×1.3cm，质地坚韧，推之可移，腹股沟未见肿大淋巴结，肝脾未触及肿大。血常规：白细胞计数$18×10^9$/L，淋巴细胞百分比80%，血红蛋白、血小板正常，经骨穿确诊为CLL，单抗提示B细胞型。自述尚有乏力多汗，腰部酸软等症状。舌质红，苔薄白略腻，脉细数。治以滋阴益肾、软坚散结之法。处方：党参30g，麦门冬12g，五味子9g，生地黄15g，玄参12g，知母12g，柴胡12g，杜仲15g，牛膝12g，山茱萸12g，牡蛎30g，鳖甲20g。服药1周后，患者自觉乏力汗出减轻，颈部肿大淋巴结较前变软，血常规：白细胞计数$16×10^9$/L，淋巴细胞百分比80%，血红蛋白11.0g/L。继续用中药调理，并酌加莪术、牡丹皮、苦参、半枝莲等活血散结清热解毒之品。两个月后复查，白细胞计数维持在$10×10^9$/L左右，血红蛋白、血小板正常，未见乏力低热。

笔者在临床中体会到中药对于CLL的发热、乏力、多汗等全身症状和淋巴结肿大确有一定疗效，且对白细胞数有下调和稳定作用。虽然中药治疗CLL不如化疗快速、明显，但无明显不良反应，可长期服用。部分病人服用中药后，感冒和其他感染明显减少，表明中药有调节患者免疫作用，这是化疗药无法比拟的。因此，中药在早期治疗中有稳定病情的作用。临床采用中西医结合综合疗法，病情变化时及时采用化、放疗，以免延误病情。今后可进一步探求本病的中西医结合治疗模式，从而使中医药在 CLL 的综合治疗中发挥其应有的作用。

第四节 脑膜白血病病机及辨治体会

白血病为造血系统常见恶性肿瘤。同时白血病细胞可直接侵及脑膜、脑实质、脊髓和周围神经，其中软脑膜是白血病细胞最主要的滋生场所，也是白血病复发的病灶所在。临床表现多种多样，一般为脑膜刺激征、神经根损害症状及脑脊液细胞数升高。对脑膜白血病的治疗非常重要，但因一般化疗药物无法透过血脑屏障，鞘内化疗又有一定的危险性，故治疗极为棘手，疗效并不理想。而用中医药治疗脑膜白血病则有其独特的优势，也引起人们的注意。

一、内伤积损日久，肝肾气血失调

脑膜白血病是在白血病的基础上发生的脑部继发疾病，导致了一系列脑组织细胞的病理变化和神经功能的缺损，甚则发生脑疝死亡。其病虽速，其来也渐，脑膜白血病的急性发病是在长期的潜隐性退变基础上发生的。笔者认为，其病因可概括为精血亏虚、饮食不节、情志所伤三个方面。如先天禀赋不足，后天失于调养而致肝肾亏虚；或长期患病，久病及肾，损耗肾元；或者用脑过度、入房太甚，损伤原精。以上原因皆可导致精血暗耗，不能荣养脉络。另一方面可使脑络脆弱，若外邪侵犯，即易于感邪，病邪窜脑，则出现脑部病变的症状。景岳先生指出："本皆内伤积损颓败而然。"因此本病的发病又以不识摄身及白血病久病之人发病尤多，以上皆提示我们精血亏耗是发生本病的重要病理基础。又如患者素来嗜好酒浆，贪食膏粱厚味，《医学入门》云："热痰因厚味而积热。"致化热生痰。另外，饥饱失宜或形盛气弱，中气亏虚，脾失健运，湿聚生痰，汇于脉络，痰郁化热，阻塞清窍，热灼血液，均可致血行瘀滞，痰瘀胶结，痰热相搏，日积月累，脑络渐伤。再如白血病患者患病之后长期紧张，情绪焦虑，不能自拔，致肝失疏泄，导致心肝郁火，气血失调。而情志不畅，肝气久郁，气有余便是火；另外五志过极皆能化火，暗灼阴血，煎熬津液，造成血分郁热，津伤液耗，最终络热血瘀，脑络暗损而发病。

临床上内伤积损、气血失调只是具备了脑膜白血病的内在基础，发病与否，则多为某些具体因素（如劳逸过度、气候剧变、情志失宜、过饮酒浆）的引发，致使毒邪骤然入侵。诱因虽与病因有相似的一面，但诱因之情志、劳逸、餐饮等造成的气血失调往往变化剧烈，其来迅速。而病因中相应因素造成的气血失调往往是作用长而持久，变动的程度较小而缓，其来也渐，所以内伤积损、气血失调是脑膜白血病发病的内在基础，而具体诱因则是发病的条件。

二、骤起邪毒入脑，瘀毒胶结为患

脑膜白血病发病急骤，病位在脑窍。但从整体观念辨证分析，涉及心、肝、肾、脾等多个脏腑功能的失调，见证多端，而其病理重点在于气血失调，邪毒乘虚入窍。病理的中心环节则在邪毒入脑之后，瘀热阻窍为患，此亦本病主要证型。若毒邪尚不甚著，正气稍强，则瘀热阻窍的病理较轻，临床上仅见面色轻度潮红，肢体麻木无力，舌质偏红，脉来弦劲。而正气虚弱、毒邪势强的患者临床则可出现较为典型的瘀热阻窍的证候，如神昏，躁扰不宁，舌强语謇，腹胀硬满，大便闭结，或见身热，面色红赤甚至暗红，舌质红绛，舌苔黄，脉弦滑或洪大等。若毒邪极盛，气血瘀结，则上症更烈，可出现一系列变证，甚或导致死亡。

体内之痰与邪毒胶结，搏结不解，则热更灼，痰更盛。气机壅塞，进而成痰、化火、生风，三者互为因果，临床表现为痰郁化火、风动痰升、风助火势、火助风生、痰火相煎等病理演变，最终导致痰瘀闭窍。阻塞气道，肺失肃降，则见痰多喘息，声音沙哑。毒瘀胶结于阳明，轻则积滞内停，大便秘结，重则神识不清；胶结于肝肾，必耗伤阴津，进一步损及五脏。肝肾亏竭，则头晕目眩，甚至昏迷。若侵及生命中枢，发于脑膜，则病势必然急迫；若脑络破损，常可见阴阳迅速离决，导致生命危险，此又为本病极为凶险的一种变证。

三、脑络瘀毒搏结，凉血益髓并举

内伤积损、脑络暗伤、肝肾虚损、络热血瘀是本病发病之本源。而感受外邪、饮食不节、五志过极、劳逸失当是其发病条件。病发之后，脑络破损，毒瘀阻窍，胶结不解，变生风火，炼化痰核，致使证候繁杂，变化多端。但其根本病机在于瘀毒胶结。

笔者认为，当此脑络破损，气机失降，脑中瘀毒搏结不解，精明失用，变生诸症之时，凉血解毒、填精益髓是其治疗大法。故常用清营汤合虎潜丸治之。同时嘱病家以紫河车粉加入猪脊髓、牛脊髓蒸熟后，再捣烂和入米粉中，白糖调服，以使血肉有情之品，同气相求，大补元阴元阳，益脑填髓。清营汤中以水牛角清热凉血解毒，寒而不遏，且能散瘀；生地黄凉血滋阴；麦冬清热养阴生津；而玄参则长于滋阴降火解毒；更加金银花、连翘清热解毒，清宣透邪；竹叶用心，专清心热，黄连苦寒，清心泻火，丹参清心，凉血活血，三药合用可防热与血结。综观全方，共奏清心解毒、泄热养阴之效，是为治其标。而虎潜丸中重用黄柏配知母以泻火清热；又加熟地黄、龟甲、白芍滋阴养血，以补肝肾之阴；锁阳温阳益精，养筋润燥；加陈皮、干姜温中健脾，理中和胃，又可防止上药苦寒败胃。诸药配伍，使气血通畅，阴阳相济，是为治本。两方合用，标本共治，可收显效。若热甚者宜去锁阳、干姜，加枸杞子、天冬；兼见面色萎黄不华，舌淡红，脉细弱者，酌加黄芪、党参、当归、鸡血藤以补养气血；若后期阴损及阳，症见怕冷、小便清长、舌淡、脉沉细无力者，不可用凉药以伐生气，则应去黄柏、知母，酌加鹿角片、附子、肉桂、补骨脂、巴戟天等补肾助阳。

四、病案举例

梁某，男，21岁。

因头痛1月、加重两天，并伴呕吐，于2000年3月就诊。血常规检查：血红蛋白110g/L，红细胞计数 $8.3×10^{12}$/L，白细胞计数 $181×10^9$/L，血小板计数 $150×10^9$/L，红细胞压积65%；头颅CT未见异常；骨穿示：急性淋巴细胞白血病；腰穿脑脊液检查发现脑脊液颜色为淡黄色，微浑，压力：3.1kPa，白细

胞计数 $100×10^9/L$，蛋白 1.0g/L；细胞学检查可见大量幼稚细胞。确诊为脑膜白血病。为求进一步诊疗而延请中医诊治。症见头痛、呕吐、发冷，发热，时有汗出，口渴纳呆，心胸烦闷，小便短少，大便燥结，已 5 日未解。查：面色浮红，颈强阳性，四肢肌力 V 级别，感觉障碍，腱反射降低。舌红苔黄厚而干，脉弦数有力。此属邪毒入脑，瘀毒胶结，伤及脑络。治宜凉血解毒，填精益髓。处方：水牛角 30g，生地黄 15g，麦冬 12g，玄参 15g，金银花 12g，连翘 9g，竹叶 9g，黄连 6g，丹参 15g，黄柏 12g，知母 6g，熟地黄 20g，龟甲 20g，白芍 12g，陈皮 9g，枸杞子 20g，天冬 15g，甘草 9g。同时嘱用紫河车粉 30g 加入猪脊髓 50g、牛脊髓 50g 中，蒸熟后捣烂和入米粉，白糖调服。10 剂后患者诸症皆有减轻，但略有气虚之象，故前方去黄柏、知母，加黄芪 30g，黄精 15g，党参 20g，当归 12g。20 剂后，患者头痛、呕吐、发冷、发热等症消失。继以虎潜丸加金匮肾气丸善后，随访 1 年，患者仍健生存。

第五节　慢性再生障碍性贫血证治浅探

　　慢性再生障碍性贫血（简称慢性再障）系多种原因引起的造血障碍，导致红骨髓总容量减少，代以脂肪髓造血衰竭，以全血细胞减少为主要表现的一组综合征。用中医药治疗本病是目前临床研究的热点之一，并取得了不少进展。但不可否认的是也存在着一些问题，影响了疗效的进一步提高。故不揣浅陋，兹述管见。

一、补气行气必须并重

　　临床在治疗慢性再障中，往往重视补气，而忽视了行气，实践证明疗效欠佳。笔者体会，二者必须并重，方符病机。

　　脾胃为后天之本，气血生化之源。慢性再障患者血虚的根源之一在于脾胃化源缺乏。临床多见面色无华、纳呆、疲倦乏力、少气懒言、舌淡、脉细等脾胃气虚之象。《经》曰："治病必求于本。"故补气是治疗本病的根本法则之一，此无疑义。另一方面，脾胃位居中焦，连通上下，脾升胃降，为气机升降之枢纽。脾胃之气升降失常、出入无序，则变生百病。慢性再障患者之所以发病与脾胃气机失调有极大的关系。此时病机一为脾胃气虚，致使中阳不足、化血无源，而气虚无力推动血行，致瘀血内阻，久而成积，进一步阻止血液运化。一为脾胃气滞，此乃气虚运化无力，滞于中焦而成。另外，饮食不节，或外邪犯胃，或情志不调，皆能导致脾胃之气凝滞不通。临床证实，气虚日久必致气滞。气滞成积，久必气虚，致气虚气滞形成恶性循环。临床可见胃脘胀满不适、嗳气等症。后期则气滞、瘀血、痰湿、邪毒互结，妨碍气血生成。此时气虚、气滞互为因果，共存一体。若一味补气，则壅者更滞，直接窒碍了脾胃的生化之功，致犯实实之戒。故治疗慢性再障必须补气行气并用，方能中的。笔者临床常以参苓白术散加减补益脾胃之气，重用方中山药、莲子、白扁豆、党参、白术、五味子，用量常达 30g 以上。并以绿萼梅、玫瑰花、佛手、川楝子、白豆蔻行脾胃瘀滞之气，二者相辅相成，使补而不滞，行不伤正，行补兼施，相得益彰。笔者认为，益气行气同用不仅可以改善气虚气滞的症状，提高生活质量，还可使患者机体免疫功能得到增强，有减缓慢性再障发展、防止复发之效。

二、阴阳互根同求共育

中医药治疗慢性再障较普遍的治法是将其分为阴虚型或阳虚型，然后分而补之。在临床治疗中笔者体会到，慢性再障患者必然阴阳不调，单纯补阴或补阳皆不能中的。我们在治疗慢性再障的过程中始终贯彻阴阳互根互用的思想，提高了临床治疗效果。张景岳曰："善补阳者，必于阴中求阳，则阳得阴助而生化无穷；善补阴者，必于阳中求阴，则阴得阳升而源泉不竭。"将补肾壮阳药与滋肾育阴药同用，根据患者的临床表现适当调整二者比例。补其阳虚常用肉苁蓉、淫羊藿，不取肉桂、附子。因前二者均为温和平补之剂，与后者的刚燥温热不同。其性温而不燥，其功补而不峻，助阳但不伤阴，不仅补益肝肾还可调摄冲任，故无论阳虚或阴偏亏而火不旺者皆可用之。予大剂量滋阴之黄精、玉竹配伍，可平衡阴阳，提高机体应变能力，临床所见似有类激素之效。使用时剂量不必过大。一般淫羊藿 10g、肉苁蓉 15g 即有显效。而无论阴虚或阳虚患者皆可用杜仲、怀牛膝、黄精、山药平补阴阳。另外，根据"精血皆有形，以草木无情之物为补益，声气必不相应"之说，选用紫河车、鳖甲、龟甲、阿胶等有形精血之类，填精补髓，培育体内精血，缓图徐功。如此配伍常收意外之效。

三、攻补兼施不可偏废

临床所见慢性再障患者并没有绝对的虚或实。无非是在不同阶段有所侧重而已，更常常虚中有实、实中有虚，并可见表里同病、寒热相夹。虽然有时表现以虚证为主，但在治疗中亦不可单用补法。笔者体会：一方面单用补法虽然短期内有时可以取得一定疗效，但妄用、过用则可能引起补阳热更灼、滋阴血无源的状况发生，从而造成病情恶化；另一方面，随着病程的迁延，患者正气虚弱，因虚为邪，循经流注，损伤五脏六腑，常使水液运化输布失常。湿邪内生，聚液成痰，更可碍气障血。此时因虚而致一系列病理产物上升为矛盾的主要方面，此时若一味补益，必有实实之祸。笔者临床依据"急则治其标，缓则治其本"大法，病势急者力专逐瘀、利水、豁痰以使邪祛而正安。例如对于久治不愈、面色黧黑有瘀血表现者，急用川芎、红花、桃仁等活血化瘀药。缓者则用补虚活血、补虚温化痰饮之法，以达正复则驱邪外出之效。

慢性再障患者正气虚损，无力抗邪，邪毒恣盛，更易侵脏入腑，致内外同病，虚实错杂。此时单纯扶正易于留邪，一味发汗解表恐大汗损伤正气。患者体虚，邪易内陷，失治则热毒难解，常见高热难退，此时亟应攻补同用，扶正祛邪并施。另一方面体虚血弱，感受外邪，必先伤阴分，邪易从热化，故扶正宜用清补，忌用温燥（鹿角、桂枝、附子之类）。临床常用银柴胡、地骨皮清透虚热，野菊花、紫花地丁清热解毒，青蒿、黄柏驱邪于表里之间，同时斟加麦冬、生地黄、玄参益气养阴，从而达到补正不助邪、驱邪不伤正的目的。可见必须在辨证论治原则的指导下，分清真假虚实，当攻则攻，当补则补，虚实错杂者则攻补兼施，以达标本兼顾之目的。

四、病无常循辨证用药

临床在治疗慢性再障时，习用专方专药。这既有违于辨证论治的原则，对疗效的提高也是不利的。笔者认为，慢性再障作为一种临床综合性疾病，病因病机极为复杂，有很多因素影响其进行性变化及预后。必须在辨证论治的原则指导下进行综合考虑，根据具体病证方从法出，药随证转。不能局限于对某一味药或某一方剂进行单独的疗效观察。临床实践表明，无论是以固定方为主加减治疗或单用一味中药，虽然在短时间内或一定范围改善部分临床症状或实验室指标方面有其一定的有效性，但是鉴于慢性再障是一种复杂险恶的难治性疾病，就目前的治疗现状来看，仅靠任何单药或单方似乎都难以取得治疗上的重大突破。

丹溪先生在《格致余论》中指出："然病者一身血气有深浅，体段有上下，脏腑有内外，时月有久近，形志有苦乐，资禀有厚薄，能毒有可否，标本有先后，年有老弱，治有五方，令有四时。某药治某病，某经用某药，孰为正治反治，孰为君臣佐使，合是数者，计较分毫，议方治疗，贵乎适中。"笔者认为，完全使用固定的专方专药，未免有失机械，应首先抓住主症，再根据临床症状辨清不同阶段的主要病因病机施方用药。如何正确应用辨证论治原则进行处方用药，将对疗效起决定性的作用。

总之，慢性再障病因病机极为复杂，同一患者往往既有气虚又有气滞，既有阴虚又有阳虚，更常常虚中有实、实中有虚。临证必须在辨证论治的原则指导下，机圆法活，知常达变，方能取效。治疗时勿忘气虚致滞，阴阳互根，时时顾护脾胃气机。当补则补，当攻则攻。并根据患者主要病机特点，灵活施药。

第六节　慢性再生障碍性贫血发热治验举隅

　　慢性再生障碍性贫血临床主要表现为贫血、出血、发热三大主症，其中发热较难控制。笔者运用辨证论治方法取得了一定的疗效。兹录验案如下。

一、血虚发热案

　　马某，女，43岁，工人。

　　3个月前反复牙龈及四肢皮下出血。外周血检查：血红蛋白40g/L，白细胞计数 $2.4×10^9/L$，血小板计数 $21×10^9/L$，网织红细胞0.3%，骨髓穿刺确诊为慢性再障。服用康力龙、利血生、泼尼松等药物1月后血象有所恢复。但日晡潮热未解。刻下，整日体温在38℃以上，自觉手足心热，绵绵不绝，心胸烦闷，入夜尤甚，口淡乏味，脘腹作胀，小便频数，大便溏薄，面色少华，苔薄白腻，脉细数。证属脾胃受损，中焦气虚，以致精气失敷，元阳不足而内生虚热。治以补中益气汤加减。药用：黄芪20g，白术、党参、龙眼肉、阿胶珠各12g，升麻、当归、银柴胡、青蒿、白芍、陈皮各6g，茯苓9g，炙甘草3g，莲子肉15g，大枣3枚。

　　7剂后发热减轻，胸闷腹胀亦瘥，纳谷渐增，大便成形。此乃脾气渐复，清阳略振。效不更方，前方去银柴胡、青蒿，黄芪加至30g。再服5剂，烦热除，诸恙皆愈。

　　按：脾为后天之本，气血生化之源。现脾胃虚弱，中焦受损，致精气失敷，荣血失养，因气血虚而内生虚热。故治宜养而不宜伤。补中益气汤为东垣甘温除热之法的代表方剂。功取"劳者温之，损者益之"，甘温扶正，以驱除虚热。柯韵伯评曰："凡脾胃一虚，肺气先绝，故用黄芪护皮毛而闭腠理，不令自汗；元气不足，懒言气喘，人参以补之；炙甘草之甘，以泻心火而除烦，补脾胃以生气。此三味乃除烦热之圣药也。佐白术以健脾，当归以和血。气乱于胸，清浊相干。用陈皮以理之，且以散诸甘药之滞。胃中清气下沉，用升麻、柴胡气之清而味之薄者，引胃气以上腾，复其本位，便能升浮，以行生长之令矣。"本例因血虚而生内热，故以补中益气汤加减益气生血，清热退蒸而取效。临床也可随症选用参苓白术散、生脉散、小建中汤等方剂。

二、阴虚发热案

赵某，男，37岁，干部。

近半年来，出现不明原因牙龈反复出血，伴头晕、心悸、乏力，皮肤瘀斑。自服利血生、维生素B等无效。查全血细胞均减少，网织红细胞0.2%。骨髓穿刺诊断为慢性再障。以中药温壮肾阳之品治疗月余，血象恢复近正常水平。3周前右胁胀痛，天阴则甚。偶有心烦，下午动辄阵热，头痛，腰酸，小便短赤，口渴，苔薄白，脉弦数。证属肾虚肝旺、气机失畅，发为阴虚内热。治以滋养肝肾、佐以理气。药用：麦冬、北沙参、鳖甲、生麦芽、全瓜蒌各15g，玄参、生地黄、龟甲各12g，丹参9g，香附、当归、炙甘草各6g。7剂后，诸症改善，仍口渴。于方中加枸杞子、菊花滋阴养肝以收全功，再服20余剂而瘥。

按： 慢性再障患者化源失乏，致血液亏耗，久则伤及阴液，发为阴虚内热。朱丹溪认为，阴虚内热的病机在于阴不敛阳，故在《格致余论》中指出："阴虚则发热，夫阳在外为阴之卫，阴在内为阳之守，精神外驰，嗜欲无节，阴液耗散。阳无所附，遂致浮散于肌表之间而发热也。"治以育阴为主。佐以清虚热之品，既能补阴以配阳，又能削阳以就阴。正如《景岳全书》所云："凡治此者，但当培其不足，不可伐其有余。夫既缘虚损，而再去其余，则两败俱伤矣。"选方：肾阴虚者宜左归饮、大补元煎；肝阴虚者宜滋水清肝饮、一贯煎；肝肾阴亏并见者，可于上方加减用之。

三、虚实夹杂发热案

南某，男，22岁，油漆工。

1年前出现头昏、乏力、纳呆等症，5个月前反复腹泻，伴低热，自服抗生素无效。近日来头昏、乏力加重，伴畏寒、自汗、口干多饮、小便短赤等。血常规：血红蛋白 54g/L，白细胞计数 $1.5×10^9$/L，血小板计数 $50×10^9$/L。骨髓穿刺确诊为慢性再障而入院。入院后次日上午即发高热，体温 39.5℃，以红霉素静脉滴注两日，热仍未退。诊见：面微赤，恶风，微汗出。自觉头痛，足凉，浑身酸楚，咽红不痛，口干不欲饮。大便已 3 日未解，尿少短赤。舌胖质淡、苔薄黄，脉细数。时值暑月，气血两虚，腠理空疏，复感风邪，失于宣解。以致外邪入里化热，内结阳明。治以益气解表、清热通腑。处方：生晒参、石斛、前胡各 12g，黄芪、石膏各 20g，白术、淡竹叶各 15g，荆芥、杏仁、桔梗、枳壳各 9g，薄荷、生甘草各 6g。嘱每 8 小时服药 1 次。同时加服银黄口服液 1 次 15mL，3 次 / 日。

两剂后，患者遍体微汗，体温逐渐降至正常。再续两剂，二便通利，头身痛解，足转温和，并思饮食，口仍渴，脉转细缓。原方去荆芥、杏仁、前胡、枳壳，加女贞子、墨旱莲、玄参、生地黄滋阴养液，以收全功。

按：慢性再障患者气血亏虚，腠理疏松，复感风寒，邪气乘虚而入，而成虚实夹杂之外感高热。因失于宣解，邪不得出，而致高热持续不退。汗出恶风，头痛面赤。大便不通，舌苔黄薄。系表邪内传阳明之兆。汗出而热不解，乃正虚热盛之故。血虚阳亦虚，则舌质胖淡，脉细数无力，足凉。故治以益气解表清里。常用参、芪、术补中益气，复其正虚，使正气足而鼓邪外出。生晒参，微温不燥，性禀中和，临床凡气虚感冒，不论低热、高热，皆可应用。解表可用荆防败毒散加减用之。方中荆芥、薄荷辛平发汗以解太阳之表，两药配合。辛平而不燥，发散而不烈。用之无过汗伤津之弊；枳壳鼓舞胃气、输布胃津，助荆芥薄荷发汗，用之甚宜；杏仁、桔梗宣肺清热，润肠通便；前胡清热养阴；淡竹叶、石斛、石膏清热生津利尿。若出现高热神昏，速用紫雪丹清泄腑实，以导热下行。总之，治疗本病应注重辅助正气。鼓邪外出，疏散在表之邪，使之外达；清泄在里之热，使之内撤。而辨清虚实真假，则是取得良效的关键。

第七节　慢性再生障碍性贫血出血之治则治法

慢性再生障碍性贫血（以下简称慢性再障）出血危及患者生命，治疗较为棘手。笔者认为，中医对于慢性再障出血的治疗应在辨证论治原则指导下进行。首先辨明其在发展过程中是属于血虚或血瘀或血热或血逆引起的出血，然后分别采用相应方药治疗。笔者临床经治有年，取得了一定的疗效，兹仅据心得，归纳如下。

一、益气养血法

慢性再障患者多素体虚弱，气血不足，或久病气血耗伤，或劳倦过度损伤真气。《经》曰："劳则气耗。"而气具有固摄之功，气虚则不能统摄血液，血不循经，妄行于脉外而见出血。《千金方》指出："亦有气虚夹寒，阴阳不相为守，营气虚散，血亦错行，所谓阳虚者阴必走耳。"《景岳全书》亦云："忧思过度，损伤心脾，以至吐血衄血者，其病多非火证，或常见气短气怯，形色憔悴，或胸怀郁然，饮食无味，或腹虽觉饥而不欲食，或神魂惊困而卧不安，是皆中气亏损，不能收摄所致。"故当用益气养血法以治出血之源。

益气养血法在慢性再障出血的治疗中，主要适用于以下两种情况：一种是慢性再障经久不愈，气血渐亏，甚至耗竭，气不摄血而出血。患者因失血机体组织失于濡养而萎缩，症见形瘦，面色无华，语声低微，出血量少色淡，断续难止等。治当益气养血、扶正固本。另一种情况是，长期应用活血化瘀之品，久用之后耗伤气血，致气虚不能摄血而出血，"治病必求于本"，故必用益气养血法方能取效。

补气当重用党参、白术、黄芪，冀气复而固摄有力，使血不外溢。《经》曰："血之于气，异名同类耳。"故补气的同时又可生血、行血，可谓一举两得。

养血可选用三七、鸡血藤、当归、白芍等，用之既可养血又可行血，养血而不生新瘀。余在临床常用景岳之举元煎加减治之，往往应手而效。

二、活血化瘀法

慢性再障患者气血亏损，无力运行，导致脉络瘀滞，血出常道，而溢于脉外，从而引起出血。其病机特点在于气虚不运，血液不足，进而血生不畅。《血证论》指出："凡有所瘀，莫不壅塞气道，阻止气机……且经隧之中，既有瘀血踞住，则新血不能安行无恙，终必妄走而吐衄矣，故以去瘀为治血要。"

活血化瘀法于临床应用颇广，对于无论病情久暂之出血，活血乃为常法。意在瘀血去而新血生，络脉通畅，则出血自止。不仅是慢性再障出血，即便急性再障的出血亦可应用此法。近年来的药理研究结果及临床实践表明，活血化瘀法对于改善骨髓造血微环境有良好的疗效。笔者临床喜用复元活血汤加减治之，本方配伍精当，机圆法活，张秉成指出："故此方以柴胡之专入肝胆者，宣其气道，行其郁结。而以酒浸大黄，使其性不致直下，随柴胡之出表入里以成搜剔之功。当归能行血中之气，使血各归其经。甲片可逐络中之瘀，使血各从其散。血瘀之处，必有伏阳，故以花粉清之。痛盛之时，气脉必急，故以甘草缓之。桃仁之破瘀，红花之活血。去者去，生者生，痛自舒而元自复矣。"该方虽原为瘀血停滞于胁下而设，但与慢性再障因瘀出血病机相符，用之正为合拍。同时亦可酌情选用三棱、莪术、川芎、延胡索、丹参、蜈蚣、全蝎、地龙、川牛膝等药，使瘀血去而出血自止。

三、凉血散血法

慢性再障初期常因阴血亏虚，而致肝无所藏，阴虚火旺，灼伤脉络，甚则气血逆乱，迫血妄行而引起出血。《景岳全书》曰："精道之血，必自精宫血海而出，多因房劳，以至阴虚火动而然。"《临证指南医案》亦云："肾精肝血不主内守，阳翔为血溢。"临床可见头面、上肢及胸腹或下肢等处有大小不等的出血点，颜色多鲜红。同时有身热烦躁、头目眩晕如乘舟车、入夜难寐等症，重者面红目赤，大便秘结，舌红苔黄。治以凉血散血，选用大剂生地黄、水牛角、生石膏、黄芩、生大黄等清热凉血之品，并可适当配伍平肝息风、引血下行的药物。临证所见，血热妄行者若有眼球结膜出血，多为颅内或内脏出血之先兆，此时宜辨病与辨证相结合，选用大黄炭、蒲黄炭、地榆炭、生地炭、三七炭等凉血活血止血。尤其是大黄或大黄炭，无论有无便秘，均可应用。临证用之得当，往往效若桴鼓。

同时，还需配伍补阴益气之品以治其本，可选用麦冬、玄参、生地黄、知母、天花粉、沙参、西洋参、芦根、石斛、白芍等，尤以前三味最为常用。前贤吴鞠通以此三味组成增液汤，并在清营汤中加入这三味药，可师其法。此时养阴药物性味应多用甘寒，以滋养津液为主。若邪热在血脉停滞日久，则也可伍以咸寒、酸寒之品。正如叶天士指出："先清营热，勿得滋腻为稳。"出血具体病位有别，临证选用养阴药也有所不同：出血在上部者，多用甘寒补养津液之品，如生地黄、玉竹、天花粉、麦冬、石斛、沙参、芦根等；如出血偏于下部者，则每在甘寒之品中加入咸寒、酸寒之品，如阿胶、白芍、鳖甲、龟甲、牡蛎等。使用得当，可收标本兼治之效。

四、引血下行法

慢性再障患者若血小板持续低于 20×10^9/L，则易引发颅内出血。初见头晕头痛、耳鸣目眩，或突发舌强语謇、口眼歪斜、四肢痿废不用，舌红脉弦等。分析脉症，大多因为肝肾阴虚，水不涵木，致肝阳暴升，《经》曰："血之与气，并走于上，则为大厥。"也有患者血虚之余，情志异常，大怒伤肝，血随肝气上逆，"使人薄厥"。此时只有滋阴平肝潜阳、引上逆之血下行，方与病机合拍。可用张锡纯之镇肝息风汤。对于本方配伍，《医学衷中参西录》指出："方中重用牛膝以引血下行，此为治标之主药，而复深究病之本源，用龙骨、牡蛎、龟甲、芍药以镇肝息风；赭石以降胃降冲；玄参、天冬以清肺气，肺中清肃之气下行，自能镇制肝木；茵陈为青蒿之嫩者，得初春少阴生发之气，与肝木同气相求，泻肝热兼疏肝热，实能将顺肝木之性；麦芽为谷之萌芽，生用之亦善将顺肝木之性，使不抑郁；川楝子善引肝气下达，又能折其反动之力。方中加此三味，而后用此方者，自无他虞也。"必须指出的是，"牛膝善引上部之血下行，为治疗脑充血证无上之妙品。尤以怀牛膝为最佳"。笔者于重证，用量常达90g

以上。方中诸药合用，降气镇逆，平肝潜阳，可使上逆之气血下行，诸证自可渐消。

慢性再障出血乃一极为复杂的病理过程，临证不可拘泥于一法。如血小板过低引起的颅内出血，既可出血，又使瘀血留滞，瘀血不去，新血不能上荣头脑，常起变证。因而运用治疗出血诸法时，必须审查病因，知常达变，才能取效。如上证当以引血下行佐以凉血、活血、止血同用，而活血化瘀时又宜加益气养血诸药。凡此种种，临证不可不察，以免犯实实虚虚之误。

第八节　特发性血小板减少性紫癜辨治心得

特发性血小板减少性紫癜是以皮肤黏膜甚或内脏出血为主要症状的自体免疫性出血综合征，属中医学血证、葡萄疫范畴。笔者在辨证论治原则指导下，根据病因病机对其治疗进行了探索，现仅据临证心得，敢呈一己之见。

一、止血须防瘀血，祛瘀不可伤正

特发性血小板减少性紫癜的治疗，止血固为当务之急，然止血同时须谨防留瘀为患。目前临床对于前者较为重视，而往往忽视了后者。《血证论》指出："既是离经之血，虽清血鲜血，亦是瘀血。"特发性血小板减少性紫癜的出血，均为瘀血，瘀血又导致新的出血。因此，在处方用药时可参用少量诸如丹参、鸡血藤、当归之类的活血化瘀药，以防止血后残瘀留滞，造成反复出血。

在疾病的治疗过程中，必须遵循"治病必求于本"的原则，选用止血兼可化瘀、化瘀而不伤正的药物，从而达到已有之瘀渐化，未成之瘀能防的目的。如肝肾阴虚、热扰血海、迫血妄行之出血，选用大补阴丸或一贯煎滋阴清热，酌加小蓟、棕榈、大黄、白茅根、荷叶等凉血止血，使清中有化；又如脾胃气虚、不能摄血之出血，可用归脾汤或补中益气汤益气摄血，佐以三七、仙鹤草、龙骨、牡蛎、瓦楞子、萱草等养血止血，使补中有化；再如瘀血内阻、血不归经的出血，则宗"通因通用"之旨，用复元活血汤或血府逐瘀汤加全蝎、苏木、土鳖虫、续断等破血逐瘀，使旧瘀去而新血归经；若脾肾阳虚、封藏失固而致尿血、便血，则用金匮肾气丸或右归丸，加山楂、淫羊藿、仙茅、肉苁蓉、附子、海螵蛸等温养脾肾，既可固摄止血，又可温化瘀血，一举两得，如此则出血之源自失，出血渐止。

二、水火同源同脉，阴阳互根互用

《丹溪心法》指出："阳常有余，阴常不足。以人之生也，年至十四而经行，至四十九而经断，可见阴血之难成易亏如此。阴气一亏，所变之证妄行于上则吐衄，衰涸于外则虚劳，妄返于下则便红。"《血证论》也认为："凡病血者，无不由于水亏，水亏则火盛。"大凡特发性血小板减少性紫癜初起，多因饮食、劳倦、七情等原因导致脏腑内伤、肾精亏虚，进而阴虚火旺，虚火内炙，火热灼伤血脉，血溢于肌肤之间，发为本病。此时阴虚火旺的病理变化，多由热盛迫血转化而来。热盛迫血引起的出血，随着病情迁延，每致反复发作，一方面热盛伤阴，另一方面使精血亏耗，而阴虚火旺既是热盛迫血的结果，又是进一步引起出血的病因。五脏皆具阴阳，然肾为先天之本，藏元阴元阳，《类经附翼》曰："五脏之阴液，非此不能滋。"故阴虚火旺又以肾阴亏虚最为重要。临床医家对于滋补肾阴虽极为重视，多认为是治疗之不二法门，然往往偏主一格，失其全面。

笔者认为，肾主蛰而为封藏之本、血气之根，藏真阴而寓元阳，血之所以溢出脉外，与肾的开阖闭藏、阴阳亏损有着极为密切的关系，而临床所见肾的病变并非单纯阴虚或阳虚。阳虚不补，其气难复；阴虚不补，其血日耗，元阴元气渐绝。余宗景岳"善补阳者，必于阴中求阳，则阳得阴助而生化无穷；善补阴者，必于阳中求阴，则阴得阳升而源泉不竭"之旨，本阴阳水火同源、阴阳互根之理，补肾虚重视阴中求阳、阳中求阴。阴虚则甘润壮水以滋养，阳虚则甘温益气以温补，补阴的同时兼以补阳，补阳的同时兼以养阴，通过调整阴阳的偏颇，使阴阳重新平衡，从而达到培本正源之目的。

如出血见肾阳虚证者，可用景岳之右归丸加减治之，在补阳中包含"阴中求阳"之意，方中附子、肉桂辛热刚燥，药性峻猛，余在临床喜用肉苁蓉、淫羊藿代之。佐黄芪、龙眼肉、生晒参等益气壮阳，以助固摄。如出血见肾阴虚证者可用左归丸治之，在补阴中寓"阳中求阴"之意。

三、时时调护脾胃，气血生化有源

脾胃为后天之本，气血生化之源，《经》曰："有胃气则生，无胃气则死。"在特发性血小板减少性紫癜的整个病程中，血液丢失、耗损有赖于脾胃的生化来补充，而且药物也必须通过中焦运化吸收方能发挥疗效。特发性血小板减少性紫癜患者气血亏耗，脏腑失于温养，功能亦随之减退，脾胃运化也往往衰弱，临床发现大多数病人伴有脾胃之疾。若在治疗过程中不重视调护脾胃，不仅本证不能缓解，而且极易出现变证，如呕吐腹泻、纳呆反胃、脘腹胀满等，既影响了治疗的进展，又使出血转虚，缠绵难愈。余谨遵经训，时时不忘调护脾胃之气，既使气血生化有源，补充亏耗之精血，脏腑得养，又使药物吸收充分，发挥药性，加快治疗进程，可谓一举两得。

调护脾胃之法，余宗天士先生，于清热苦寒之方剂中加入少量焦山楂、焦神曲、炮姜以温脾健运；在温燥方剂中加入黄精、玄参、生地黄、沙参滋养脾胃之阴，防止温燥太过损伤正气；在滋补的方剂中加入肉豆蔻、青皮、陈皮、砂仁等以调畅脾胃之气，使其补而不滞，助脾胃运化；在补阳益气方剂中加入木香、苏子、莱菔子、薄荷使其升降有常；在活血化瘀方剂中加入山药、麦芽、白术、茯苓以健脾胃之气，使攻而无过。

总之，治疗特发性血小板减少性紫癜，临证必须在辨证施治的原则指导下，灵活机动，机圆法活，知常达变，方能取效。

第九节 特发性血小板减少性紫癜治疗中炭药应用的体会

特发性血小板减少性紫癜病因病机错综复杂，证变多端，常令人有无从下手之感。古今医家在治疗血证时或多或少使用了炭药，但妄用或用之不当，则有抱薪救火之祸。笔者临床在辨证论治原则指导下使用炭药，辄得显效。

一、炒炭存性，勿忘原药之性

炭药之药性可分为两个方面：一方面是炒炭后保留了原药固有之性，另一方面是炒炭之后增加的功能即固涩止血。炭药之功只有从上述两个部分去理解才为全面。而目前临床应用炭药治疗 ITP 所致出血之证时，片面强调了后者的作用，对于前者却往往有所忽视，久而久之，形成了单纯应用炭药止血的理论模式，在一定程度上禁锢了炭药的临床使用思路。这实际上是拒炭药于辨证用药之外，而置止血一隅。若如此则历代前贤大可不必选择众多类别的药物炒炭止血，仅将止血固涩药物炒炭用于临床就已能应付。而事实却正相反，历代大家并不就简，通过长期的实践，使炭药逐渐形成了一个药物系列，这又从另一个角度说明炭药并非单一止血之效。余考《临证指南医案》中叶天士仅发前人未有之炭药即达三十余种。如枣仁炭、附子炭、升麻炭、川乌炭、五味子炭、远志炭、菊花炭、大茴炭、小茴炭、甘草炭、知母炭、半夏炭、熟地黄炭、生地炭、枸杞炭等，用之临床既有原药之效又增加了止血之功，同时也克服了原药的一些弊端。正所谓化瘀药用炭使其化瘀而不伤血，滋补药用炭可使之补而不腻，寒凉药用炭使其清热而不伤脾胃。

笔者认为，炒炭后保留的原有药性是特性，有对症治疗之用。炒炭后所增固涩止血是炭药的共性，有治标（出血）之功。无论从理论角度还是从临床实践来看，炭药在治疗 ITP 所致之出血证中，其作用标本兼治，二者相辅相成不可偏废。

二、药随证变，机圆法活取效

我们在实践中严格按照中医理论对 ITP 患者的证候进行了认真分析。初步确定其证型，并且严密观察患者在治疗过程中的阶段性变化。笔者体会到：随着病情的转变，其证型也在发生转化，必须以炭药配伍不同的方药，才能获得理想的疗效。

笔者临证体会，ITP 证型的一般转化规律是由阴虚火旺型转化为气阴两虚型，最后转化为阳虚型。阴虚火旺型的本质，系真阴不足，阴不制阳，阳气上腾，而致血分逆乱，迫血妄行，血不循经，外溢脉道。若治法得当，用大剂填阴潜阳药物治疗后，可转为阴阳两虚型。此为机体阴阳功能失调阶段，再经调理阴阳后转为阳虚证型。在辨证施治过程中，不但要掌握其证型的变化规律，更重要的是在治疗上促使其向好的方向转化，且须采取一定有预见性的应变措施。

在阴虚火旺阶段，笔者多用十灰散（侧柏炭、荷叶炭、牡丹皮炭、大黄炭、棕榈炭、茅根炭、大蓟炭、小蓟炭、山栀炭、茜草炭组成，如病家畏其难服，可制成胶囊）治疗各种出血，王孟英评此方曰："止涩之品仅棕榈一味，余皆清血之热，行血之滞，破血之瘀者，合以为剂，虽主止血，而无兜涩留瘀之弊。雄每用之，并无后患，何可视为劫剂乎？"张秉成也认为："此方汇集凉血涩血散血行血之品，各烧灰存性，使凉者凉，涩者涩，散者散。"可见该方清热凉血化瘀止血之功，临床用之正与病机合拍，故往往可收桴鼓之效。

又如在阴阳两虚阶段若见出血可用温阳之川断炭、杜仲炭、狗脊炭配以滋阴凉血之生地炭、玄参炭、金银花炭。在阳虚阶段可用黄芪炭、鹿茸炭、鹿角炭、升麻炭等。此时用之，一举两得，一方面止血立竿见影，另外可收明显的对症治疗之效。

三、炭药留瘀，不必胶柱鼓瑟

炭药留瘀是指因炭药使用不当而使瘀血阻于脉外的变证。当前临床上常将其作为ITP治疗过程中非常敏感的一个问题加以重视，并将其引以为戒，不敢放胆使用炭药，在一定程度上影响了疗效。笔者认为，瞻前顾后之用心固无可厚非，但其留瘀不可单从炭药止涩而论，而应从ITP所致瘀血病机看。因ITP患者随着病情的发展，分别呈现出阴虚、气阴两虚、阳虚的病理变化，所以正如王孟英所指出："气滞则血滞，气逆则血逆，得热则瘀浊，得寒则凝泣，衰耗则运行不周，渗透不遍。"由此可见，寒热、血虚、气滞都是致瘀之因，而非用炭药之故。

另一方面，是否能在辨证论治的原则指导下合理使用炭药也是有无留瘀的关键。如见ITP之阳虚而过用寒凉炭药，则可致血脉冰凝而瘀留；见ITP之阴虚火旺时而重用静补之炭药，必壅滞气机而生瘀，此皆为临床治疗ITP之大忌。反之若用之得当，不偏主一格，则无此弊。

再如本草所言三七为止血良药，以其研粉吞服治疗ITP，虽非用炭，但留瘀者不乏其人。而虚证用阿胶珠止血，久用也未见有留瘀之弊。可见用之不当虽生药也可留瘀，而对症下药，久用炭药亦无留瘀之弊。历代大家也谆谆告诫在治疗出血证时不可妄用腻补、寒凉之品，真乃字字珠玑。笔者体会，临床用炭药不必胶柱鼓瑟于炭药止涩，将ITP之瘀皆归咎于炭药，而应在辨证论治的原则指导下大胆使用。

而若见ITP出血证之中兼有瘀血，笔者在临床用药中适当配伍一些活血化瘀的炭药以防留瘀。常用琥珀散（由琥珀炭、赤芍炭、荷叶炭、血余炭、当归炭、棕榈炭、干漆炭七味炭药组成），此方出自《妇人大全良方》，原为治疗血崩有瘀而设。因有活血祛瘀止血之功，用于ITP出血兼有夹瘀者，往往应手而效。同时，"气行则血行"，可在方中佐以理气化瘀之玄胡炭、川芎炭、香附炭，若寒凝血瘀可佐以肉桂炭、附子炭、干姜炭，若血瘀久结可佐以干漆炭、桃仁炭或加用行血止血之蒲黄炭、茜草炭等。

四、病案举例

姜某，女，23岁，2001年7月21日就诊。

患者3个月前始在工厂长时间接触油漆。1个月前至今月经量过多，色鲜或暗，夹有血块。自述身体热，心烦口渴，体倦乏力，眠差多梦，纳食欠佳，口渴而时时欲饮，便结尿赤。诊见神清消瘦，面红而暗，全身散见针尖大小出血点，颜色鲜红密集，尤以四肢处集中。舌质红、苔薄黄腻，脉弦数。实验室检查：白细胞计数 $4.3\times10^9/L$，中性粒细胞百分比 61%，淋巴细胞百分比 38%，红细胞计数 $3.9\times10^{12}/L$，血红蛋白 98g/L，血小板计数 $32\times10^9/L$，经骨髓穿刺示：增生低下，全片未见巨核细胞。诊为特发性血小板减少性紫癜。证属阴虚火旺，迫血妄行。治以清热凉血，养阴止血。方用犀角地黄汤合十灰散加减：水牛角20g，生地黄20g，赤芍12g，牡丹皮9g（以上水煎），侧柏炭、荷叶炭、牡丹皮炭、大黄炭、棕榈炭、茅根炭、大蓟炭、小蓟炭、山栀炭、茜草炭各50g，灌入胶囊，每日12g，用中药汤剂送服。10剂之后，诸症皆有改善，出血点减少，肌肤瘀斑，色淡紫或暗，分布稀疏，倦劳神萎，舌淡苔薄，脉细。诊为瘀血留置。治以温阳化瘀。处方：鹿茸炭6g，鹿角炭6g，黄芪炭9g，升麻炭12g，琥珀炭3g，赤芍炭9g，荷叶炭6g，血余炭12g，当归炭9g，棕榈炭6g，干漆炭3g。7剂之后，诸症若失，检查血象，血小板计数增至 $110\times10^9/L$，骨髓象正常，改服右归丸以善其后。

第十节　特发性血小板减少性紫癜应用大黄之心得

特发性血小板减少性紫癜病因病机错综复杂，瘀血阻滞为基本病理因素。常由阴虚火旺型转化为气阴两虚型，最后转为阳虚型。笔者在ITP的各阶段应用大黄配伍不同药物治疗，取得了较好的疗效。

一、阴虚火旺配伍甘寒育阴

此型大多为急性发作阶段。临床可见ITP出现肌衄、齿衄、鼻衄、血淋、经漏等，出血色紫而鲜红，烦热或潮热，大便秘结，舌边尖偏红或绛，有紫斑、紫点，脉数。治疗时宗唐容川之《血证论》，用大黄配伍生地黄、紫草。取大黄苦寒直折，藉荡涤以祛瘀；生地黄、紫草甘寒育阴，借凉营以止血。大黄去其瘀，走而不守；生地黄、紫草滋其阴，守而不走。大黄得生地黄、紫草，则清泻而不伤阴，逐瘀而少耗血之虑；生地黄、紫草得大黄，则养阴而不滋腻，止血无留瘀之弊。诸药合用，且补又泻，动静结合。如有齿衄、鼻衄等，大黄可用酒炒，其意在于取酒性上行，祛瘀热以下之。而此时病属阴虚火旺，阳络受损而血外溢，用量可至 12～18g，取其斩关夺隘之功。

二、气阴两虚祛瘀兼可防滞

此为疾病转化的第二阶段，临床可见多数患者出血已止，然失血之余，气血两亏，日久又耗伤阴液，致使气阴两亏。除有阴虚之证，如青紫斑或片状斑块，常伴鼻衄、齿衄或月经过多，颧红，心烦咽干，手足心热或潮热盗汗，舌红苔少之外，尚可见神疲乏力，头晕目眩，面色苍白或萎黄，食欲不振，舌质淡，脉细弱等气虚之证。然离经之血每致留瘀，瘀血不去，则新血不生，正如唐容川所言："经隧之中，既有瘀血踞住，则新血不能安行无恙，终必妄走而吐溢矣。故以去瘀为治血要法。"故此阶段在益气滋阴中必寓以化瘀，方克有济。笔者常应用大黄配伍益气滋阴之品以治其本。补气当用人参、黄芪、当归等相伍，张从正云："气虚同以人参，血虚同以当归。"黄芪味甘功在补气，大黄味苦功在泻实。两者合用，一补一泻，大黄逐陈血祛瘀生新，黄芪生新血壮气旺血，可收事半而功倍之效。滋阴仍可用生地黄，酌加玄参、沙参、天花粉、黄精之类。此时大黄用量应略小于前一阶段，以 9g 左右为宜。

三、阳虚用之乃是有故无殒

阳气与阴血之间，阳气之运行全仗阴血以营养，阴血之化全赖阳气以温运、摄纳。倘失血时间过长、出血量过大，则可损伤阳气。而阳气虚衰，复为血失统摄，发为血溢，甚或暴脱。临床上多见反复出血，面色苍白，畏寒怕冷，脉细无力，甚则大汗淋漓，肢冷而厥，出现阴亡而阳亦随之脱的险证。传统观点认为，大黄为苦寒攻伐之品，有败胃伤正之弊，似于气血亏虚者不太适宜。笔者宗《内经》之"有故无殒，亦无殒也"之旨，认为阳虚型之 ITP 患者，即便气血大亏，亦可用大黄。但要注意中病即止，切忌攻伐太过，徒伤正气。笔者效法《金匮要略》之大黄附子汤，即以大黄配伍附子，寒热制约，药性相济。使虽有大黄之寒而血气不凝，虽有附子之热而血不妄行，相反而相成。大黄剂量在 6g 左右较为适宜，借此化瘀消积，渐图奏功。大黄虽属苦寒攻逐之品，但通过此配伍之后，则温清消补咸宜。

总之，中医学有见血休止血，首当祛瘀，瘀血不去、新血不生，瘀血不去、血不归经及出血之由唯气唯火等理论，故万不可见血止血，必先推究出血之因，然后审因施治，方能中的。而大黄具有下瘀血、降气、泻火等多种功效，用之正为合拍，只要在辨证论治的基础上根据 ITP 的不同阶段灵活使用就可收效。

四、病案举例

程某，女，16 岁，学生。1999 年 8 月 7 日就诊。

患者半年前始见午后自觉有低热，入夜尤甚。3 个月前至今月经量过多，甚则淋漓不尽。头晕头痛，骨节酸痛，体倦乏力，眠差多梦，纳食欠佳，口渴而时时欲饮，小便短，大便正常。诊见神清消瘦，面红而暗，全身散见针尖大小出血点，颜色红而略显灰暗，尤以四肢处集中，身体虽热而手足不温，舌质淡红带暗，苔微黄而润，脉沉细数无力。实验室检查：白细胞计数 3.8×10^9/L，中性粒细胞百分比 59%，淋巴细胞百分比 41%，红细胞计数 4.2×10^{12}/L，血红蛋白 100g/L，血小板计数 32×10^9/L，骨髓穿刺示：增生低下，全片未见巨核细胞。诊为特发性血小板减少性紫癜，中医诊为阴阳两虚型之肌衄。治以扶阳滋阴，用归脾汤合大补阴丸加减：大黄 9g，黄芪 20g，白术 12g，生地黄 15g，玄参 12g，丹参 9g，陈皮 6g，黄芩 6g，柴胡 6g，青蒿 9g，地骨皮 12g，甘草 6g。

14 剂之后，症状减轻，午后已无低热，血小板计数升至 57×10^9/L，见神疲乏力，短气懒言，头晕且胀，出血点减少，但颜色变深，胸部甚，为黝黑色。常自汗出，纳呆，入寐不易，醒时有心悸，舌淡，苔黄厚，脉细弱。此为阳虚阶段之肌衄，治以温阳养血，宗景岳之右归饮加减。

大黄 6g，附子 12g，补骨脂 15g，阿胶 12g，黄芪 20g，当归 12g，女贞子

15g，墨旱莲 12g，焦三仙 9g，丹参 15g，甘草 6g。其中附子煎前用冷水浸泡 3 小时，并先煎 1 小时，尝无麻口之感，再入余药同煎，分 2 次服用。

10 余剂后，诸症皆有改善，大黄剂量亦随之减至 2～3g。共服药月余，无新出血点，旧点吸收，余症消失。查白细胞计数 $3.8×10^9/L$，血红蛋白 105g/L，血小板计数 $85×10^9/L$，网织红细胞百分比 0.8%，骨髓象基本正常。继服六味地黄丸以收全功，并嘱其注意劳逸结合。后随访 3 年无复发。

第十一节　阵发性睡眠性血红蛋白尿辨治探讨

阵发性睡眠性血红蛋白尿（paroxysmal nocturnal hemoglobinuria，PNH）是由于红细胞膜的获得性缺陷，引起激活补体异常敏感的一种慢性血管内溶血，临床表现以与睡眠有关的、间歇发作的血红蛋白尿为特征。本病虽少见，但近年发病率有增多的趋势。患者起病多隐匿缓慢，以血红蛋白尿者较多，个别以感染、血栓形成或再障表现，发病急骤。目前，西医对本病尚无特效的治法，主要以对症及支持疗法为主。本病属于中医学血尿、黄疸的范畴。笔者认为，阵发性睡眠性血红蛋白尿可分为虚实两型。而经治之法不外实者祛邪外出、虚者补精益气，用其指导临床，取得了较好的疗效。

一、邪热迫血妄行，治宜凉血利水

《经》曰："胞移热于膀胱，则癃溺血。"《诸病源候论》亦指出："风邪入少阴，则尿血。"外感风热等六淫外邪，流传入里，内迫下焦，热蓄膀胱，灼伤血分，血热妄行致使出血。此时尿血往往较为严重，处于急性期，肉眼血尿呈咖啡样，镜检红细胞满视野，并伴有面色苍黄，身黄目黄，腹痛，发热，衄血，小便灼热刺痛，舌淡或紫暗，苔黄腻，脉弦数。治以清热凉血，同时不可滥用止涩药，以免瘀血留滞脉络，导致疾病缠绵难愈。笔者临证用小蓟饮子加赤芍、牡丹皮、白茅根、黄芩、黄柏、知母、石膏，清利并用，方中小蓟、藕节、蒲黄凉血止血，并能消瘀，使血止而不留瘀；滑石清热利水通淋；木通、淡竹叶、栀子清泻心、肺、三焦之火，使热从下而去；因热出血，且多伤阴，故用生地黄养阴清热、凉血止血；当归养血和血而性温，亦有防方中诸药寒凉太过之意。全方配伍，止血之中寓以化瘀，清利之中寓以养阴血。方中小蓟用量宜大，常用至 50g 以上。若里热灼盛，迫血妄行较盛，尿血量较大，尿色鲜红，小便短赤，心烦口渴，舌红脉数，宜重用清热凉血之品，在小蓟饮子的基础上加用紫草、牡丹皮、水牛角、白花蛇舌草、半边莲、黄毛儿草（浙北地区习用药）、黄柏、生栀子等。此类患者往往伴有咽喉肿痛、发热等实热证，若单用清里热之剂则表邪不除，甚则引邪内陷；独使解表药则里热难清，血尿难止。故应表里同治、疏风清热并举，可选用桑菊饮加白茅根、大蓟、小蓟、牡丹皮、金银花、丹参等。若尿血较剧，"急则治其标"，服用十灰散止血，每日两次，每次 6g。笔者临证所见，十灰散烧炭存性，不仅能止血化瘀，还可清热利水，用于实热之尿血正为合拍。

二、阴阳亏虚失摄，扶正利水并行

患者尿血日久难愈，损伤机体正气，使病势由实转虚，出现变证。由于气血耗伤，血无所养，致使脾肾亏损，脾虚不能统血，肾虚不能固摄，精血失其常道，下泄于溲中而见尿血。此类患者症状常反复发作，但尿血量较少，肉眼观察尿色较淡，镜检红细胞数相对较少，同时可见面色晦暗，气短懒言，面色少华，心悸气短，乏力，腰膝酸软，头晕耳鸣，纳呆便溏，舌苔薄白，脉细，每遇过劳或饮食失当则病情加剧。治宜补气摄血、培补脾肾。患者由于长期失血，临床可见不同程度的贫血，故处方遣药应权衡主次，循序渐进，久服方可取效。补脾肾时切忌温燥猛剂，以防动血，反被其累；补气摄血时切忌滋腻留瘀，以防留邪为患。用补中益气汤加减配伍熟地黄、菟丝子、山药、仙鹤草等治疗。此方之意有二：一是补气健脾以治气虚之本；二是升提下陷清血，不使其从下而出。方中重用黄芪益气养血，升麻、柴胡升举下陷清阳，使清血不致下渗，人参、白术、甘草健脾益气，同用当归补血，陈皮理气。临证用之，确有显效。若贫血症状明显者可加用鸡血藤、三七、阿胶补血止血；若中气下陷明显者，配伍升麻、柴胡以升阳举陷；若脾肾阳虚兼有湿热者，加用猪苓、茯苓、茜草、陈皮、垂盆草等。另一方面，若患者素体阴虚，湿热滞留，久病伤肾，耗伤肾阴，致使肾阴不足，诱发虚火妄动，迫血下行。临床可见面色萎黄兼黑，尿色紫暗，五心烦热，低热盗汗，心悸失眠，舌质暗或有瘀斑，脉细数。治宜滋阴清利为法，余常用丹溪之大补阴丸加五味子、墨旱莲、黄精、玉竹、青皮、山茱萸等。方中以熟地黄、龟甲滋补真阴、潜阳止火，猪脊髓、蜂蜜俱为血肉甘润之品，用以填精补阴以生血，此为培本；黄柏苦寒泻相火以坚真阴，知母苦寒滋润肾阴，此为清源。若见气阴两虚者，宜在上方中加用益气之品，如生晒参、党参、白术、黄芪、太子参、茯苓等。

三、止血切勿留瘀，利水不忘活血

前贤有"久病多瘀"之训，唐容川有云："离经之血必有瘀。"加之本病常迁延日久，致脏腑功能失调，气机失于条畅，血行迟缓，易于成瘀。临证所见，阵发性睡眠性血红蛋白尿之出血必伴有瘀滞，笔者认为，活血化瘀是本病治疗过程中不可偏废之法。从临床实践来看，阵发性睡眠性血红蛋白尿尤其是顽固性长期血尿不止者，切忌见血止血，应时刻兼顾利水与活血化瘀，如此才能达到瘀化血自行、气通血自和、火降血自止、不止血而尿血自止之目的。同时，膀胱是水液代谢的重要脏器之一，若因血尿日久，可加重瘀血留滞而影响尿液生成与排泄，甚至出现癃闭重证。余临证对无论虚实所致之尿血，皆同时伍用活血化瘀之品，喜用桃核承气汤，方中用桃核活血化瘀，大黄下瘀泄热，共泄结于下焦之瘀。若血尿断续难尽，尿中见黑色血丝，此瘀血为患，可用三七研末装入胶囊，每次9g，以活血养血。若热象明显者，加用凉血活血之品，如紫草、白花蛇舌草、半边莲、半枝莲、水牛角等。若兼有气虚，则用大剂黄芪以鼓舞正气，推动气血运行。

四、病案举例

刘某，男，32岁，2001年1月就诊。

3 个月前因感冒出现咳嗽、发热等症状，后服用感冒药（不详）而愈。患者于两个月前晨起尿色呈茶色，白天则无，当时未引起注意，后逐渐加重，发作渐频，甚至午睡后也有发生。尿色由茶色转为褐色，又由褐色转为咖啡色，最后转为酱油色。实验室检查：白细胞计数 $4.3×10^9$/L，中性粒细胞计数 $0.61×10^9$/L，淋巴细胞计数 $0.38×10^9$/L，红细胞计数 $2.9×10^{12}$/L，血红蛋白 68g/L，血小板计数 $32×10^9$/L。骨髓穿刺示：增生，幼红细胞增生。尿潜血试验阳性，镜检红细胞满视野。含铁血黄素试验、酸溶血试验、糖水溶解试验、蛇毒因子溶血试验均为阳性。诊为阵发性睡眠性血红蛋白尿，并予铁剂、雄激素类药及泼尼松等治疗月余，但效果不明显，故延请中医治疗。就诊时面色苍黄，身黄目黄，黄如橘色，脾脏肋下触及二指。自述腹痛，发热，心烦，小便灼热刺痛，大便可，舌淡或紫暗，苔黄腻，脉弦数。此为邪热入里，迫血离经，下渗入尿，而成本证。治以凉血利水，兼以活血，方用小蓟饮子加减。处方：小蓟 50g，藕节 15g，蒲黄 12g，滑石 15g，木通 6g，淡竹叶 12g，栀子 9g，生地黄 12g，当归 9g，丹参 15g，赤芍 12g，牡丹皮 6g，白茅根 20g，黄芩 12g，黄柏 9g，知母 6g，石膏 15g。7 剂后症状减轻，尿色转淡，发作减少，午睡后尿色正常。效不更方，继用 14 剂。患者尿色转为淡褐色，仅在晨起有之，但自觉五心烦热，低热盗汗，舌质暗，脉细数。此为失血日久耗伤阴液，致阴液亏虚，治以滋阴益气，方用大补阴丸加减。处方：熟地黄 20g，龟甲 15g，鳖甲 12g，丹参 15g，黄柏 9g，知母 6g，五味子 12g，墨旱莲 9g，黄精 15g，玉竹 12g，青皮 6g，山茱萸 12g，甘草 6g。14 剂后症状明显减轻，一星期中偶尔一两次晨起尿色偏黄，其余诸症皆失，嘱服杞菊地黄丸善后。1 个月后尿色正常，随访两年无复发。

第十二节 治疗白细胞减少症中附子煎法用量的体会

白细胞减少症常见于某些疾病病程中及放、化疗后。近年来有一些西药如利血生、鲨肝醇等，可提升白细胞，但总的疗效并不理想。制附子（以下均按《中国药典》简称附子）是常用药之一，但因其性热有小毒，临床即使药证相符，也为某些医家所畏。近代名医郑铁樵指出："附子最有用，亦最难用。"笔者根据本病的病因病机及临床症状，在治疗中辨证使用附子，取得了较好的疗效。并在煎法用量上略有心得，整理如次。

一、辨病对症用药，谨慎灵活得效

中医学并无白细胞减少症之名，根据其神疲乏力、面色苍白、头晕、恶寒体冷、易感受外邪等症状，应属虚劳范畴。笔者认为，本病病机在于脾肾阳虚、生化无源。《经》曰："中焦受气取汁，变化而赤，是为血。"《张氏医通》指出："气不耗，归精于肾而为精。精不泄，归精于肝而化清血。"若脾肾阳虚，则致水谷精微不能正常吸收、输布，进而髓海不足，精血无源，直接影响血液生成，本病病机正在于此。而肾主藏精，主骨生髓，精髓为血液之源，故又有血之源在乎肾之说，肾阳亏虚则化生无源，此说与西医学认为骨髓中的红骨髓制造白细胞的机理吻合。附子辛温大热，为纯阳之品，通行十二经，功用补命火，回真阳，散寒除湿，并温补肾阳，振奋心气，去表里之寒，"起体能之衰弱，救体温之低弱"，前人归纳其用有五：上温心阳以通脉；下补命火以复阳；中助脾阳以健；内祛寒凝以镇痛；外固卫阳以止汗。所以运用于白细胞减少症的治疗正为合拍。

孙思邈在《千金要方》中指出，（临证）"胆欲大而心欲小，智欲圆而行欲方"。故在临床使用附子时，既要小心谨慎，又要灵活变通。前贤示人以规矩，实际运用应因人、因时、因地而宜，笔者认为，凡见一切功能减退、久病体弱的症候，在辨证准确、配伍恰当的情况下，可果断投药。

二、煎法若有不同，功效大相径庭

《神农本草经》列附子为下品，认为有大毒，其后历代本草皆认为其有毒，内服须制后先煎，否则会中毒。故目前有些医家，也以为附子煎煮的时间越长，毒性越小，也就越安全，即使是小剂量也往往先煎 1～2 小时，有的甚至 3 小时。笔者以为，煎煮方法与临床疗效息息相关，必须根据临床症状加以选择。

笔者从临床实践中探索了附子不同煎法与白细胞减少症疗效之间的关系，体会到大剂（9g 以上）先煎，小剂（9g 以下）则不必先煎。白细胞计数较高时先煎，计数较低不用先煎。先煎时间：20g 以下先煎 1 小时，20g 以上先煎 2 小时。在功效方面，先煎有温阳补虚、固汗止痛之效，适用于放化疗后白细胞减少病程长、真阳虚衰，或有自汗、盗汗及体弱久病入络，疼痛不已（癌性疼痛）的患者。白细胞计数在 $2×10^9$/L 以上多用此法，其意在于暂缓图功。不先煎则有振奋真气、激发肾阳之功，适用于阴寒凝滞、阳虚水泛的患者。白细胞计数在 $2×10^9$/L 以下多用此法，病程长短不限，体质强弱皆可。意在大振阳气，以解燃眉之急。用于临床，往往应手而效。

三、医有不传之秘，剂量依据证候

任应秋先生指出："医有不传之秘，在于剂量。"笔者认为，目前临床疗效欠佳亦与剂量不传有关，只有随着经验的积累，对于剂量之秘才能领悟于心。然证因人异，体质各有不同，剂量也千差万别。故前贤示人以规矩，意在启发，而临床运用只能因人、因时、因地制宜，随证加减，如此方为治本之道。

笔者临床在治疗白细胞减少症时，将附子分为大剂与小剂，大剂为 9g 以上，小剂为 9g 以下。小剂应用主要起温阳化气作用，用于病程短、体质尚可的阳虚、气虚患者。如化疗后处于恢复期的患者。大剂则有振奋肾阳，固汗镇痛之功。用于病程长、阳气大虚的患者。如某些慢性心肺综合征的患者。这些患者往往白细胞计数较低。

笔者临证用此药，初谨守常法，不敢越雷池半步。但有些小剂疗效不理想，若药症相符的，笔者遵"有故无殒，亦无殒也"之经旨，逐渐增量，住院病人则亲自督促煎药、服药、观察反应。笔者认为用小剂疗效欠佳，又无不良反应者，往往在严密观察下可用超常规剂量治疗。笔者曾亲见万受奎老大夫用附子90g先煎1小时治疗本病而得显效。并可与生姜、甘草同用，以减其毒性。

四、病案举例

马某，男，29岁，2002年9月12日就诊。

3月前，装修时接触油漆，10日前，忽发早寒暮热，上午9时之前，发冷时似寒入骨髓，正值暑月也欲盖厚被以取暖。下午4时以后则发热，自觉身若燃火，口干欲饮。白细胞计数1.2×10^9/L，诊断为白细胞减少症。但服用利血生无效，故转中医治疗。刻下：面色苍白，舌淡胖，苔薄白，脉沉细，自述口淡纳差，自汗盗汗频繁，小便清长，大便溏薄。发热清晨即始，入夜彻寒难眠。诊为阳亏气弱，虚寒阳越。治以温真阳，益元气。并嘱其留院观察，笔者亲自督促煎药、服药，密切观察反应。药用：附子40g（先煎2小时），生姜9g，白芍、枸杞子各12g，熟地黄20g，当归12g，白术15g，桂枝6g，山药20g，甘草9g。次日再诊，患者自谓服药之后，腹内响动，继则入夜通体温暖，能安然入睡。晨起神清志爽，发热也大有减轻，唯觉四肢热。笔者思之再三，虽有报道附子有蓄积作用，但久煎毒性大减，况有病则病受，"有故无殒，亦无殒也"。于是将附子减为30g，原方再用3剂，并留院观察。服后诸症皆愈，复查血象：白细胞计数4.4×10^9/L，唯仍觉神疲乏力，予归脾汤加减以收全功。后随访两年无复发。

总之，附子药雄力烈，能直达病所；在白细胞减少症的治疗过程中，只要准确运用，把握煎法用量，放胆用之，可收桴鼓之效。

第十三节　重用水蛭治疗真性红细胞增多症一得

真性红细胞增多症（polycythemia vera，PV）简称真红，是一种克隆性的、以红系细胞异常增殖为主的慢性骨髓增生性疾病。临床发病率较低，国外报道为（0.6～1.6）/10万人。主要可见由红细胞过度增生引起全血容量增多及血液黏滞度增高，导致全身血管扩张和血流减缓，引起血管和神经系统的症状。如皮肤黏膜红紫、肝脾肿大、头晕头痛等。本病属于中医肌衄、癥积、头晕、头痛等范畴，治疗极为棘手。笔者在辨证论治理论的指导下，根据其病因病机，重用水蛭治疗之，获得显效。现整理如次，以供临证参考。

病案举例：马某，女，45岁，农民，2000年12月12日就诊。

3个月前因头晕、头痛、关节胀痛就诊，实验室检查：血红蛋白210g/L，红细胞计数 8.9×10^{12}/L，白细胞计数 41×10^{9}/L，血小板计数 150×10^{9}/L，红细胞压积65%。骨髓穿刺示：增生明显活跃，红系增生，尤以幼红细胞为甚。巨核细胞增多，形态较大。骨髓外铁和铁粒细胞消失。诊断为真性红细胞增多症。即予羟基脲、干扰素、环磷酰胺及静脉放血等治疗月余。但病情始终未缓解，故转延请中医治疗。观其形体消瘦，精神萎靡，面色灰暗，全身皮肤呈棕红色，多处有紫红色瘀点、瘀斑，口唇紫黑。自觉五心烦热（体温38.2℃），耳鸣如蝉，四肢麻木，头晕头痛，入夜尤甚，自汗盗汗，常湿衣衫，口渴喜饮，尤喜冷饮，胸腹隐痛，小便短赤，大便干结。舌质紫暗、苔薄黄，脉弦细。此为毒邪胶结、瘀血内阻为患，治以破血散结，扶正培本。处方：生水蛭12g（装入胶囊后用药汁吞服），红花9g，桃仁12g，穿山甲9g，大黄6g，当归15g，血竭6g，三棱12g，莪术12g，黄芪20g，党参12g，黄精12g，地龙9g，丹参15g，冰片 9g，甘草 6g。服药 14 剂，身热减轻，唯四肢入夜灼热；头痛头晕明显好转，神疲乏力改善，自汗止，但仍有盗汗，汗量减少；二便调，但感腹胀纳差。效不更方，于上方加入焦麦芽 12g，焦谷芽 12g，焦六曲 9g，焦山楂 12g，炒白术 9g。继服 20 剂后，面色转为红润，食纳增加，皮肤瘀点瘀斑颜色变浅或消失，盗汗亦止，头晕头痛仅于用脑或运动后有之，程度亦大为减轻。复查血常规：血红蛋白 180g/L，红细胞计数 6.6×10^{12}/L，白细胞计数 4.3×10^9/L，血小板计数 140×10^9/L，红细胞压积 50%。于前方中去大黄、焦麦芽、焦谷芽、焦六曲、焦山楂，守方继用 30 剂，皮肤瘀点瘀斑消失，头晕头痛轻微，其余诸症若失。检查血象：血红蛋白 150g/L，红细胞计数 5.8×10^{12}/L，白细胞计数 4.4×10^9/L，血小板计数 150×10^9/L，红细胞压积 42%。骨髓象基本正常。嘱其注意摄生，饮食清淡，勿过劳累，并服参苓白术丸以善其后，随访两年未复发。

按： 该病属邪毒热盛，或外感火毒，或内生瘀热，火热毒邪煎熬血液，以致血凝瘀积，新血不循常道，溢出脉外，而成皮肤瘀点瘀斑。有些患者还可见黑便、衄血、尿血等腔道出血。瘀阻脉络，气血不能上行，发为头痛头晕。面色、舌脉均为毒邪为患、瘀血内阻之象。而心、肺、肾等内脏组织出血虽外观不可窥见，但病理解剖证实普遍存在，脑出血亦不鲜见。故出血与留瘀的病理特点贯穿本病的始终。此时病程较久，邪深入络，胶结不散，非一般药物所能攻逐。而水蛭为噬血之物，专入血分，善于搜剔瘀血；寄居阴湿之处，故性寒凉，功在凉血破瘀，消积散结。《本经》曰："水蛭气味咸平无毒，主逐恶血、瘀血、月闭，破癥瘕、积聚、无子、利水道。"用于真红细胞增多症正为合拍。

水蛭之用量用法亦极为讲究，用之得当，可收事半功倍之效。仲景之抵当汤水蛭用至 30 枚、大黄䗪虫丸水蛭用至 100 枚，可师可法。特别是大黄䗪虫丸所主证候乃"五劳虚极，羸瘦腹满"之正虚瘀结癥积之证。余观近世医家以张锡纯最为善用水蛭，其"理冲丸"以水蛭为君药，"理冲汤"证中瘀血坚甚者加水蛭。并赞水蛭曰："故但破瘀血而不伤新血，且其色黑下趋，又善破冲任之瘀，盖其破瘀血者乃此物之良能，非其性之猛烈也。"又指出："凡破血之药，多伤气分，惟水蛭味咸专入血分，于气分丝毫未损，且服后腹不觉疼，并不觉开破，而瘀血默消失于无形，真良药也。"可见只要辨证准确，临证可放胆用之，不必瞻前顾后。笔者临床一般用量在 9 ～ 15g 之间，甚至 20g。

余初用水蛭必经焙炙，即使药证相符亦疗效欠佳。始不解其意，至阅《医学衷中参西录》之"水蛭解"，方明其堂奥。张氏认为：水蛭最宜生用，甚忌火炙。水蛭原得水之精气而生，炙后则伤水之精气，破血消癥之力减弱。现代药理学研究表明：水蛭含水蛭素、抗血栓素、组织胺样物质、肝素等。水蛭素能阻碍血液凝固，扩张血管，促进血液循环，降低血小板聚集率，改善血液流变学。鲜品中含水蛭素较多，炙后水蛭素多分解破坏，因此炙水蛭之效远不如生用。笔者认为，由于水蛭的主要有效成分为生物活性物质，故水蛭须自然干燥，任何加热的炮制方法都会使蛋白质的生物活性物质变性而失去作用。余此后一概生用，果得宏效。然生水蛭腥味较重，每不易为病家所接受，故临床应将其研末后装入胶囊，既使药物易于吸收，又减其腥味，使患者乐于服用。

本病处方之配伍，除重用生水蛭外，用大黄荡涤留瘀败血，红花、桃仁、当归活血祛瘀，穿山甲破瘀通络，更加血竭、三棱、莪术、地龙、丹参增强生水蛭破血消癥之功；"久病入络"，更加气味辛香、走窜通络之冰片，助水蛭通络散瘀。另一方面以黄芪、党参、黄精等补益之品，既可益气、推动血液运行，助破血消癥，又可扶正气，减少水蛭性猛悍易伤正的副作用。

总之，真红细胞增多症是以毒、瘀为主要病理特点的难治性疾病，而水蛭具有多种功效，只要临证机圆法活、知常达变，就能获效。

第四章

肺癌撷菁

第一节　肺癌初期咳、痰、喘辨治探析

肺癌因正气虚损，阴阳失调，六淫之邪乘虚而入，邪滞于肺；导致肺脏功能失调，肺气郁阻，宣降失司，气机不利，血行受阻，津液失于输布，津聚为痰，痰凝气滞，瘀阻络脉。《经》曰："卒中于寒，若内伤于忧怒，则气上逆，气上逆则六输不通，温气不行，凝血蕴里而不散，津液涩渗，著而不去，而积成矣。"于是痰气毒胶结，日久形成肺部积块。初起之时尤以咳、痰、喘三证最为突出，常难以控制，既降低了患者生存质量，又影响了下一步治疗。而中医药治疗有着一定的优势。

一、治咳表里为纲，细分有痰无痰

肺癌患者常以咳嗽发病。《景岳全书》提出咳嗽之要，止唯二证，一曰外感，一曰内伤，而肺癌初期患者常兼夹，故治咳当以表里为纲。

内伤之咳以有痰无痰分治。对肺癌患者无痰之干咳，我们认为：病由精血不足，水火不济，火气上炎，真阴燔灼，肺脏燥涩而咳。是为阴虚火旺，主以沙参麦冬汤或清燥救肺汤。如不见阴虚及火热之象不显者，此属风燥。因气乖而生风，走窜肺络，风胜则燥，因而无痰而咳，当治风。而此风既非羌防、荆芥可疏之风，亦非天麻、钩藤可平之风，因其窜入幽隐之处，必借蜈蚣、全蝎搜而去之。至于有痰之咳，治当重痰，痰去则咳亦止。而对肝火上炎、木火刑金者予以龙胆泻肝汤、黛蛤散，并佐以茅根、菊花二药。

外感之咳常见于气候骤变诱发。此乃阳邪自外而入，治宜辛温，邪得温而散。所以表之重点在寒邪。治寒之方当宗仲景之法，用如小青龙汤、三拗汤、麻黄汤、桂枝汤等，同时应使用具有肃降作用的药物，如白前、桑白皮、白果仁、厚朴、苏子、莱菔子。宣肃并用，使邪有出路。并应掌握驱邪务尽、务速，使其不留窠而又顾护正气的分寸。麻黄辛温解表散寒、宣肺止咳平喘，故为治肺癌患者体虚外感久病咳喘、感受诱发之首选药，历来用治咳喘的麻黄类方甚多，且可根据辨证配药，较广泛地应用于多种证候。如麻黄配石膏辛凉宣泄，外解在表之风寒，内清肺经之郁热，适用于表寒里热证。配黄芩清宣肺热，适用于痰热郁肺、肺失宣降之证。配熟地黄滋肾平喘，适用于肺实痰壅、肾阴亏耗、肺气上逆、肾虚不纳之证。配黄芪一散一固，宣肺平喘，益气固表，适用于寒痰阻肺、气虚卫弱之证。配葶苈子泻肺祛饮，宣泄肺气，适用于痰饮壅肺、肺气上逆之证。配大黄宣上导下，适用于肺胃热盛、痰饮壅结、腑气不通之证。配五味子，散敛相合，适用于肺虚气逆、寒饮内停、肺失宣降之证。另一方面，特别要注意掌握麻黄的禁忌证，如额头汗出清冷，心悸喘促，气短息弱，有喘脱征象者；痰少而黏，不易咳出，咽干，手足心热，舌红苔少或光剥，脉细数等肺肾阴液亏竭者；平素肝阳上亢，头痛眩晕者均不宜用。

表证虽以寒为主，但见有咽部红肿疼痛、舌质红者，此为内中有热，当施以清利咽喉法。轻者予以银翘散、桑菊饮，重者可用凉膈散。如痰多色黄、胸痞纳呆、舌苔黄腻者属湿热蕴蒸，可用甘露消毒丹加减；又如因肝肾之阴亏、虚火上炎而致咽喉红肿疼痛者，当滋阴降火，可选百合固金汤、知柏地黄丸。总之在表者应以散表邪为主，治以辛温法，而局部化热者可投清凉之品。若遇咳嗽重者，可酌情加用前胡、天竺黄、木蝴蝶、柴胡、枳壳、白前等止咳药，但避免使用收敛止咳之品。

肺癌患者久病咳喘，肺虚卫外不固，外邪每易反复乘袭，诱使急性发作。对外邪的辨证，既应区别其寒热属性，分风寒、风热治疗，更要重视其内外合邪，同气相召，互为关联影响。如寒痰饮蕴肺者易为风寒所乘，表现外寒内饮证，治当解表散寒、温肺化饮，方如小青龙汤。痰热郁肺者，易为风热所伤，治当解表清里、清肺化痰，方如越婢加半夏汤、麻杏石甘汤。若外寒束表，肺热内郁，客寒包火，又当加重辛散解表药的药味和用量，如小青龙加石膏汤。若寒邪入里化热，则当清肺化痰，如桑白皮汤。必须注意外邪的病理性质，每与内在宿邪及体质有关，阳虚寒痰蕴肺者，外邪易从寒化而表现为中外皆寒，甚至因机体对外邪的反应能力低下，虽为感受邪热，仍可见邪从寒化者。阴虚痰热郁肺者，外邪又易从热化，表现为表里皆热。基于肺癌患者反复感邪的病理根由是正虚，或耗气，或伤阴，若气虚可配党参、黄芪、太子参，阴虚可配沙参、麦冬、知母。治疗时要做到祛邪不忘扶正，但又忌敛邪。

二、治痰治湿燥湿，重在涤痰利肺

痰为水饮所聚，而水饮之所生又多因于湿。肺癌患者始微渐显，散则弥漫，聚则成痰，故有痰必有湿。肺癌治痰必治湿，治湿必燥湿。而诸般燥湿化痰药中余首推南星、半夏，或用其生品效更佳。惜历代本草均言其有毒，而使医者生畏。实只因其生品入口有麻感，而临床处方用 12～15g 之剂量经久煎后服用未发现有何不良反应。痰虽因湿而生，但亦有化燥者，症见痰少质黏稠，不易咳吐，可酌加生津润燥之天冬、石斛、花粉等。属火者可合用紫菀、紫草、紫花地丁、炒山栀等，若痰多者为热，而色黄者为火。属热者可加夏枯草、蒲公英、紫花地丁、半枝莲、白花蛇舌草等。若遇顽痰或脓腥之痰，则需选用一些作用较强之化痰药如桔梗、皂荚、皂角刺。皂荚与桔梗是《金匮要略》中皂荚丸和桔梗汤之君药，前者偏重于气急上逆之痰或胶固之顽痰，后者偏重于脓痰、腥臭之痰。因两药都有胃肠道反应，因而限制了使用。但只要辨证准确，把握好剂量，往往可以收到非常不错的疗效。皂荚用量一般不超过 9g，桔梗可用至 12～18g。皂角刺多用于外科脓成不溃之时，今借用其破坚散结之性与皂荚合用共治顽痰。此外还有些药物兼有化痰止咳之功效，如前胡、白前、紫菀、款冬花。其中前胡偏宣，白前偏降，紫菀偏重化痰，冬花偏重止咳。诸药配合使用，止咳化痰，宣肺降气，相辅相成。如见痰咳兼胸闷胸痛者应辨为气滞痰瘀，当兼顾理气通络化瘀。气滞兼热者可选用四逆散加黄芩。系气滞兼痰者可选用小陷胸汤。痰瘀并重者可选用生炒蒲黄、苏叶、山楂、丹参、蜈蚣、全蝎等化瘀通利之品。疼痛明显者可加用田三七、乳香、没药。

肺癌初期感受外邪，急性发作时，每因外邪勾引肺中伏痰而致痰浊壅阻气道，肺气不利，痰涌气闭，导致窒息危候。此时痰黏稠浊腻、难化难消，已属顽痰、老痰一类，故涤痰利肺最为当务之急。如能及时祛除气道的胶痰，通过吐利荡涤排出，则窒息之势自可逆转，方如葶苈泻肺汤、六安煎、三子养亲汤，药如葶苈子、海浮石、礞石、泽漆、半夏、白芥子、桔梗、莱菔子、皂荚等，并伍苏子、陈皮、沉香、厚朴顺气导痰。寒痰可加干姜、细辛，热痰加知母、黄芩、竹沥，肺热腑实加大黄、风化硝。猪牙皂与皂荚同功而祛痰开闭尤佳，历来用于痰喘风闭、顽痰壅塞气道、黏稠难咳、胸满、气逆、闷塞欲绝之急症。《金匮要略》之皂荚丸，虽属劫夺之品，却有开上导下、利肺通腑之神功，笔者用于咳喘痰壅气闭之实证，屡获奇效。每次用量 2～3g，可入煎剂，或配入丸散中。如属痰热闭肺，喘促气粗，胸满胁胀，痰涎壅盛，甚则动风痉厥者，可饲安宫牛黄丸，意在清热豁痰，息风止痉。

验之临床，中药祛痰颇具优势，其疗效机理多端，轻者可化、可豁，进而可祛、可涤，甚者予以吐利攻逐。若能辨证选药，根据治痰药的性味功用特点组方配药，合理使用，更能提高疗效。

三、治喘须先止咳，活血常收奇功

肺癌初期患者之喘即气短气促。临证治疗，其兼见咳嗽者与单纯气喘者当分而治之。兼咳者必当先治其咳，治咳即如上法而治。然因其为咳喘并作，咳一日不止则喘一日不宁，气必耗散，故应酌用敛肺之药，如九仙散中的五味子、乌梅、罂粟壳。若不兼夹他证者，则辨脏腑而治之。与喘相关之脏腑无非肺肾。我们认为，肺为气之主，肾为气之根，肺主出气，肾主纳气，阴阳相交呼吸乃和。现病灶在肺，出纳升降失常，喘咳作焉。患者多见气虚，而肺气虚多兼脾气虚，故肺脾同治，如六君子汤、保元汤，总以参芪为主药。在肾则为气阳虚，而阳虚实是气虚之渐。阳虚则选用肉桂、附子、仙茅、蛇床子、胡芦巴等。肾气虚者可选用淫羊藿、巴戟天、肉苁蓉、菟丝子、补骨脂等。又如兼心下痞满，腹胀纳呆，时太息，常嗳气等症，《经》曰："诸痿喘呕，皆属于上。""聚于胃，关于肺。"乃因中焦之枢机不利，上下交通不畅，阻碍气之肃降，此上即肺胃也。治当加以和胃降逆之方药，如温胆汤、枳实导滞丸或入藿香、鸡内金、草豆蔻、砂仁之属。此亦"不离乎肺，不止于肺"法则之具体应用。

肺癌初期咳喘，痰浊潴留，肺气不利，治节失司，心血营运不畅，而致肺病及心，瘀血阻碍肺气，瘀滞心脉，表现久病入络、痰瘀互结同病的病理变化。《丹溪心法》指出："肺胀而咳，或左或右不得眠，此痰挟瘀血碍气而病。"即提示因痰致瘀的特点，故不仅要痰瘀同治，且应重在治瘀。若痰饮壅阻肺气，喘而气逆痰涌、胸部憋闷、胁肋胀痛，面黯，唇甲青紫，舌苔浊、质紫，脉细滑者，当化痰祛瘀，选用杏苏二陈汤合加味旋覆花汤，药如杏仁、桃仁、当归、旋覆花、茜草根、苏子、白芥子、葶苈子、法半夏、降香等。如痰瘀壅肺，肺失吸清呼浊之职，浊邪害清，上蒙神机，以致神志淡漠，恍惚，烦躁，昏昧，面黯，唇紫，喘促气逆，痰黏难咳，舌苔浊腻、质紫，脉细滑数，治当涤痰泄浊、化瘀开窍，选用涤痰汤合通窍活血汤，药如茯苓、菖蒲、郁金、丹参、赤芍、半夏、南星、天竺黄、炙远志、陈皮、川芎、桃仁、红花、麝香等。他如痰瘀壅阻气机，脉络不通，气化失宣，津液失于输化，则可导致血瘀水停，身肿足浮，腹满，喘急咳逆，心慌动悸，颈脉动甚，面唇、爪甲、舌质黯紫，脉来三五不调，表现肺心同病之候，治疗当重在化瘀利水，药用苏木、丹参、桃仁、茯苓、泽泻、汉防己、泽漆、万年青根、泽兰、路路通、当归、蟾皮、茶树根等。

苏木咸能入血，辛能走络，功能活血祛瘀消肿，《血证论》治产后败血乘肺，气喘目黑，鼻起烟煤者，用参苏饮，取人参、苏木二味，一补肺气，一降瘀血。余师其意，用苏木以治肺癌初期喘满、咳逆胸胀、面浮色紫之症，竟获显效。泽漆辛苦而凉，功能行水消肿、祛痰散结，主治水肿腹满、痰饮喘咳、瘰疬等症。泽漆汤即以泽漆为主药，用治喘咳痰多、身肿。而苏木与泽漆合用，祛痰散结以行水，相得益彰。

第二节　肺癌发热辨治之我见

发热是肺癌常见的症状之一，约有 30% ～ 50% 的患者以发热为主要症状。其发热原因常见于肿瘤压迫或阻塞支气管后引起肺部感染，或由于癌肿坏死、毒素吸收而引起发热。癌性发热使用抗生素治疗往往无效。临床上我们在辨证论治原则指导下使用中药治疗，取得了较好的疗效。

一、甘温除热治病求本

甘温除大热法为李东垣所创，为临床治疗肺癌发热的常用大法之一。甘温除热，乃为元气虚发热而设，即用甘温药物为主治疗内伤发热的方法而言。东垣倡此法创设补中益气汤等方剂治内伤发热，认为"人以胃气为本"，在发病上若脾胃有伤，中气不足，化源不资，不仅会引起营卫失守而患外感，而且更易导致元气不足而患内伤。笔者认为，就肺癌发热而言，"惟当以辛甘温之剂，补其中而升其阳"，此"补其中"之"中"，即脾胃之气。元气不足而补中者，乃因"真气又名元气，乃先天之精气也，非胃气不能滋之"也。故补中即所以补元，元气足则病自愈而热必除，这也是扶正以治癌的具体方法之一。就其治疗而言，《内经》提出"虚则补之""劳者温之，损者温之"之治则，《伤寒论》《诸病源候论》《普济方》等著述均涉及过内伤发热的证治。尤其《三因极一病证方论·积热证治》中提出的"气不归元而阳浮于外"及其所用的"六神散"，不仅在理论上提出了元气虚损发热之论，而且具有极大的现实意义。

肺癌患者多脾胃受损，乃肺癌发热之关键：阴火之生，根源在元气之不足。肺癌发热是因内伤而致脏腑功能失调，气血阴阳亏虚为基本病机。《脾胃论》指出："脾胃气衰，元气不足。"明确揭示了这一关键所在，也可看出其前者为因，后者为果，即元气不足是本病之病机本质，概括了气血阴阳之亏虚而导致元气不足的直接原因是脾胃气衰，而饮食失节、劳逸过度、喜怒忧恐及身体素弱是四个易致脾胃受损的原因。这对我们认识元气虚所致肺癌发热之病因及防治具有指导作用。

在论及气虚发热之病理机制及临床表现时，东垣指出，"脾胃虚衰，元气不足"可致"阴火上冲则气高而喘，身烦热，为头痛，为渴，而脉洪大"。此与肺癌早期发热的临床表现极为相似。笔者认为，"阴火也，起于下焦""火与元气不两立，一胜则一负"，乃内生之火，言其为邪，则由其与元气不两立及为元气之贼。患者之火邪，有外感者，有内生者，而内生者则有因虚因实之分。如常言之"气有余便为火"，即是内生火邪中之虚火。而虚火多因人体气血阴阳亏虚所致。肺癌患者精血津液不足即可产生"阴虚生内热"之虚火。肺癌患者"元气不足"之时，元阴元阳均有所不足，此时阳气虚当然属主要矛盾，故应突出补气升阳，但亦有阴虚的一面。此时阴虚所生之虚火，与上述阴虚火旺不同，即是在气虚为主要矛盾基础上携有阴虚之火邪，此阴火产生之后，必伤脾胃之气及元阳元阴，导致发热。其治唯滋养后天之一途，此补脾即所以补元，这即是东垣调补脾胃、甘温除热之大法。

薛己谓："阴虚乃脾虚也，脾为至阴。""盖脾禀于胃，故用甘温之剂以升发胃中元气而除大热。"此即是以补脾的方法治疗阴虚发热。这可阐述肺癌发热患者脾虚、阴虚和发热三者之间关系。甘温除热法不仅指甘草与参芪等组成的补中益气汤等方，也指炙甘草与姜附等组成的通脉四逆汤等。甘温除热不是直接除热，而是通过纠正引起气虚发热的一系列病理变化而达退热的，方符治病求本的原则。临床运用得当，不仅能补脾气、退虚热，还有益气生血，扶正祛邪，增加抗体，抗感染、抗病毒、调整自主神经功能紊乱的作用。

二、审症求因圆机活法

肺癌患者发热多与饮食、劳倦、情志、湿热、瘀血等因素有关，或为疾病过程中的症状之一，病因论之虽明，但临证时许多致热的原因难查，致使辨证困难。我们认为，因其基本病机是由脏腑阴阳气血失调所致，凡遇病因不明的发热，不论是气（阳）虚、阴（血）虚，还是气、血、痰、食、瘀等诸邪，必有外在体征和表现。鉴于某些致热病因如湿、热、痰、瘀等病理产物难以从病史中查明，那么审证求因，除详询病史外，就必须从舌象、脉象、转移所犯脏腑阳性体征和理化检查结果入手，综合分析，寻找其内在的致热病因，使辨证有据。辨治肺癌发热常法不效者，必有气、血、痰、瘀、食、湿等因素夹杂其中，尤当诊察入微，循根索隐。应去伪存真，辨证务求精确，方能应手取效。如肺癌后期多见因神经功能紊乱引起的发热，多类属七情内伤范畴。七情本为人之常。七情太过，触景而发，情动则乱。如喜伤心，其气散；怒伤肝，其气逆；忧伤肺，其气聚；思伤脾，其气结；恐伤肾，其气怯；惊伤胆，其气乱；悲伤心包，其气急；情志病皆生于气。脏腑气机逆乱，且常与诸郁邪相连，变症不可胜数。其症虽繁，但辨治应重在调脏腑之气。然情志致热，有虚实之分，一般而言，喜乐惊恐，耗散正气，多属虚证；怒忧思悲，郁结邪气，多属实证。又因心为五脏六腑之大主，精神之所舍，情动则心动，气有余便是火，故情志内伤发热者又多与心相关。因此，凡遇情志内伤所引起的肺癌发热，治疗应依其虚实寒热之差异，分别采用木郁达之、火郁发之、土郁夺之、金郁泄之、水郁折之、结者行之、散者益之等诸法调之，以升降诸气、宣利三焦、疏导壅滞，以发散其邪热，平衡脏腑阴阳，是其治疗之大法。

临证饮食内伤、积久化热之实证，不可不识。气虚发热与食积发热同为内伤发热，但气虚发热起病缓慢，病程较长，其发热多为低热，多伴有头晕神疲、自汗、脉无力等症。而食积内伤发热之临床特点是起病急，热势盛，腹胀满，或便秘，脉滑数有力，舌质红，苔黄燥，或黑或腻，甚者可伴有神昏谵语、狂躁、抽搐、厥逆、衄血、癃闭等，变症甚多，两者证候病机不同，临证尤应分辨之。饮食内伤所致发热，其虚证当补中益气、甘温除热为要；而实证则应消积导滞、通腑泄热、祛邪安正为主，余习用枳实导滞丸。

三、毒邪致热给以出路

通过多年的临床实践与观察，我们认为：凡是对机体有不利影响的毒邪，大致可分为外来之毒与内生之毒两个方面，因其种类不同而其致病的性质与特点亦不相同。以人体自身为界，外来之毒指来源于身体之外的有害于人体的物质，如大气污染、六淫之气、疫气、电磁辐射、化肥农药污染等环境之毒及病原微生物等生物之毒，内生之毒是指人体新陈代谢产生的不需要的乃至有害于健康的各种废物与毒素，或一些正常的生理物质超出生理水平或改变其所应在的部位。毒邪从口、鼻、耳、皮肤、消化道等外部或内部通道进入人体后，侵袭不同的脏腑，造成管道不通，机体排毒不畅，此为肺癌发热病因之一。毒邪的致病特点是感之则损正，进入体内后，直接消耗正气，降低正气抗邪能力，影响人体的健康状态，进而能引起人体阴阳失调。其中湿毒、瘀毒等在肺癌发热的发病、病机转化中有举足轻重的作用。而脏腑本身的功能完善和彼此之间的功能协调，是排出毒邪的重要基础之一。就肺癌发热来说，饮食劳倦、七情、毒邪、痰瘀、食积等多种因素作用于人体，导致气血运行不畅，经脉痹阻，脏腑功能失常，继而气血阴阳失调，排毒功能受损，管道欠通畅或不通畅，使毒邪内存，机体要恢复阴阳平衡的关系，必然要发挥其内在的抗病能力，这样邪正交争则发热。从肺癌发热与毒邪致病的角度来看，气血、阴阳失调，痰瘀交阻是肺癌患者发热的始动因素与病机核心，也构成了毒邪致病的病理基础，机体在病理状态下产生的各种物质与因子、代谢产物和排出的废物，从本质上来说也是毒，毒邪存于体内，一方面可致使人体正邪相争而发热，另一方面又可以损伤人体正气，耗气伤津，导致人体的正气虚衰，排毒不畅，从而导致气滞血瘀，郁而化热。由此可见，毒邪不仅仅是人体发热过程中的病理产物，也是造成发热的一个重要因素，因而内热既可生毒，毒邪内生阻滞气血亦可化热，不通则热是其发热的一个重要病机，而存在于体内各种毒邪的性质、数量以及机体功能状态决定了疾病的轻重缓急，故在治疗中应时时注意到内伤发热过程中发热与毒邪的关系。故治疗肺癌发热可从通论治。我们本着毒邪致病的认识，针对本病发病的病因病机，认为在具体的治疗中，应注意在扶正的基础上注重通与补的运用，而不可一味蛮补而致气血壅滞不通，如有气郁、瘀血、湿阻、食积则相应参以理气、活血、化湿、消食之品。疏通人体正常的排毒管道，给各种病理产物和毒邪以出路，使之不再阻碍人体气血的正常流通，使脏腑的机能恢复正常，四肢九窍，血脉相传。正如《金匮要略》所云："若五脏元真通畅,人即安和。"由此可见,中医治疗肺癌发热并非一定要清热,亦非有虚而一定要用补,而须针对病机,通补并用,调达气血予以治疗,方能中的。

第三节 肺癌久咳的治疗思路

肺癌临床常见久咳缠绵难愈,不仅影响患者生活质量,且阻碍进一步治疗,故探讨其中医治疗具有十分重要的现实意义。

一、止咳须下利,化痰兼祛瘀

《素问》云:"五脏六腑皆令人咳,非独肺也。"临证治疗肺癌久咳如果只以祛痰、止咳、润肺、健脾、补肾、清肝等法治疗,疗效常不满意。我们在辨证处方基础上加用下利药物,效果较为满意。探其原委,盖肺与大肠相表里,肺气之肃降有助于大肠的传导功能。久咳邪由表入里,腑气不畅,浊气上干,反碍肺气之肃降。此时独治肺则难断其源,而用通腑泻下或润下之法,则腑通邪去恙可愈也。所选用之大黄能除痰实、下气、平胃,桃仁能润燥滑肠、止咳逆上气。如因痰湿壅盛不化所致,可于健脾燥湿方中酌加利水药物,使祛湿之力大为加强;车前子能利水、祛痰、止咳,药理研究证明车前子具有祛痰、抑菌作用。肺胃之气同司下降,其气以降为和为顺。若肝火盛,则肝胃不和,胃失和降,气逆于上,肺气不利而随之上逆。所以治疗肝火犯肺所致之咳甚气逆,可在清肝泻火的基础上,酌加降利之药物,则事半功倍。常用旋覆花下气、消痰、止咳,代赭石下气、降痰、清火。肺癌晚期常"心包之火上克肺金"而致咳,其病在肺,其因在心,证见夜则发热,日则咳嗽,日夜皆热,日夜皆咳。此时以泻心火、润肺金为主,常用当归、生地黄、茜草、金银花、百合、款冬花、川贝母、人参、五味子之类。

叶天士云:"所以难治者,缘咳嗽根由甚多,不止于肺。"因此"每遇一证,必究其本而探其源"，而察源之法，在乎审证。肺朝百脉，肺失宣肃，则气机不利，血行不畅，导致瘀血阻滞。痰作为咳嗽的主要病理因素，阻于肺络也促使瘀血形成。故在治疗久咳过程中，余常于方中加地龙、当归、郁金、丹参等活血化瘀之品，不仅有助于痰邪排出，更使气机调和，百脉流畅，而收到从本治咳之功。若兼见急性咽喉炎或急性扁桃体炎之久咳，心肺热盛者，证见咳嗽痰黄或痰稠，咳吐不爽，喉中如物梗阻，咽喉肿痛，或胸痛、胸闷、心烦、苔黄腻，脉滑数，治宜清心泻火，清肺化痰止咳。以泻心汤合泻白散加减治疗。常用药物有川黄连、黄芩、桑白皮、地骨皮、全瓜蒌、法半夏、桔梗、生甘草、炒枳壳等。川黄连、黄芩苦泻心火，桑白皮、地骨皮清心泻肺；全瓜蒌、法半夏、桔梗、枳壳等理气化痰止咳。若心肺阴亏、肺热气逆者，证见咳嗽气紧，咳吐稠痰，心烦头昏，喉中干痒，寐差，脉细而浮，舌质干，苔微黄，治宜滋养心肺之阴，佐以清热降肺。常用药物有生地黄、知母、百合、麦冬、玉竹、白芍、紫菀、百部、前胡、地骨皮、桑白皮、甘草、法半夏、桔梗、枳壳等既滋养心肺阴液，又能清肺降气，止咳化痰。阴复热消，肺气得以宣降，诸症即解。临证时可据具体情况选用一二味即可。

二、固肾应纳气，肝咳必滋水

肺癌患者常久病及肾，致使下元不固、肾失摄纳、气不归根，上逆而咳。肾虚不能制水，水饮上逆，亦可导致咳嗽。由于肾虚恢复较慢，此类咳嗽常日久不愈。又若咳久伤肺，肺虚则金不生水，进而肺肾俱虚，复加重咳嗽，咳与肺肾俱虚互为因果，以致迁延难愈。对于此类久咳，若见夜卧气冲咳甚、行走亦气短喘促、行动头胀、下体自汗、气急、失音、咽干、遗泄、形寒怯冷、足冷等症，其治疗应以补肾摄纳为主，兼以治肺。常用药物有熟地黄、山茱萸、五味子、山药、羊肾、巴戟肉、胡桃肉、肉桂、沉香等，方多选用六味地黄丸、肾气丸等以平和温补，固肾纳气。

肺主气之降，肝主气之升，二者各司其职。肺癌患者常因情志影响，致肝郁化火。肝火反侮于肺，形成木火刑金的病理状态，由此而引起的久咳为肝咳。李中梓云："若气上冲而咳，是肝肾虚也。""今肝脏内虚，不合冲任之血，出于肤腠，则肝气从心包以上冲，上冲则咳。"提示气逆上冲是咳嗽的关键。肝气上逆，下焦无根，故咳嗽频频而作，咳声低沉，或胸胁满闷，咳痰不爽，或泪涕不收，鼻窍不利，或日晡潮热，甚或咳血并见。治疗以滋水养肝为主，常用药物如山药、山茱萸、五味子、熟地黄、当归、白术、白芍、木瓜、枸杞子等。

叶天士指出："肝阳逆行，乘肺则咳。此肝阳化风，旋扰不息，致呛无平期。"此类久嗽，常伴胸闷头胀、喉痒、喉痹、胁痛、胁中拘急、耳鼻窍闭等症。此时一方面应解木郁之火，使金免火刑；另一方面则应和阳息风，使肝无生火动风之变。常用药物有羚羊角、栀子皮、桑叶、杏仁、瓜蒌、牡丹皮、青黛、鸡子黄、牡蛎、天门冬、女贞子、糯稻根等。郁火解散、肺得宣肃，则久咳可愈。同时配伍滋肝息风，使肺宣降复常，不治嗽而嗽自止。

肺癌患者因肝气不疏引起久咳不愈者，临床常表现为肺病及肝、肝病及肺两种情况。一方面咳嗽日久，出现胁痛不适，或口苦，或咳时发热、脉弦等症状，提示肺金已克肝木，导致肝郁而生热。如仍守宣肺止咳或降气除痰之法，难获良效，法宜和肝清肺。以泻白散合小柴胡汤加减治疗。用桑白皮、地骨皮、枳壳、柴胡、黄芩、法半夏、甘草、白芥子等。如咳声急，胸胁痛甚，可酌加川楝子、郁金以解郁达木，常能取效。另一方面因郁怒伤肝、肝郁化火上炎，肺不能制肝，肝火灼肺，肺气上逆而出现咳嗽气逆、咳痰不爽者，此即因肝及肺之久咳。常伴咳则胁痛，心烦易怒，甚或咳血、口苦、脉弦，苔黄质红。病属肝火灼肺，故宜清肝泻火，佐以清润肺金。常用药物有青黛、蛤壳、桑白皮、地骨皮、天花粉、川贝母、黄连、杏仁、甘草、枳壳、牡丹皮、刺蒺藜等。如日久耗损肝阴或肝阴素不足者，阴不足则肝热冲肺、肺失清肃而引起久咳。证见咳嗽、咳痰不爽，或痰中带血，或头晕目眩，心悸，或食欲不振，或睡眠差，或性急易怒，脉弦细，舌质红，苔薄少津。治宜滋阴涵木，兼肃肺气。常用药物有玉竹、天花粉、瓜蒌、天冬、牡丹皮、当归、枳壳、石决明、女贞子、菊花、夜交藤、甘草、黄芩、白芍等。其中玉竹、女贞子、当归、白芍等滋养肝阴，石决明、菊花、夜交藤等平肝敛阳，刺蒺藜、牡丹皮疏肝解郁火，天花粉、天冬、瓜蒌、枳壳、黄芩等清肃肺气，肝阴得滋，肺得清肃，阴平阳秘，诸症自愈。

三、外邪久内郁，健脾以达邪

肺癌久嗽之证，内伤脏腑所致者居多，但亦有因于外邪内郁不解而致者。此类久嗽可伴见鼻塞、恶寒、发热、脉数大等症，治疗应疏肺清散，治在气分，当清泻肺中郁火，用泻白散。药用杏仁、苏梗、桑叶、石膏、薏苡仁、甘草等以宣肺化湿，使其内郁伏邪外达，则久嗽可愈。

《经》曰："久咳不已，则三焦受之。"久咳"是不专理肺可知矣"。其中与肺密切相关者首推脾胃。若脾胃虚弱，土不生金，可致咳嗽迁延难愈。常兼有气弱、神倦、汗出、食减、纳呆、便溏、腹泻等，若"见咳治肺，生气日疲矣"。叶天士指出："法当建立中宫，大忌清寒理肺。希冀止嗽，嗽不能止，必致胃败减食致剧。""从来久病，后天脾胃为要。咳嗽久非客症，治脾胃者，土旺以生金，不必穷究其嗽。"方多选用小建中汤、黄芪建中汤、异功散、麦门冬汤加减。常用药物有北沙参、麦冬、白芍、山药、石斛、黄芪、茯苓、陈皮、白扁豆等，而脾胃不足有阴虚与阳虚之分，故培土生金又有补阴与补阳之别。若脾胃之阴虚久嗽，当以滋养脾胃阴液为治，可用北沙参、白扁豆、炒麦冬、茯苓、石斛、天花粉以扶胃土、滋胃阴，使土健而生金，则久咳可止。

《杂病源流犀烛》有"脾不伤不久咳"之训。肺癌患者常"脾土内虚，土不胜水，致痰涎上涌"而咳，咳必兼喘，胃为水谷之海，足阳明主胃，其气下行，若阳明之气不从下行而上逆为咳者，咳出黄痰或咳久不愈，迁延难宁。治疗亦以运脾降胃消痰为法，常用药物如白术、山药、干姜、薏苡仁等消痰散饮药。

人体水液代谢与脾胃功能紧密相关，若水液代谢异常，则可聚湿为痰或水涸不润，造成咳嗽。《万病回春》指出："大抵久嗽者，多属肾气亏损，火炎水涸，或津液涌而为痰者，乃真脏为患也。以补中益气汤养脾土生肺肾为佐，久之自愈。"此类久咳，多伴脾肾俱损证候，可见痰多食少、身动息鸣如喘、心悸、汗多、背足常冷、咳甚不得卧、食减神倦、脉细数等。其治"中宜扶胃，下固肾真"，常用药物有黄芪、白芍、芡实、莲子、山药、白扁豆、熟地黄、白术、胡桃肉、附子、紫石英等。

第四节　肺癌久咳辨治经验

肺癌是呼吸系统最常见的恶性肿瘤之一，以咳嗽、咳血、胸痛、发热、气急为主要临床表现。其中临床常见久咳缠绵难愈，严重影响患者生活质量。目前对久咳的疗效仍不满意。中医药治疗有一定优势，但尚处在前瞻性研究阶段，故探讨其治疗具有十分重要的现实意义。笔者临床上从整体观念出发，在辨证论治的原则下治疗本证，略有心得，兹总结如下。

一、宣达开肺培土生金

肺癌久嗽之证，内伤脏腑所致者居多，但亦有因于外邪内郁不解而致者。外邪伏郁于肺未解、肺失宣肃，咳嗽终不能除。若久嗽由此而致，必有踪迹可寻。此类久嗽可伴见鼻塞、恶寒发热、脉右数大等症，治疗应疏肺清散，治在气分。治当清泻肺中郁火，用泻白散。药用杏仁、苏梗、桑叶、石膏、薏苡仁、甘草等以宣肺化湿，使其内郁伏邪外达，则久嗽可愈。

《经》曰："久咳不已，则三焦受之。"久咳"是不专理肺可知矣"。三焦内含脏腑，其中与肺有密切生理关系者首推脾胃。若脾胃虚弱、土不生金，可致咳嗽迁延难愈。肺癌久咳的常兼有气弱、神倦、汗出、食减、纳呆、便溏、腹泻等，若"见咳治肺，生气日疲矣"，叶天士指出："法当建立中宫，大忌清寒理肺。希冀止嗽，嗽不能止，必致胃败减食致剧。""从来久病，后天脾胃为要。咳嗽久非客症，治脾胃者，土旺以生金，不必穷究其嗽。"方多选用小建中汤、黄芪建中汤、异功散、麦门冬汤加减。药用北沙参、麦冬、白芍、山药、石斛、黄芪、茯苓、陈皮、白扁豆等，而脾胃不足有阴虚与阳虚之分，故培土生金又有补阴与补阳之别。若脾胃之阴虚导致久嗽，当以滋养脾胃阴液为治。可用北沙参、白扁豆、麦冬、茯神、石斛、天花粉以扶胃土、滋胃阴，使土健而生金，则久咳可止。

《杂病源流犀烛》有"脾不伤不久咳"之训。肺癌患者常"脾土内虚，土不胜水，致痰涎上涌"而咳，咳必兼喘。胃为水谷之海，足阳明主胃，其气下行，若阳明之气不从下行而上逆为咳者，咳出黄痰或咳久不愈，迁延难宁，苦痛难言。治疗亦以运脾降胃消痰为法，常用药物如白术、山药、干姜、薏苡仁等。

久嗽与肺、脾、肾三脏功能异常密切相关。因人体水液代谢正常与否与三脏功能紧密相联，故水液代谢异常，则可聚湿为痰或水涸不润，造成咳嗽。《万病回春》指出："大抵久嗽者，多属肾气亏损，火炎水涸，或津液涌而为痰者，乃真脏为患也。须用六味地黄丸壮肾水滋化为主，以补中益气汤养脾土生肺肾为佐，久之自愈。"叶天士指出："古人于有年久嗽，都从脾肾子母相生主治，更有咳久，气多发泄，亦必甘补敛摄。"此类久咳，多伴脾肾俱损证候，可见痰多食少、身动息鸣如喘、心悸、汗多、背足常冷、嗽甚不得卧、食减神倦、脉细数等。其治应中宜扶胃，下固肾真，药用黄芪、白芍、芡实、莲米、山药、白扁豆、熟地黄、白术、胡桃肉、附子、紫石英等，方多选黄芪建中汤加附子加减。

二、补肾摄纳滋肝息风

肺司呼吸，为人体气机升降出入之枢纽。肾主纳气，为气之根蒂。二者同气之出纳，均有直接关系。肺癌患者常肾虚下元不固、肾失摄纳、气不归根，则可上逆而咳。肾虚不能制水、水饮上逆，亦可导致咳嗽。由于肾虚恢复较慢，此类咳嗽常日久不愈。又若咳久伤肺，肺虚则金不生水，进而肺肾俱虚，复加重咳嗽，咳与肺肾俱虚互为因果，以致迁延难愈。对于此类久咳，若见夜卧气冲咳甚、行走亦气短喘促、行动头胀、下体自汗、气急、失音、咽干、遗泄、形寒怯冷、足冷等症。其治疗应以补肾摄纳为主，兼以治肺。邵新甫指出："因水虚而痰泛，元海竭而诸气上冲者，则有金水双收，阴阳并补之治，或大剂滋填镇摄，葆固先天元精。"药物常选用熟地黄、山茱萸、五味子、山药、羊内肾、巴戟肉、胡桃肉、肉桂、沉香等，方多选用六味地黄丸、肾气丸等以平和温补，固肾纳气。

肝与肺，二者在生理上是制约与被制约的关系。在正常情况下，肺主气之降，肝主气之升，二者各司其职，则升降有序、机体健康。但因肝为刚脏、内寄相火，肺癌患者因忧、思、恼、怒等情志的影响，常致肝郁化火。肝火反侮于肺，形成木火刑金的病理状态，由此而引起的久咳在临床亦不鲜见。李中梓："若气上冲而咳，是肝肾虚也。"盖"肾脏内虚，不能合水腑而行皮毛，则肾气从中土以上冲，上冲则咳"。"肝脏内虚，不合冲任之血出于肤腠，则肝气从心包以上冲，上冲则咳。"揭示气逆上冲是咳嗽的关键，而之所以气逆上冲，乃肝肾不足，下焦无根，故咳嗽频频而作，咳声低沉，或胸胁满闷，咳痰不爽，或泪涕不收，鼻窍不利，或日晡潮热，甚或咳血并见。治疗则以滋水养肝为主，常用药物如山药、山茱萸、五味子、熟地黄、当归、白术、白芍、木瓜、枸杞子等。

叶天士指出："肝阳逆行，乘肺则咳。此肝阳化风，旋扰不息，致呛无平期。"此类久嗽，常伴胸闷头胀、喉痒、喉痹、胁痛、胁中拘急、耳鼻窍闭等症。此时一方面应解木郁之火，使金免火刑。另一方面则应和阳息风，使肝无生火动风之变。用药可选羚羊角、栀子皮、桑叶、杏仁、瓜蒌、牡丹皮、青黛、鸡子黄、牡蛎、天门冬、女贞子、糯稻根须等。使郁火解散、肺得宣肃，则久咳可愈。同时滋肝息风，使肺无火刑风扰，宣降复常，不治嗽而嗽自止。

《经》曰："肝咳之状，咳则两胁下痛，甚则不可以转，转则两胠下满。"肺癌患者因肝引起久咳不愈者，临床常表现为肺病及肝、肝病及肺两种情况。一方面咳嗽日久，常出现胁痛不适，或口苦，或咳时发热，脉弦等症状。提示肺脏病变已克肝木。导致肝气郁而生热。如仍守宣肺止咳或降气除痰之法，难获良效。用木郁达之、金郁泄之之治则，法宜和肝清肺，余常以泻白散合小柴胡汤加减治疗。用桑皮、地骨皮、枳壳、柴胡、黄芩、法半夏、甘草、白芥子等。如咳声急，胸胁痛甚，可酌加川楝子、郁金以解郁达木，常能取效。另一方面因郁怒伤肝，肝郁化火上炎，肺不能制肝。肝火灼肺，肺气上逆而现咳嗽气逆、咳痰不爽者，此即因肝及肺之久咳。常伴咳则胁痛，心烦易怒，甚或咳血、口苦、脉弦，苔黄质红。若单从清肺治疗，收效必定不佳。因病机属肝火灼肺，故宜清肝泻火，佐以清润肺金。余常用青黛、蛤壳、桑白皮、地骨皮、天花粉、川贝母、黄连、杏仁、甘草、枳壳、牡丹皮、刺蒺藜等。如日久耗损肝阴或久有肝阴不足者，每致阴不足则肝热冲肺，肺失清肃而引起久咳。证见咳嗽、吐痰不爽，或痰中带血，或头晕目眩，心悸，或食欲不振，或睡眠差，或性急易怒，脉弦细，舌质红、苔薄少津。治宜滋阴涵木，兼肃肺气。药用玉竹、天花粉、瓜蒌、天冬、牡丹皮、当归、枳壳、石决明、女贞子、菊花、夜交藤、甘草、黄芩、白芍等。其中玉竹、女贞子、当归、白芍等滋养肝阴，石决明、菊花、夜交藤等平肝敛阳，刺蒺藜、牡丹皮等疏肝解郁火，天花粉、天冬、瓜蒌、枳壳、黄芩等清肃肺气。使肝阴得滋，肺得清肃，阴平阳秘，诸症自愈。

三、探求根本活血下利

古谚云："诸病易治，咳嗽难医"。叶天士认为"所以难治者，缘咳嗽根由甚多，不止于肺"。因此"每遇一证，必究其本而探其源"，而察源之法，在乎审证。肺朝百脉，全身血液都通过经脉而聚合于肺，通过肺的呼吸进行气体交换，然后再输布到全身。肺失宣肃，则气机不利，推动血行不畅，导致瘀血阻滞。同时在咳嗽过程中，痰作为一个主要病理因素，阻于肺络也促使瘀血形成。故在治疗久咳过程中，余常于方中加地龙、当归、郁金、丹参等活血化瘀之品，不仅有助于痰邪排出，更使气机调和，百脉流畅，而收到从本治咳之功。

若兼见急性咽喉炎或急性扁桃体炎之久咳。有心肺热盛者，证见咳嗽痰黄，或痰稠，咳吐不爽，喉中如物梗阻，咽喉肿痛。或胸痛、胸闷、心烦、苔黄腻，脉滑数。治宜清心泻火，清肺化痰止咳。余习以泻心汤合泻白散加减治疗。药用黄连、黄芩、桑皮、地骨皮、全瓜蒌、法半夏、桔梗、生甘草、炒枳壳等。黄连、黄芩苦泻心火，桑白皮、地骨皮清心泻肺。全瓜蒌、法半夏、桔梗、枳壳等理气化痰止咳。若心肺阴亏、肺热气逆者，证见咳嗽气紧，咳吐稠痰，心烦头昏，喉中干痒，寐差，脉细而浮，舌质干、苔微黄。治宜滋养心肺之阴，佐以清热降肺。药用生地黄、知母、百合、麦冬、玉竹、白芍、紫菀、百部、前胡、地骨皮、桑白皮、甘草、法半夏、桔梗、枳壳等。既滋养心肺二脏的阴液，又能清肺降气，止咳化痰。阴复热除，肺气得以宣降，诸症即解。当然临证时不必全药同用，可据具体情况选用一二味即可。

《经》云："五脏六腑皆令人咳，非独肺也。"肺癌晚期常"心包之火上克肺金"而致咳，其病在肺，其因在心，证见夜则发热，日则咳嗽；或日夜皆热，日夜皆咳。此时以泻心火、润肺金为主，常用当归、生地黄、茜草、金银花、百合、款冬花、川贝母、人参、五味子之类。另外肺癌久咳多为内伤咳嗽，少数是外感咳嗽治疗失当、迁延不愈或愈而复发。临证中如果只以祛痰、止咳、润肺、健脾、补肾、清肝等法治疗，疗效常不满意。我们在辨证处方基础上加用下利药物，效果较为满意。探其原委，盖肺与大肠相表里，肺气之肃降有助于大肠的传导功能。久咳邪由表入里，腑气不畅，浊气上干，反碍肺气之肃降，形成恶性循环。此时独治肺则难断其源，而用通腑泻下或润下之法，则腑通邪去恙可愈也。所选用之大黄能除痰实、下气、平胃。桃仁能润燥滑肠止咳逆上气。如因痰湿壅盛不化所致，单用健脾燥湿方法，取效较慢且不确切，酌情加利水药物，则使祛湿之力大为加强。车前子能利水、祛痰、止咳。现代药理研究亦证明车前子具有祛痰、抑菌作用。肺胃之气同司下降，其气以降为和为顺。若肝火盛，则肝胃不和，胃失和降，气逆于上，肺气不利而随之上逆。所以治疗肝火犯肺所致之咳甚气逆，若在清肝泻火的基础上，酌加和降之药物，则事半功倍，效如桴鼓。所用之旋覆花能下气、消痰、止咳，代赭石能下气、降痰、清火。

总之，治疗肺癌久咳，既要重视肺与疾病的联系，又要重视肺与肝、脾、肾的密切生理关系及病理上的相互影响。在治则上以补养脾肾为主，同时不忽视驱散外邪与疏泄肝火。处方用药则察病机所在而灵活运用。

第五节　肺癌咳血之病机特点及治疗对策

肺癌导致肺脏功能失调，肺气郁阻，宣降失司，气机不利，血行受阻，津液失于输布，津聚为痰，痰凝气滞，瘀阻络脉，于是痰气毒胶结，日久形成肺部积块。肺癌患者咳血系肺之络脉受损，其血由肺而来，癌肿腐蚀脉络时，可引起痰中带血，因此肺癌咳血常反复出现，常贯穿整个病程。我们临床在辨证论治原则指导下，提出其病机特点为火伤血络为标、瘀血内停为变、脾肾亏损为本，治则泻火凉血、活血化瘀、健脾补肾，现总结如下。

一、热伤血络为其标，泻火凉血以止血

咳血为肺癌主要症状之一，临证常表现为痰中带血、痰中带有血丝单纯或咳血。《济生方·吐衄》指出："夫血之妄行者，未有不因热之所发，盖血得热则淖溢，血气俱热，血随气上，乃吐衄也。"说明火伤肺中血络与咳血之间关系密切。

火热又有实火与虚火之分，外感风热燥火，湿热内蕴，肝郁化火等均属实火，而气虚阴火和阴虚火旺之火则属虚火。肺癌患者气血衰少，正气亏虚，不能卫外，最易感受外邪。外感风热或风寒化热，灼伤肺络或饮食辛辣不洁，助湿生热，则咳血、咳血，此多为实火。肾精亏损，虚热内生，灼伤血络，或肾亏火衰，火不归原，无根之火浮炎于上，阴阳不相为守，则血行障碍，错行脉外，或脾虚气弱，阴火内生，灼伤血络，则见衄血，此皆为虚火。可见肺癌咳血诸症无不由火而生。

血为阴液，随火升降，肺癌每出现咳血量大、势急时，当务之急是控制出血、治标止血为先。所谓急则治其标，治血先治火，以期火平热清，络宁血止，为进一步治疗创造条件。实火宜清热泻火止血，取犀角地黄汤之意变通用之。

虚火当养阴泻火止血，方取知柏地黄丸、茜根散随证化裁。凡身热面赤，便秘浸黄，脉滑实弦数等证，常用玄参、水牛角、紫草、生地黄、大黄、黄连、黄芩、大青叶之类清泻火热。如阴血亏损，不能敛阳，无根之火炽烈，伤络出血不止，急予泻火止血，方中伍入育阴潜阳之品，如天冬、鳖甲、阿胶、龟甲、牡蛎等。若素体正虚，复因外感诱发所致，证见神疲乏力，发热咽痛，出血量多，甚则便血尿血，脉浮细数，病势凶险，须在密切观察下，急以泻火止血为主，佐以扶正祛邪，以犀角地黄汤加减治疗。出血明显者均可加用牡丹皮、茜草、槐花、鲜茅根等凉血止血，其中鲜茅根用量宜大，可用至60g，经多年临床观察，疗效良好，并无不良反应。

二、瘀血内停为其变，活血化瘀以生新

肺癌临床上除常出现咳血症候外，常有瘀血内停的表现，如面色晦暗、肌肤甲错、皮下瘀斑、衄血不止、舌上瘀点、脉沉细而涩等。大量研究资料表明肺癌患者微循环有明显异常，并常伴有血液流变学的改变。电镜也观察到肺癌模型小鼠的肺组织微血管数目明显减少，血窦扩张，瘀血，窦壁菲薄，甚至有断裂现象。肺癌的上述病理改变均与中医的血瘀证有关，究其产生瘀血的原因，往往与正气亏虚、脏腑失调等因素有关。其基本病机是脾肾亏损。脾虚则统摄无权，出血成瘀，或气虚血脉鼓动无力，血虚脉络空虚，血行不畅，脉络痹阻而发生瘀血内停。肾虚则精血不足，不仅影响造血，而且还因血虚阴耗则虚热内生，扰血妄行，阳虚气损则统血无权，血溢脉外，离经之血蓄积体内，便成瘀血。正如《血证论》所云："离经之血虽清血，清血亦是瘀血。"瘀血久留不去，可致络脉瘀阻，影响造血，所谓"瘀血不去，新血不生"之理。因此瘀血内停是脾肾亏虚，血溢脉外的病理反映。瘀血既是肺癌发病过程中的病理产物，出现在病程中的任何一个阶段，同时又可作为一种致病因素而加重咳血，诱发感染，形成恶性循环，使变证百出，缠绵难愈。瘀血已成，留于体内，或影响气血化生，或引起血不循经，或积于脏腑，或阻滞经络，变生诸证。

肺癌病机是一种虚实夹杂的病理改变，如前所述，脾肾亏虚可致瘀血内停，此即所谓虚久必瘀。"瘀血不去，新血不生"，瘀血内停，久留不去，使脏腑组

织得不到营养物质的正常濡养温煦，又加重脏腑虚损。这种因虚致瘀、由瘀致虚的恶性循环，使咳血进一步加重，久致络脉瘀阻，新血无以化生，出血更加不止。对此治疗，单用补虚，则瘀血不去，新血难生。妄用活血，易伤正气，或加重出血。故当活血养血，活血止血，瘀血既去，新血方生。由于患者常见血小板低下，易见出血倾向，余一般不取桃仁、红花等破血之品。而选用当归、鸡血藤、丹参、三七之类，活血不妄溢，止血不留瘀。余常用仙鹤草与虎杖配伍，仙鹤草能收敛止血，虎杖可活血散瘀，二者相伍，一收一散，相得益彰，止血而不留瘀，活血而不妄溢，最合止血消瘀之意。

如因虚致瘀，活血药更宜与健脾补肾药合用，起到标本兼施、相辅相成的作用，使瘀去邪退，气生血长。有实验研究表明，活血化瘀药具有改善骨髓微环境，加速微循环的新陈代谢活动，改善血液流变学，调整机体免疫功能等作用，从而有利于造血。

三、脾肾亏虚为其本，健脾补肾以扶正

人以正气为本，血液运行有赖于五脏之功能协调，其中脾肾起着重要的作用，故有脾为气血之源、肾为营血之母之说。脾肾之强弱决定正气的盛衰，盖肾为先天之本，主骨生髓而藏精化血，是气血生化之根本。脾为后天之本，水谷之海，气血化生之源。脾肾为五脏六腑、气血阴阳化生滋养之源头。

若先天禀赋不足，或后天诸因内伤，往往可致脾肾亏虚。肺癌大多病程较长，常常反复发作，大多表现为全身衰弱状态，症见头晕目眩、神疲乏力、腰酸肢软、脉细无力等，属正气亏虚、内脏虚损，尤与脾肾亏损有关。脾虚气血生化无源，可致气血不足而出现头晕乏力、面色不华等贫血症候。脾虚统血无权，血溢脉外而咳血，或气虚阴火内生，以致血中伏火，燔灼于内，势必伤及血脉，也可引起咳血。又因癌毒邪瘤乘虚入侵，正邪相争表现为发热，甚则高热神昏。肾虚则精气不足。而肾中阳气根于肾阴，具有温养脏腑的功能。一方面是肾精虚损，导致肾阳不振，进而不能鼓动人体正气。另一方面是由于肾精亏虚，虚热内生，耗损阴津，日久精枯髓竭，无以化生气血。由此可见脾肾虚损在肺癌咳血的发病中起着重要的作用，脾肾亏损是导致气血不足、血溢脉外

的根本原因，并贯穿于肺癌发病过程之始终。

《张氏医通》云："人之虚，非气即血，五脏六腑莫能外焉，而血之源头在乎肾，盖水为天一之元，而人资之以为始者也。气之源头在乎脾，盖土为万物之母，而人资之以为生者也。"强调了脾肾亏损的重要性。血的运行有赖于五脏的功能协调，其中与脾肾两脏的关系最为密切。治当健脾补肾，扶正固本，化生气血。健脾补肾可以改善患者体质，增强机体免疫能力，控制出血，促进造血，因而是治疗肺癌咳血之根本方法。健脾益气则化生血液，统摄固脉，血循常道，不致外溢。益肾补元以填肾精，肾精充足，骨有所充，髓有所养，精血自生。健脾补肾又有健脾温和健脾滋肾之不同，常用健脾药物有山药、党参、黄芪、白术、山药等，滋肾常用熟地黄、鳖甲、制首乌、枸杞子、女贞子等。温肾选用补骨脂、菟丝子、鹿角、杜仲等。同时据景岳"阴中求阳、阳中求阴"之理论，温肾为主时佐以滋阴之品，滋阴为主时佐以温养之药，以提高疗效。诸药组合之方随证加减治疗，近期疗效较好，远期疗效可靠，能使大部分患者的临床症状改善，咳血症状缓解，对西药治疗无效的病例也有较好的疗效。余常用黄芪、鳖甲两味相伍，取黄芪甘温益气摄血，鳖甲咸寒入肾填精，两者同用，益气而不助火，滋阴而不伤中，共奏益气摄血，滋阴养精之功，无论阴阳虚损，在辨证的基础上加用两味药物，可控制咳血，缓解症状，而脾肾阴虚者用之尤宜。

另外，部分患者肾虚阴亏，久虚不复，阴亏越甚，肝火越旺，以致水火失济，火热内盛，灼伤血络，引起咳血，常常缠绵难愈。此可用泻肝法而收效。泻肝则抑火扶阴，固护精髓，有利于控制咳血，化生气血。以心烦易怒、脉弦带数为运用泻肝法的辨证要点，常用牡丹皮、山栀、柴胡、水牛角、龙胆草等。若出血明显时，胸膈烦热、大便不畅、舌苔黄者，可用通腑泄热法，在治标方药中加入生大黄以通腑泄热，对于止血往往有良好的效果。大黄既有泻火化瘀之功，亦有降气止血之妙，用之得法，常收桴鼓之效，一般用量为9g～15g，须后下方可见效。对于热象重者加用白花蛇舌草、半枝莲、重楼、连翘等清热解毒药治疗，常能取效。

总之，肺癌咳血之病因虽多，但其病机可以概括为火伤血络为标、瘀血内停为变、脾肾亏损为本。脾肾亏损为肺癌咳血火伤血络、瘀血内停的根本基础。火伤血络是肺癌咳血表现的重要因素，瘀血内停是正虚邪恋的病理产物，咳血、发热症候的致病因素。这一病机理论不仅概括了肺癌咳血的病理机制，更重要的是说明了本虚标实、病理因素互为因果、相互转化的动态变化。脾肾亏虚，易生火热，变生瘀血。火热久留不去，可耗伤正气，出血成瘀。瘀血内停则影响气血运行，又进一步加重了脾肾亏虚，增加火热入侵的机会。在临床表现上，大多患者常以正虚邪实诸候共见为特征。但由于病种不同，病程长短有异，体质强弱有别，发病年龄不一，临床又每见以本虚为主或以标实为重。临证时只要抓住火热为标、瘀血为变、虚损为本之纲要，治疗时常收桴鼓之效。

第六节　肺癌咳血证治举隅

肺癌由于肿瘤组织有比较丰富的血管，当癌组织破溃时，一般咳痰常带有血丝或咳出血样的痰，咳血量一般不大，但不易控制，常反复出现，当癌组织浸润到周围血管时，可引起血管破裂，发生较大量的咳血。西医常规治疗主要是使用垂体后叶素类药物止血，但疗效并不理想，且有副作用。笔者近年来采用中医药治疗本病，临床上取得了一定的疗效，现介绍如下。

一、邪侵肺络内伤居多

文某，女，65岁。

因"肺癌放化疗后3月余"于2003年5月初诊。患者吸烟40多年，2002年8月体检时发现肺部肿块，行CT引导下穿刺，病理结果为中低分化鳞癌。在某医院接受3周期化疗及胸部放疗，过程较顺利。3周前因浴后冒风，发为咳嗽、咳痰、发热、咽喉肿痛等，两周前出现咳血，血色鲜红，夹有泡沫。予抗生素、止血等治疗，但疗效欠佳，故转中医治疗。自诉发热时轻时重，往往以入夜为甚，咳痰清稀，咳血系纯血，与痰液并不相混，观其面色苍白，闻其声低而无力，苔薄黄，舌质红，脉浮数。诊为邪伤肺络，气虚失摄。治以疏风散寒、肃肺止血为法。处方：人参、麦冬各 4g，桂枝、当归各 5g，麻黄、炙甘草、白芍、黄芪各 9g，五味子 12g，仙鹤草 20g，白茅根 15g，浮海石 12g，蛤壳 20g。5 剂后，患者咳血次数和血量均减少，咳嗽、咳痰、发热、咽喉肿痛等亦有缓解。效不更方，继用 15 剂，诸症皆瘥。

按：肺癌咳血多以外邪侵袭为诱因，以内虚为基础。外邪袭肺，兼内有瘀癖，壅遏肺气，上逆为咳。邪伤肺络，血溢气道，引起咳血。咳血的病位在肺，血由肺来，经咳嗽而出，或出纯血鲜红，或兼夹泡沫，或痰血相兼，或痰中有血丝。风寒犯肺咳血者，痰稀薄，痰中夹血，血量不多，伴见恶寒，发热，头痛，鼻塞，苔白，脉浮。治宜疏风散寒，肃肺止血。若为内虚外感，既有面色苍白或萎黄，唇舌淡白，头晕眼花，舌质淡红等血虚证，又有上述外感风寒之证。治宜益血解散风寒。方选麻黄人参芍药汤加仙鹤草、白茅根、浮海石、蛤壳等治之。内虚外感风热，其证除上述虚证外，每兼见发热重，恶寒轻，头昏而胀，微渴微咳，或微微汗出，苔薄黄，舌质红，脉浮数等。治应益血疏风散热，用桑菊饮、千金苇茎汤加茅根、茜草、藕节出入治之，必获良效。燥气致咳血者，证见咳嗽，痰少，黏稠不爽，痰中带血，伴见身热，咽干鼻燥，心烦口渴，苔白干，脉浮数。治宜清肺润燥，养阴止血。方选清燥救肺汤治之。《古今名医方论》指出："石膏、麦冬秉西方之色，多液而甘寒，培肺金主气之源，而气不可郁。土为金母，子病则母虚，用甘草调补中宫生气之源，而金有所持。金燥则水无以食气而相生，母令子虚矣，取阿胶、胡麻黑色通肾者，滋其阴以上通生水之源，而金始不孤。西方虚，则东方实矣，木实金平之，二叶秉东方之色，入通于肝，枇杷叶外应毫毛，固肝家之肺药，而经霜之桑叶，非肺家之肝药乎？损其肺者，益其气，人参之甘以补气。气有余便是火，故佐杏仁之苦以降气，气降火亦降，而治节有权，气行则不郁，诸痿喘呕自除矣。要知诸气膹郁，则肺气必大虚，若泥于肺热伤肺之说，而不用人参，必郁不开而火愈炽，皮聚毛落，喘而不休，此名之救肺，凉而能补之谓也。"临床用之，辄有显效。肺热壅盛咳血者，证见咳嗽，痰黄，咳血鲜红，量少，伴见咽干口渴，胸痛发热，便热，尿赤，舌红，苔黄，脉滑数。治宜清泄肺热，凉血止血，可用泻白散合十灰散加减。

二、虚火伤阴壮水制阳

陈某，男，61岁。

间断咳嗽、咳痰伴气喘20年，半年前加重，伴发热，咳血，无盗汗。X线胸片诊断为慢性支气管炎继发感染、肺气肿。3个月后再次摄胸片示胸椎体骨质破坏，呈楔形压缩改变，椎旁右侧见2.5cm×3cm块影。胸部CT见纵隔淋巴结肿大，诊断为右下肺癌并转移至胸8和纵隔淋巴结。仅予化疗。首次尚可，第2次化疗则因体力不支而中断。2003年4月邀予诊治。症见消瘦乏力，声息低微，纳差口干，干咳少痰，痰中带血，伴口干咽燥，潮热盗汗，耳鸣，腰膝酸软，舌红少苔，脉细数。以宁络止血、润肺化痰为法。处方：生地黄15g，熟地黄10g，白芍12g，山药20g，川续断10g，黄芩10g，黄柏12g，甘草9g，苎麻根10g，龟甲12g，女贞子15g，墨旱莲20g，阿胶12g，紫草根15g，地骨皮12g，丹参20g，茜草根15g，白茅根20g。治疗近1个月，纳增体壮，气喘平息，行动如常人，但仍咳嗽带血，随转以养阴润肺、止咳化痰为治，1个月后诸症消失。

按：《经》曰："壮水之主以制阳光。"朱丹溪谓："阴常不足，阳常有余，宜常养其阴，阴与阳齐，则水能制火，斯无病矣。"用大补阴丸恰合其阴常不足、虚火内扰之病机，故取效甚捷。而患者久病肝肾阴精暗耗，相火内炽，伤及肺络咳血，离经之血又加重经络阻滞，使咳血反复不止。方选百合固金汤合十灰散加减。《血证论》云："凡系离经之血……此血在身，不能加于好血，而反阻新血之化机，故凡血证总以去瘀为要。"此难治性咳血，在滋阴降火的基础上又着力化瘀止血，方可获效，盖水足火自降，瘀去血自归经故耳。再者阴虚则火旺，而火旺更易伤阴，虚火伤及脉络，故见咳血反复。患者病程较长，出血已久，气血受损，用大补阴丸加益气养血、滋阴凉血之品治疗本证，药证相合。正如《景岳全书·血证》说："血木阴精，不宜动也，而动则为病：血主营气，不宜损也，而损则为病。盖动者多由于火，火盛则迫血妄行；损者多由于气，气伤则血无以存。"可见阴虚火旺及气虚不摄，既是导致出血的原因，又是出血导致的后果。医者能细审此情，治血则能中矣。若肺肾阴虚者，可加黄柏、知母、麦门冬、百合、墨旱莲、仙鹤草、侧柏叶、茜草等；气不摄血而咳血者，可加阿胶珠、三七粉、当归、黄芪以养血止血；若咳血日久，肺内留瘀，瘀阻肺络，以致血不归经，加重出血，证见咳痰带血，或咳吐血沫，伴见口唇青紫、面色晦滞、心悸气短，咳逆不能平卧，舌紫黯有瘀斑，脉沉涩或结代者，加柴胡、瓜蒌根、当归、红花、甘草、穿山甲、桃仁、丹参等活血化瘀药。

三、气郁解之釜底抽薪

宋某，男，53岁。

2003年4月起咳嗽、气急，两周后加剧。胸片见右上肺前段片结状影，密度较高，形态不规则，大小1.2cm×0.8cm，内侧缘较光滑清楚，外侧缘较模糊，考虑增殖结节灶。CT示：右上肺前段有1.3cm×1.0cm的片结影，形态不规则，内侧缘光滑，见片状钙化，外侧缘毛糙，见短的毛刺影，考虑增殖结节灶，建议追踪复查。随后半年内3次CT复查无变化，1年后CT复查发现结节影大小为1.6cm×1.2cm，外侧缘较前次清楚，毛刺影略有增粗，考虑肺癌可能。手术行右上肺切除，病理证实为腺癌。近半月来咳嗽、咳血加剧，自行服用抗生素无效，于2004年12月就诊。诊见咳嗽，痰中带血，间或咳吐纯血，血色鲜红，伴有胸胁疼痛，头痛眩晕，烦躁易怒，口苦口干，舌红，苔黄，脉弦。治宜疏肝理气，清肺止血。处方：羚羊角6g，龙胆草9g，栀子12g，羌活6g，防风9g，荆芥炭12g，沙参15g，麦冬12g，生地黄15g，牡丹皮9g，茜根12g，白茅根20g，侧柏叶15g。连服10剂，诸症减轻，继用20余天以收全功。

按：《血证论》云："肝属木，木气冲和调达，不致遏郁，则血脉得畅。"气为血帅，气行则血行，气滞则血滞，气郁日久，影响及血，使血行不畅，发生瘀血阻滞，则成血郁。患者脏气衰弱，多有慢性病缠身，加之发病后活动较少，往往易致气血运行不畅而产生瘀血。瘀血阻肺，致使血不循经而外溢，遂致咳血。遵《内经》"疏其血气，令其条达"之旨，以活血祛瘀，血郁得解，肺中脉络通畅，血循经而行，则不用止血药而出血可止。针对患者虚瘀并存，血郁于肺的病机，宜寒热相济，虚实兼顾，活血与补血并施，因而止血作用快捷。《类证治裁》云："木郁则化火，为吞酸胁痛，为狂，为痿，为厥，为痞，为呃噎，为失血，皆肝火冲激也。"火为阳邪，其性升腾炎上，迫血妄行，冲激肺金，灼伤脉络，则引起咳血，治宜清热平肝，凉血止血。若不开其郁结，单凭寒凉之品难消其火热。故以羚羊角、龙胆草、栀子清肝；佐以少量羌活、防风、荆芥炭等味辛能散，取"火郁发之"之义；沙参、麦冬、生地黄养阴生津；牡丹皮、茜根、茅根、侧柏叶凉血止血，且能防瘀。诸药合用，使肝肺阴伤得复，郁火得解，诸症悉平。

第七节　肺癌咳血分期与辨证论治探析

肺癌主要临床症状为咳嗽、咳血、胸痛等。古无肺癌之名，其症状类似"肺积"。肺癌咳血系肺之络脉受损，其血由肺而来。癌肿腐蚀脉络时，可引起痰中带血，常反复出现，有时可贯穿整个病程。因此，肺癌咳血之病机以癌积为本，咳血为标。临床中，我们在辨证论治原则指导下，将肺癌咳血分为急、中、缓三期治疗。现将体会报告如下。

一、急期保血存血

肺癌咳血常有发病急、出血多、病势猛、变化快的特点，急期时由于出血量多，极易导致气随血脱或阳气暴脱的证候。此时治疗应遵循急则治其标的原则，立即采取果断措施抢救患者，不论何种原因引起的出血，均应用塞流止血法阻止出血。可用云南白药或十灰散或三七粉冲服，每0.5小时服药1次。患者可频饮，以防症状加剧。同时可根据病证的寒热虚实辨证用药。正如《血证论》所说:"存得一分血,便保一分命。"若见气随血脱之证,表现为大量出血,兼见嗜睡昏厥,声微息短,面色苍白,大汗淋漓,四肢厥冷,脉微弱,治当益气固脱,应急用独参汤煎服。若出血量多,兼见上气喘急,冷汗淋漓,手足厥冷,神昏不语,脉微欲绝等,治当回阳救逆,速用人参、附子煎服,可酌加龙骨、牡蛎、麦冬、五味子等以固涩敛汗、回阳救阴。

肺癌可因邪毒蕴肺加之外感风热等诱因,致使忽然咳血,此时常邪热郁肺,灼炼阴血,使血液瘀滞,运行不畅,从而因热致瘀,即《重订广温热论》所谓:"因伏火郁蒸血液,血被煎熬而成瘀。"此时临床表现有两个方面:为喘促,咳血,或咳吐脓血,或痰中带血,胸闷胸痛,水肿等;二为血瘀病证,如咳血,胸痛有定处,固定不移,面色晦暗,舌质紫暗或暗淡或青紫,舌边尖有瘀点或瘀斑,舌下静脉迂曲、怒张,肌肤甲错,甚则口唇紫黯,颈静脉怒张等。此时邪毒之邪内犯营血,致血分热盛,迫血妄行导致咳血。临床表现为血色深红,斑疹色紫,兼见发热夜甚,烦躁,舌质绛,脉数等。多同时见有紫斑、衄血等病证。当凉血止血,不可妄取活血之法,用紫草、茜草、仙鹤草、大蓟、生地黄、牡丹皮、犀角、玄参、赤芍、大青叶、小蓟等。若见邪热炽盛、迫血妄行、血溢脉外引起的咳血,如胃火炽盛、肝火犯胃、肝火犯肺、心火亢盛等证,临床表现为发病突然,出血量多,病情急骤,血色鲜红或紫红,兼见发热,面赤,心烦,尿赤,便秘,舌质红,舌苔黄,脉数有力,笔者常选用水牛角、桑白皮、仙鹤草、大蓟、白茅根、大黄、黄连、黄柏、黄芩、龙胆草、石膏、知母、浮海石等。

病案举例:患者,男,46岁,2004年3月3日初诊。

患者有吸烟史3年余,2003年3月起无明显诱因出现干咳,当时未予重视,也未予特殊治疗。8月症状加剧,胸片示右下肺肿块。行CT引导下穿刺,病理结果为中高分化鳞癌。在某医院行两周期化疗及胸部放疗,过程顺利。2004年2月18日浴后受风,发为咳嗽、咳痰、发热等症,3月2日晨起忽然咳血,血色鲜红、量大、夹有泡沫,胸痛难耐。次日延余诊治时,面色苍白,颧骨红,气急,不能平卧,冷汗淋漓,手足厥冷,烦躁,舌边尖有瘀斑,舌下静脉迂曲、怒张，脉微弱。证属血分热盛，气随血脱。治以清热止血、回阳固本。处方：牡丹皮 6g，水牛角 30g，玄参 12g，赤芍 9g，大青叶 15g，紫草 9g，茜草 12g，仙鹤草 30g，小蓟 12g，大蓟 15g，生地黄 15g，龙骨 30g，牡蛎 30g，麦冬 12g，五味子 15g。3 剂之后，咳血次数及数量均减少。效不更方，连用 14 剂，咳血消失。

二、中期补虚祛瘀

肺癌中期常见肺络空虚、损伤致使血液妄行而咳血。一方面毒瘤在肺，造成肺中血液不足或肺血的濡养功能减退的病理变化。前期咳血，失血过多，新血不能及时生成补充。或因脾胃虚弱，饮食营养不足，化生血液的功能减弱或化源不足，而致血液化生障碍。久病不愈、慢性消耗等因素而致营血暗耗等，导致肺血虚。除咳血外，在体征方面，可见气短声微、久咳乏力、面色萎黄不泽，指甲枯淡，口唇苍白，舌质多淡，脉细弱。另可见头昏无力，精神萎靡，心悸失眠等。而子盗母气，肺病及脾，则脾血不足。生血减少，金失充滋，脾病及肺。在病机上形成恶性循环。"诸血者皆属于心"。肺主气，藏津液，"津液和调，变化而赤为血"。肺津不足，肺血亏虚，波及心血，临床表现多为病势较缓，反复咳血，病程较长，出血量或多或少，兼见手足心热，两颧红赤，潮热盗汗，心烦，舌红少苔，脉细数等。方用知柏地黄丸、大补阴丸、茜草根散、百合固金汤等。药用白薇、天冬、龟甲、女贞子、墨旱莲、茜草、生地黄、牡丹皮、沙参、麦冬、地骨皮、仙鹤草等。

毒瘤造成肺血的循行迟缓和不畅。气滞而致血行受阻，或气虚而血运迟缓，或痰浊阻于脉络，或寒邪入血，血寒而凝，或热邪入血，煎熬血液等，均可以形成血瘀。又因咳喘，致使痰浊壅阻于气道，气机阻滞，气滞日久导致血瘀，瘀血内生，停于脉络，阻塞气道，使气滞更甚，又加重瘀血。正如《沈氏尊生书》所云："气运乎血，血本随气周流，气滞则血凝矣。"临床表现多为血色紫暗有块，兼见胸腹疼痛，或呈刺痛，固定不移，或触及积块，舌质暗红，有瘀点，脉涩。此时正气尚存，其治疗应本着"血实者宜决之"的原则，可选用血竭、乳香、没药、三七、蒲黄、桃仁、红花、大黄、赤芍、益母草等。

病案举例：患者，女，33岁，2006年10月12日初诊。

间断咳嗽、咳痰伴气喘18年，2006年3月起加剧，伴发热、咳血，无盗汗。X线胸片诊断为慢性支气管炎继发感染、肺气肿。2006年8月行胸部CT示：左下肺肿块、纵隔淋巴结肿大。病理结果为：小细胞癌。首次化疗尚可，第二次化疗因体力不支而中断。来诊时已断续咳血7个月。症见痰中带血，面色萎黄，声微，短气乏力，咳血色淡红，量少，纳差腹胀，口干咽燥，手足心热，潮热盗汗，心烦，舌红少苔，脉细弱。证属气阴两虚，久咳伤血。治以益气养阴、润肺止血。处方：天冬15g，龟甲21g，女贞子15g，墨旱莲30g，附子6g，肉桂3g，生地黄15g，沙参15g，麦冬12g，地骨皮9g，白术15g，茯苓12g，神曲15g，陈皮9g，砂仁6g。连用20剂，患者纳增体壮，气平喘息，行动如常人，但偶有痰中带血。再用15剂，咳血消失。

三、缓期温血养血

肺癌咳血进入缓期，常见脾气虚衰、血失统摄引起的咳血。临床表现为咳血量或多或少，血色较淡，兼见面色无华或萎黄，语声低微，体倦乏力，纳差腹胀，舌质淡，脉细弱等。可选用红参、西洋参、党参、黄芪、白术、炙甘草、棕榈炭、藕节炭、百草霜、血余炭、地榆炭等。代表方有补中益气汤、归脾汤等。若见畏寒肢冷，纳差便溏，腰膝酸软，舌淡苔薄，脉沉无力，可选用炮姜、干姜、灶心土、艾叶、赤石脂、附子、肉桂等，代表方有十四味健中汤、肾气丸等。

"形寒饮冷则伤肺"，肺癌咳血缓期，或内有痰饮复感风寒，或肺之阳气不足虚寒内生，寒邪客于肺则可影响肺气的宣降，使肺气郁闭，血行不畅而致咳血。另外，因寒性凝涩、收引，寒邪停于肺，可使肺络运行不畅而咳血，此即《内经》所谓"血气者，喜温而恶寒，寒则泣而不能流"。寒为阴邪，其性凝敛，寒邪侵袭体表，内传于肺可影响肺络，脉道收引，血行不畅，致肺络瘀滞，气血不得畅达。脾气亏虚，或久咳伤肺，或感受寒湿，致水湿停聚而为痰湿，阻滞肺络，肺气上逆，故咳嗽多痰，若久瘀损伤肺络则可能出现痰中带血。肺主清肃，性喜柔润，肺阴不足，虚火内生，肺为火蒸，肺络受损，络伤血溢则痰中带血。肺气上逆，多因感受外邪或痰浊壅滞，使肺气不得宣发肃降，逆而向上，久则血随气逆而上涌，溢于肺络而咳血。正如沈金鳌说："咳血者，火乘金位，肺络受伤。"而脾胃为后天之本，气血生化之源。肾为先天之本，主一身正气。因此，缓期补益脾肾对患者康复极为重要。

病案举例：患者，男，77岁。

2004年8月起出现咳痰、气喘，迭经抗炎、化痰等治疗无效。12月症状加剧，在某医院行左下肺部分切除术，病理结果为低分化腺癌。术后出现咳血，缠绵5月余，西医治疗无效，2005年3月4日转请中医治疗。见形体消瘦，面色白，咳血量少色淡，畏寒肢冷，神疲乏力，倦怠思睡，口淡无味，不思饮食，泄泻不止，完谷不化，食则泻剧，饮冷更甚，滑脱不禁，五更为甚，小便频数，清长，饮一溲一，舌光无苔，脉微欲绝。证属脾肾虚寒，气化失司。治以温补脾肾，收敛固摄。处方：党参15g，黄芪18g，白术15g，炙甘草9g，棕榈炭12g，藕节炭12g，血余炭9g，炮姜6g，灶心土15g，艾叶9g，赤石脂18g，附子6g，肉桂3g。连用10剂，继用20日初诊症状消失。

第八节 肺癌分期治痰探析

肺癌是以咳嗽、咳血、胸痛、发热、气急为主要临床表现的恶性肿瘤，我们认为，痰是肺癌发病关键所在，是癌瘤产生的特异病因，是决定转移发展的决定因素。治痰是肺癌治疗中的关键环节，笔者临床将痰分为三期辨治，取得了较好的疗效。

一、初起期宜重扶正祛邪

肺癌之病因病机主要为吸入烟毒、大气及饮食污染，兼外感六淫，超过人体正气之抵抗能力，人体肺卫受邪，或肺脾同病，变生癌瘤。初起之时，由于病程相对较短，气病痰蕴较轻，气与痰交结不甚，故临床表现为咳嗽、痰多。若兼邪犯肺卫，肺窍闭塞不利，则肺失宣发，升降不利，故频发咳嗽，胸闷不舒，甚则胸痛气促。若邪侵肺脾，蕴湿成痰，则平日咳痰量多。若素体肺卫不足，则伴有气怯声低、面色苍白、畏风自汗等。

针对肺癌初起期正邪交争、气机失宜的特点，我们临证采用扶正祛邪的治疗大法。扶正即强壮人体正气，纠正各种致病因素造成的人体抵抗能力不足，以补气之品如党参、太子参、怀山药、人参、黄芪等扶助正气，重在补益肺脾二脏，使正气充足，邪气难以侵犯，并通过扶助正气，以绝生痰之源。痰之产生多由湿聚而成，而湿邪的来源直接与脾的运化功能有关。脾气者，乃人身健运之阳气也，脾胃阳气充沛，则湿浊阴凝自散；若脾气虚弱，运化失司，或湿困太阴，升降失常，则转输无权，津液停积而为痰，故脾湿是成痰的基础。前人汪昂云："痰之生，由于脾气不足，不能散精于肺，而痰易成者也。治痰宜先补脾，脾复健运之常，而痰自化也。"点出了实脾土是治痰之本。健脾则湿无从生，痰无所成；若痰已形成，则化湿又可分消病邪，痰得清除。笔者在临床上每以茯苓、半夏、苍术、白术、陈皮、泽泻、莱菔子等为治疗脾虚湿痰的主药，随其临证兼挟，配伍相应药物，每能恰到好处。

祛邪即根据邪气的不同致病特点，祛除各种致病之邪，尤以癌毒之火邪为主，此为成痰之因。然气之与火，同为一源，气病多从火化，气有余便是火，火能炼液成痰。临床所见，火灼津成痰，痰郁而化火，正如李用粹所说："有因热而生痰者，有因痰而生热者，盖痰即有形之火，火即无形之痰，痰得火而沸腾，火得痰而煽炽，或升于心肺，或留于肠胃，或渗于经络……种种不同，治者欲消痰之标，必先顾其本。"故早期治痰必须兼以治火，凡痰因火动者，治痰重在清火。临床上可用黄芩、黄连、山栀子、大黄、连翘之类。虚火灼津成痰，治以甘寒泄热，常用生地黄、麦冬、沙参、芦根之属。治火即为治痰，火得清而痰自平。总之，通过扶正祛邪，使人体气机升降有序，气旺则无生痰之机，从源头绝其泛滥之根。

此时痰又有虚实、虚中夹实之分。"实痰宜开，礞石滚痰丸之用硝黄是也。"虚痰宜补，肾虚泛作痰，当用肾气丸以逐之是也。至虚而兼实之痰，则必一药之中，能开痰，亦能补虚。"余常用龙蚝理痰汤，方用龙骨、牡蛎宁心固肾，安神清热，二药并用从本治痰，陈修园称之为"治痰之神品"。因虚中夹实，故方中可加赭石、朴硝，开补并用，以治虚而兼实之痰。治疗肺癌早期以痰病首见者，急则以消痰、祛痰为法，缓者以治本为要。虚实并见者，当既消已成之痰，又杜再生之涎。

二、发展期首推疏通气机

发展期是在前期癌瘤伏肺、气机失调、痰蕴内伏的基础上，遇正气衰弱、气冲痰动、痰随气升，肺气升降失常而致。由于无形之气与有形之痰交缠互结，故病变多端。若病因于寒，或素体气虚累及其阳，痰从寒化，属寒痰为患。若病因于热，或气郁化热，痰从热化，属痰热为患。或由痰气交结，内郁日久，化为痰热，又兼风寒外束。此时，如果病发不久，痰气交互缠结不甚，若治疗及时，调畅气机，使痰液畅利咳吐而出，或自身正气损伤不重。气机调畅者，痰与气二相分离，则呼吸渐畅，咳嗽渐消，喘促痰鸣亦随之消失，病得缓解。然痰为阴邪，性黏腻，虽有排出，仍有少量痰液，潜于窠臼，兼夹癌瘤，蓄势待发。倘再遇各种诱因，必更伤其气，引发旧痰。当是之时，则痰气再次互相搏击，痰随气升，阻塞气道，致咳喘、胸痛再发。如是长期反复发作，久则必伤其正，正虚邪恋，痰气交阻更甚，故病呈屡发难愈之势。病发既久，因气成痰，痰气交结，病渐加重，除诸证反复之外，久必变生他证。患者可因气滞致血瘀，或因痰阻致痰瘀胶结不解。但应当指出的是，临证中瘀血病证的出现或痰瘀气阻之象，仅是肺癌发病过程中病情加重的一个特殊病理阶段，并不能说明全程中均具有瘀血存在，因为在发病之初和缓解阶段，临床很少出现瘀血病证的表现，故瘀血发病之说或痰瘀伏肺之说，仅能表明发病过程中的一个病理环节，而把其作为肺癌之基本病机是值得商榷的。临证除表现为咳嗽、胸闷、气息喘促之外，兼见颜面、口唇、手足肢节青紫等痰瘀气阻之象。疾病持续发作而不解，则气机逆乱，肺失治节，心血运行迟滞，元阳不能温煦上济于心，或痰浊蒙蔽心神，致阳气暴脱于外，而表现喘息鼻煽、胸高气促、张口抬肩、四肢厥冷、面唇青紫、冷汗淋漓、脉微欲绝、神识昏迷种种败象，甚则发为喘脱危象。

发展期病机为癌瘤发展、痰气交阻、气停痰滞、肺失宣降。李用粹概之为"内有壅塞之气，外有非时之感，膈有胶固之痰，三者相合，闭拒气道，搏击有声"，说明痰毒兼夹、气机壅滞、气道闭塞是本期的主要病机。故治疗以疏通气机、畅通气道为主，辅以祛痰化饮。组方时，一是要选加理气药以调畅气机运行，酌加厚朴、枳实、陈皮等；二是运用宣降并用、寒温共调、散敛同施、表里双解的方法，力求使气机升降有序；三是针对发作期气郁、气逆的主要病机特点，重在宣肺降气。同时，祛痰化饮也是此期治疗的主要方法。应注意从两方面入手：若痰成不久，尚未形成胶固难解之势，应理气化痰，择选二陈汤、导痰汤、涤痰汤等方，以疏利气机，化痰祛痰；若痰蕴日久，伏痰壅遏，顽痰胶固深伏，可用皂荚、白芥子蠲涤胶固之痰，同时配伍升降通散气机之药，使痰祛气畅。另在临证中应分清寒痰、热痰，寒痰宜温化，酌选半夏、生姜、橘红；热痰宜清解，酌选黄芩、瓜蒌等。在调气机和祛痰二者的关系上，以调气为先，气旺则痰无以生。若咳喘发作持续不解或缠绵日久，则气滞或气虚，血液运行必受其累，则痰瘀互结，内伏于肺，阻滞气机，发为哮喘。治疗当调气机、和气血、化痰瘀，酌选桃仁、丹参、川芎，痰瘀互结重者可加僵蚕、地龙、蜈蚣等虫类破瘀之品。若哮喘日久，痰浊蒙蔽神明，致阳气暴脱而现喘脱之危候，当用参附回阳救逆。

三、缓解期应当健脾益肾

患者通过手术、放化疗多能使症状初步缓解。此时病理特征表现有二：其一，由于疾病反复发作，人体正气日渐亏虚，痰饮之邪因体虚而久恋不去。然治疗后其势已衰，临床表现为咳嗽、咳痰、呼吸紧迫感等；亦可毫无症状，主要原因为肺、脾、肾三脏气虚。由于肺脾肾三脏在生理、病理上互有联系和影响，故临床每多互损并见，表现为肺脾气虚、肺肾气虚，或因气虚损及阴阳以致肺肾阴虚，或脾肾阳虚或三脏皆虚的不同证候表现。但总的病理特征是气虚痰恋，以气虚为主，痰恋为次，症状难以全部消失。其二，由于正确积极的治疗，正气渐充，气机调畅，肺、脾、肾三脏气机调畅旺盛，可使痰浊日渐散尽，症状停止发作，病趋向愈。

患病既久，气无不虚，应分清肺、脾、肾三脏之别，分用补肺、健脾、益肾之法，可辨证施用玉屏风散、六君子汤和肾气丸。补肺健脾以黄芪、党参、白术等药为主，脾虚者除健脾益气外，应配伍淡渗利湿、理气化痰之茯苓、陈皮、半夏等，温补肾气应酌用补骨脂、淫羊藿、附子等，使肾阳得以温补，以取"少火生气"之意。通过上述辨证治疗，使人体正气恢复，气机升降有序，从根本上杜绝生痰之源，同时注意生活饮食起居摄护，以期向愈。

痰为标，病为本，因虚因实而生痰者，但治其虚实，虚实愈而痰自消也。如薛立斋曰："若肾气亏损，津液难除，败浊为痰者，乃真元之病，宜六味地黄丸为主。肾气即壮，津液清化，而何痰之有哉。"庞安常亦云："有阴水不足，阴火上升，肺受火邪，不得清肃下行，由是津液凝浊生痰，不生血者，次当以润剂，如麦冬、地黄、枸杞子之属，滋其阴，使上逆之火得返其宅，则痰自清矣。"

余法《景岳全书》金水六君煎之谛，常重用熟地黄滋肾填精，仿其塞因塞用之意，配伍治疗此期之痰症多获良效。其常用配伍方法如下：肺肾阴虚，虚火内灼炼津为痰者，常以熟地黄配以南沙参、北沙参、百合、麦冬等以养阴润燥化痰。肺肾两虚，水泛为痰，常以熟地黄配半夏、白术、陈皮、茯苓等加减。年迈血亏兼而致咳喘者，亦可用熟地黄、当归配二陈加减。

古人云，痰涎本皆血气，若仅失其正，津液败则血气成痰，亦可用二陈温痰润饮，熟地黄滋肾养血润燥，使其温而不燥，补而不腻。面浮、气促、足肿痰涎塞盛者，常以熟地黄配温阳利水药如补骨脂、肉桂、附子、葶苈子等。张介宾曰："人之大宝，只一息真阳，阳气旺盛，则能温养五脏，令人精气充沛，君火昭明，则水谷熟腐，开合有度，痰何有之。"以熟地黄配温阳之品，即是取其阴阳相济、生化无穷之意。卫外不固，易感外邪，肺脾肾三脏俱虚，痰喘反复发作。笔者认为，实痰来骤去速易治，虚痰随去随生难愈。肺癌顽痰久必伤肾，又常以熟地黄配党参、黄芪、白术、防风等益气固表，三脏同治以杜生痰之源。

临证选用熟地黄，以舌红少苔、痰多清稀或吐涎者为宜。若苔腻或白滑，而纳好便干者亦可配伍使用，但为防滞中碍胃可配砂仁，属寒者配附子、干姜、肉桂，属热者配黄连之品。熟地黄虽为滋腻厚味之品，若辨证明确，配伍精当，刚柔相济，不但有治痰之妙用，而且还有滋肾润燥、摄纳精气之功。

第九节　肺癌治痰使用药对探析

古无肺癌病名，其临床特征与古医籍中所描述的积聚、肺积有相似之处。笔者认为，究其发病机理，是在人体正气虚弱的基础上，脏腑功能失调，造成体内痰浊、瘀血、食滞、毒邪胶结，肿块内生而成，常为本虚标实之象。"痰"乃因体内津液输布失常，水湿凝聚而成。具有皮里膜外，全身上下，无处不到的特点。痰为百病之源，怪病皆为痰生。若脏腑功能调和，升降出入正常，则津液四布，并可注于脉内，敷布全身，环周不休，维持生理平衡，痰无所生。如脏腑功能障碍，升降出入失常，如脾失升清降浊，肺失宣肃治节。肝失舒畅条达，肾失开阖，三焦气化失常，皆可使津液不化，聚而成痰。这些病理变化，产生了痰浊，而痰又作为新的致病因素，加重了脏腑功能的失常，以致升降出入失常，气血失和，气滞血瘀，痰气交搏，痰瘀互结，络脉不通，肿块内生，肺癌即成。故正确、合理使用化痰药物是肺癌治疗中的关键一环。笔者仅据临床使用药对经验，总结如下，以为引玉之砖。

一、南星与浙贝母

天南星味苦、辛，性温，有毒，归肺、肝、脾经。具祛风止痉，化痰散结之功。药研究显示其能显著增加呼吸道黏液的分泌，促进痰液的排出。浙贝母味苦，性寒。归肺、心经。有清热化痰，降气止咳，散结消肿之功。药理研究揭示其能够扩张支气管平滑肌，有明显的镇咳作用。同时还有抑制肿瘤细胞增殖的作用。两药合用，既可促进痰液排出，又可止咳，从而使患者咳嗽得以缓解。

二、礞石与代赭石

二药同为重坠沉降之品，有平肝、降逆、涤痰之功。就其不同之处，《本草用法研究》指出："礞石善化老痰癖积，沉降下行，吐痰在水上，以末掺之，痰即随水而下。同火硝煅炼者，取其疏利之性，则礞石之性更为剽悍耳。独入肝家，治惊痫痰涎胶粘不化，不外咸能软坚，重以镇邪之意。"《医学衷中参西录》认为，代赭石"色赤，性微凉。能生血兼能凉血，而其质重坠，又善镇逆气，降痰涎，止呕吐，通燥结，用之得当，能建奇效。"按其坠降之性，二者合而用之，临床对于浮痰、逆痰，往往效如桴鼓。

三、麻黄与射干

麻黄、射干相伍出自《金匮要略》中射干麻黄汤，张仲景以之治疗"咳而上气，喉中如水鸡声"。余取其用治肺癌痰饮阻肺、肺气上逆而见喘促、喉中痰鸣者，疗效显著。其中，麻黄辛温宣散肺气，轻清上浮专疏肺郁，宣泄气机。射干苦寒其性善降，具降气化痰散结之功。两药相合，一散一降，一开肺气，一化痰散结，一辛温，一苦寒，使散而不过，寒而不凝。此两药相伍顺乎肺之宣肃本性，使郁闭解，痰结化，而喘鸣除。

四、苍术与白术

脾为生痰之源，肺为贮痰之器。脾喜燥恶湿，脾得健运，则痰饮可渐消。应用苍术与白术配伍而健脾化痰实是杜绝痰源之治。白术苦甘温，功偏于补气健脾，主入脾经，为治脾虚证之要药。苍术辛苦温，功偏燥湿健脾，为治疗中焦湿困之要药。黄元御指出："白术守而不走，苍术走而不守，故白术善补，苍术善行。"两药组成药对，补脾健脾，燥湿化痰，且走守兼备，补而不滞，脾气渐旺，痰湿渐消。肺癌治痰应重在健脾化痰。《得配本草》认为妄用白术可"令中气愈滞，胃中愈闭，肺金绝其元"。若配苍术之芳香健胃，则可防白术"闭胃气""绝金元"之虑。而苍术辛散，过用有耗气之弊，配白术补气守中，则可顾其耗气之虑。如此组成药对，还有互相为制之意。白术与苍术组成药对，配伍应用于肺癌早中晚各期，均可收显效。

五、白前与前胡

白前味辛、甘，性微温，归肺经。具有祛痰止咳，泻肺降气之功，主要用于肺癌早期痰多壅肺，肺气上逆之咳嗽气喘。前胡味苦、辛，性微寒，归肺、脾、肝经。能够疏散风热，降气化痰。主要用于痰热喘咳，呕逆。白前走里，清肃肺邪，降痰下气，前胡走表，散风祛痰，宣肺利气。两药为伍，用于肺癌患者兼感风寒咳嗽，表有邪内有痰蕴，气粗呕逆者，甚为合拍。

六、南沙参与太子参

肺癌后期多见气阴两伤，可配用南沙参与太子参。南沙参甘微寒，清肺养阴，益胃生津，特点是体质轻清，气味俱薄，善入上焦而养肺阴，清肺热，润肺燥，兼具化痰之功，为清肺养阴之要药。太子参甘平，功能益气生津，补脾润肺，其药性平和，入脾肺两经，《本草从新》谓其"治气虚肺燥"，故治疗肺系虚证常选用。南沙参与太子参相伍，不但与肺脏气阴易伤的病理特点相符，而且南沙参养肺阴而清余热能补阴以制阳，太子参补脾肺元气而补阳生阴，如此有阴阳既济之妙。两者组成药对，南沙参得太子参可鼓勇，太子参得南沙参而益力，使肺之气阴更易恢复。此外，南沙参轻清养阴，如肺阴虚有余热，清之固宜，然而肺气不足，清之则虑过，张山雷认为其能"暗戕生机而酿寒变"。若配以补脾益气之太子参，则可防其"酿寒变"之弊。肺癌患者只要有气阴两伤之病机，症见咳嗽痰少，气短乏力者，均可应用此药对。

七、半夏与黄芩

此配伍出自《伤寒论》。其中黄芩味苦性寒，苦能燥湿，寒能清热，为清热燥湿泻火解毒之品。半夏味辛性温，辛可散结消痰，温可温化痰湿。两药合用，一温一寒，辛开苦降，用于肺癌证见痰热互结者，药证合度。

八、姜半夏与姜竹茹

半夏性偏温热，善化湿痰止呕。竹茹性偏凉，而长于清利热痰止呕。两药姜制可增强和胃止呕之功，相配寒热合用而性平，化痰和胃止呕之力益彰。用于化疗前或化疗中之健脾益气或益气养阴方中，以预防和减轻化疗引起的胃肠道反应如恶心、呕吐等，每获良效。

九、蝉蜕与僵蚕

此为一虫类药对，临床亦较常用。蝉蜕甘咸凉，具有疏风热，清肝息风之功效。僵蚕辛咸平，具有祛风止痉，化痰散结，利咽止痛的功效。两药相配，功效协同，临床常用治肺癌早期咳嗽。因蝉蜕质轻性凉，入肺经而疏散风热，宣肺利咽，配僵蚕利咽止痛，兼具化痰作用，《本草求真》谓其"治喉痹咽肿"。两药组成药对，则能入肺经而祛邪，入病灶而止痛，用于早期咳嗽，有较好的止胸痛、除咳嗽功效。根据现代中药药理研究，蝉衣具有抗过敏作用，僵蚕能解除支气管痉挛，故常取得较好效果。

十、苏子与地龙

苏子辛温具降气化痰、止咳平喘之功。地龙性咸寒而具清热平喘通络之功。余每以两药蜜炙以加强润肺之功，两药相合寒热互制，而无偏胜之弊。于临证中以此两药用于肺癌痰阻肺络、肺失肃降者。

第十节　肺癌胸痛辨治探析

肺癌临床常见胸痛缠绵难愈，不仅影响患者生活质量，且阻碍进一步治疗。目前对其疗效仍不满意。中医药治疗有一定优势，但尚处在前瞻性研究阶段，故探讨其治疗具有十分重要的现实意义。

一、病在三脏，通补结合

肺癌患者轻者仅感胸闷如窒、呼吸欠畅，重者则有胸痛，严重者背痛彻心。其病机有虚实两端，实为寒凝、血瘀、气滞、痰浊，痹阻胸阳，阻滞心脉。虚为气虚、血亏、阴伤、阳衰，肺、脾、肝、肾亏虚，心脉失养。在本病证的形成和发展过程中，大多存在先实而后虚，亦有先虚而后致实者。我们认为：以痰为主，痰瘀互结是肺癌难治的主要根源。患者往往存在脾虚肾虚，使水液代谢障碍，水湿停留而为痰饮。久患宿疾，痰饮内停，因复病或外感六淫而发病。痰阻经络，血脉不得畅通，血行不利则血滞成瘀。或由痰阻气机，血行不利成瘀，此由痰致瘀。或为瘀阻脉络，脉道不通，气不往来，使血脉内外之津液不能渗出或还于脉中，津液久聚成痰，与瘀血相并。或为瘀血停积，阻滞脉络，阻碍了津液入脉化血之路，聚为痰浊，此由瘀致痰，从而表现为痰阻血瘀或血瘀痰滞的征象。老年患者更有多脏受损，阴阳并虚，多虚、多瘀、多痰、多风、多阳气虚衰，胸阳不振，易感寒邪，寒凝气滞，血脉不畅，而成本症。患者脾胃功能低下，饮食失节，更损脾胃，运化失职，聚湿成痰。或素体阳虚，痰湿偏盛。痰湿壅阻，胸阳闭遏，发为胸痛。情志失调，忧思伤脾，脾虚气结。郁怒伤肝，肝郁气滞，均可使血行不畅，脉络不利，而发胸痛。且肺癌患者阴阳气血俱虚，肾阳虚则不能鼓动五脏之阳，肾阴虚不能滋养五脏之阴，加重了上述的病机的变化。故肺癌胸痹的基本病机是以五脏和阴阳气血亏虚为本、痰瘀互结为标。胸痹的病位在心、肺、脾，与肝肾相关。治疗上不单纯宣痹通阳、活血化瘀，是以治心肺、调宗气、和脾胃为大法。用药由过去的注重滋补、补益、温阳，逐步过渡到滋阴、调气、祛痰、化瘀。

胸痛一症，早在《内经》中就有记载。《金匮要略》有"心痛彻背者，瓜蒌薤白半夏汤主之"之训。肺癌胸痛，胸阳不振，痰涎壅塞之病常见。心居阳位，属少阴心经之脉，心主血，血属阴。患者多年高，新陈代谢迟缓，阳气衰微，津液蒸化之能减退，而生痰浊。阳虚胃气亦不能下降，则浊阴上泛，故而皆停于胸府，造成阳虚阴寒之证，进而浊阴上泛，血行缓慢，导致阴血凝固，胸痹血瘀。故肺癌胸痛乃包括上焦阳虚。阳虚又分轻重，轻者为胸痹血瘀，治疗上以活血化瘀为主。重者则要以温通胸阳、芳香化湿为主。阳虚邪实，虚则应补，寒则应温，痹则应通，为治疗的基本法则。在辨证施治时，必须注意补与通的关系，虚则补之，实则泻之，切勿犯虚虚实实之戒。

二、气逆不通，以通为补

肺癌患者接受放疗之后临床常见胸痛，伴有烧心或反苦水，并进行性吞咽困难等。此与射线损伤呼吸道、食道黏膜有关。《经》云："胃病者，腹膜胀，胃脘当心而痛，上肢两胁，膈咽不通，食欲不下。""胆病者，善太息，口苦，呕宿汁，心下澹澹，恐人将捕之。"认为其病机是因清阳不升，浊阴不降，病邪得以乘侮所致。患者平素多纵欲口腹，善好辛酸，饮热酒，复食寒凉生冷，日积月深，自郁成积，自积成疾，痰火煎熬，血亦妄行，痰瘀相杂，妨碍升降，胸痛、吞酸、嗳气、嘈杂接踵而至。

胃以通为补，故以通降胃气为主。如若肝胆犯胃，证见胸痛脘痛，二胁作胀，嗳气吞酸，口苦纳呆，舌苔黏腻，脉弦，余每以越鞠丸为主方。《医方考》称"越鞠者，发越鞠郁之谓也"。香附理气郁，苍术开湿邪，川芎调血郁，栀子治火郁，神曲疗食郁。若郁而化火则加左金丸泻火降逆。肝胆鞠郁得以发越，郁火清泄，胃气自降，胸痛蠲除。若寒热互结者，证见胸痛，心下痞硬，恶心呕吐，口苦嘈杂，舌苔黏腻，脉滑。用半夏泻心汤去甘草大枣之郁滞，泻心者必以苦，故用芩连。散结者必以辛，故用姜、夏。欲交阴阳通上下者，故用甘温之党参补其虚，加枳壳、全瓜蒌辛开苦降，中焦脾之枢纽得阴阳升降自如，胸中痞去，疼痛自消。如痰结食滞，症见胸痛脘胀，嗳腐吞酸，或呕吐宿食痰涎，舌苔厚腻，脉弦滑者。治以二陈汤合保和丸加减。久痛入络，血瘀胸中，证见胸痛拒按，痛有定处，口苦气逆，舌有紫黯块，脉涩，方用血府逐瘀汤加失笑散行瘀止痛。若胃阳虚亏，症见胸痛隐隐，泛恶清水，畏寒肢冷，舌淡苔薄，脉濡弱则以通补为宜，可仿叶天士法采用大半夏与附子粳米汤合方，叶氏称此方"胃虚益气用人参，非半夏之辛、茯苓之淡，非通剂矣。少少用附子以理胃阳，粳米以理胃阴，得通补两和阴阳之义"。

肺癌胸痛的病因以气滞血瘀、寒凝痰热所致者多见。据不通则痛之理，由各种原因所致气血的郁滞、冲逆、瘀结，脏腑经脉的失养等均可产生疼痛。因此，治疗法则，多根据通则不痛立论。理气、活血、降逆、化瘀、散结是，而散寒、通脉、清热、化痰、充养心脉等也是，故不可拘泥于止痛药。临床上辨证，要注意疼痛的部位、性质、程度，要辨别疼痛的表里、寒热虚实、阴阳，在气分还是在血分等。一般说，初病者多见于气分属实证，久病多见于血分属虚象，暴痛属实证。根据疼痛的程度，一般可分为绞痛、切痛、掣痛、胀痛、隐痛、绵绵作痛、阵痛。

三、辨本求治，初起通滞

肺癌胸痛病因、病机比较复杂，在临床上要抓住主要症状和体征，进行辨证论治。如胸痛突然且剧烈难忍者多属实证，属实证。而胸痛起病缓慢，呈隐痛、绵绵而痛，且时间长久者，多为虚证。若此时参合兼证来鉴别虚证或实证是非常重要的。痛时脉弦紧有力、苔多厚腻、舌苔紫者多为实证之象。反之，痛时脉沉细弱、苔少或光剥、舌质淡者，多为虚证。若察看兼证仅就胸痛症状很难确定其寒热属性，需察看其兼证方可明之。如果患者的胸痛伴有四肢发凉、口唇发青紫甚至发抖，乃为寒象，可见到弦紧或迟脉，苔湿滑者，更可确为寒证。此乃寒邪凝滞血脉，阻滞气血运行所致。如患者胸痛伴有发热、气急、心烦、燥渴、喜饮、胸胀满等为热象。再察其脉弦滑数或洪大、苔黄或黄腻、舌质红或绛，更易诊为热证。临床上，分析患者胸痛病因尤为重要，如患者伴有发热、咳嗽、吐黄脓痰，此乃胸痛是由痰热停滞胸中所致。总之，七情、六淫、痰瘀均可致胸痛，临床需详究其因。

关于施治，是实者泻之、通之、攻之。属虚者补之、养之、滋之。寒者温之。热者寒之、清之。痰饮宜化痰消饮、瘀血者活血化瘀等。常用的方剂，如血府逐瘀汤、丹参饮、葶苈大枣泻肺汤等，使用得当，往往效若桴鼓。

临床可见肺癌患者以胸闷为主者轻，胸痛者重。前者重在气分，后者重在血分。前者以气机阻滞为主，后者以心血瘀阻为主。前者常为后者之始，经进一步恶化可发展为后者，后者为前者之渐。但气滞与血瘀往往并不能截然分开，二者常常相互兼有而为病。患者初起自觉胸部闷滞、痞塞不通、呼吸不畅，呈发作性，持续时间短暂，常由情志刺激、饮食过饱、劳倦过度等原因诱发。亦可在安静时或夜间无明显诱因而发病，多伴气短乏力、自汗心悸等症。推其根本由痰浊内阻、心血瘀阻或肝郁气滞等导致心胸气机阻滞、升降失常，或由心气不足、胸中宗气运转无力所致。若胸部闷滞，两胁胀满或疼痛，喜太息，情志不遂，恼怒时诱发或加重，脉弦或弦细。治以疏调气机，和血通络。方以柴胡疏肝散加减，以柴胡、枳壳、香附、陈皮、玄胡疏肝理气、升降气机，川芎活血行气，白芍、甘草养脾柔肝。如心胸满闷，形体肥胖，痰多气短，伴倦怠乏力，纳呆，恶心，遇阴雨天而易发作或加重，苔白腻或白滑，脉滑。治以通阳泄浊，豁痰开结。方以瓜蒌薤白半夏汤加减，以瓜蒌、薤白化痰通阳、行气，半夏加厚朴、枳实行气破结，加茯苓、甘草健脾利水化饮，用干姜、细辛温阳化饮。如胸闷气短，日久不愈，夜间多发，或遇恼怒而加重，舌质暗红或紫暗，有瘀斑，舌下瘀筋，脉弦涩或结代、促。治法：活血化瘀，通脉行气。方用四逆散和失笑散加减，以柴胡、枳实行气散结，五灵脂、蒲黄等活血化瘀，芍药柔肝养血，甘草调和诸药。若胸闷气短频发，动则尤甚，心中悸动，倦怠乏力，神疲懒言，自汗，面色苍白，舌体胖大，边有齿痕，苔薄白，脉虚细缓或结代。治以补气养心。方用四君子汤合甘麦大枣汤加减，以人参、茯苓、白术、炙甘草、浮小麦、大枣益心气、宁心脾。

总之，患者初起临床特征为发作性胸闷气短为主，其病因与情志失调、饮食不当、年迈体虚有关。其病位在胸，但与肝脾肾有关，尤与肝脾关系密切。其病机总属本虚标实，本虚为气血亏虚，标实为痰浊、血瘀、气滞交互为患，辨证当分清标本虚实，实证治以活血化瘀、泄浊豁痰、行气散结等法，虚证以补养扶正为主。

第十一节 肺癌化疗间歇期辨治发挥

古无肺癌之名，其症状类似中医肺积、肺胀、咳嗽、痰饮之表现。我们认为本病多因正气先伤，邪毒犯肺，以致气郁，宣降失司，致气、血、痰、食、郁胶结,积聚于肺,形成癌瘤,其发病是全身疾病的局部反映。我们通过动态观察,发现其标、本之间随疾病的发展而变化,即在疾病发展的不同阶段,肿瘤组织(邪)与自身的抵抗能力及反应状态(正)的地位有所不同。化疗是目前肺癌的主要治疗手段之一,化疗间歇期以咳嗽、喘息、咳痰为主症,或见发热恶寒,甚则身肿、心悸,面色黧黑。易痰饮渐积,反复发作,迁延不愈。临床见证多为本虚标实,尤以外邪内饮,邪实气闭为常见。我们在辨证论治原则下对其进行治疗,取得了较好疗效。

一、本虚标实是间歇期的主要病机

肺癌的形成是一个慢性迁延的过程。我们发现,无论化疗期还是间歇期,都非简单的外感或内伤所致,包含着复杂的病理过程。初起往往病情急迫、凶险,变化多端,预后难卜,以标实为急,表现在寒、热、痰、湿、水气、瘀等邪气偏盛,此时本虚(气虚、血虚、阴虚、阳虚)作为基础是疾病发生、发展的内在因素。临证按照标本兼顾、急则治其标之治疗大法,具体立法定方,以达到祛邪扶正之目的,使疾病得以控制,进入间歇期。间歇期当运用缓则治其本的原则定方,以减少复发的可能。然而,本病是一个复杂的病变过程,除邪盛强袭外,脏腑功能的失调构成了内在因素,正所谓"正气存内,邪不可干""邪之所凑,其气必虚"。此时邪实不仅继续损害着脏腑的生理功能,而且决定着疾病的预后。我们主张化疗治疗期以攻邪为急兼顾其本,具体临证时各有侧重。辨证以寒痰留肺、痰热瘀肺、气滞血瘀、痰瘀阻肺、阳虚水泛、痰浊闭窍为急,治疗的目的是使其症状缓解,摆脱凶险,趋于稳定。至此患者仍不同程度地存在着或痰或瘀的症状,肺、脾、肾、心等脏腑虚损的表现突出。因此,临床所谓缓解,确切地应理解为标实证的缓解,缓解也仅限于一定程度。脏腑功能的恢复则非能速取,而脏腑功能一日得不到恢复,则痰、瘀、水等病理因素也无以消除,将进一步影响着脏腑功能的发挥,形成恶性循环。因此,本虚标实同时也是化疗间歇期的病机概括,唯临证时应再予具体化。故化疗间歇期以"本虚"概言病机,难以抓住其病机实质,于立法定方多有不利。

本虚标实是化疗间歇期的病机概括。常规而言本虚有气、血、阴、阳多方面，依此恐难命中关键。必须予以全面理解。气既是构成人体和维持人体生命活动的精微物质，又是脏腑组织生理功能的反映。由此，气虚也应是一个广义的概念，一则指精微物质的亏乏，二则指脏腑组织生理功能不能顺利完成。疾病发生、发展的诸多因素中，精微物质的亏乏固然重要，但是，脏腑组织功能的健全尤为关键。脏腑组织功能健全，则精微物质得以摄取或生成，生命活动正常进行，反之，则精微物质亏乏，脏腑失养，功能失调，形成恶性循环。故恢复脏腑组织功能是辨证施治的目的，只有恢复了脏腑组织功能，精微物质才会生机不断，填补精微物质亦在于保障脏腑组织功能的正常发挥。我们认为，将间歇期的本虚病机以气阴虚作纲要，反映了临床实际。

间歇期之标实，主要指痰、瘀、水、饮作祟为患，都是脏腑功能失调，水液代谢紊乱的病理产物。同为阴邪，将其以类概之，可以痰统之。间歇期作为的治疗的特殊时期，是本病能否真正痊愈的关键时期。遍观临证，可用痰瘀概括间歇期的标实病机。

临床见气短、动则尤甚，时有咳嗽，咳痰，腰酸肢倦，精神委顿，畏寒肢冷，面色少华或晦暗，自汗较多，口干，大便溏薄，小便清长，脉细缓无力，舌质淡胖有舌下青筋，舌苔薄白或白腻等表现，其间既有多脏腑虚损之气阴虚，也有亦因亦果的痰瘀表现，病理特点鲜明。以往的临床研究多倡导扶正固本兼顾祛除实邪，但是对这一时期的病机实质以及内在的有机联系缺乏全面的概括分析。总之，本虚之气阴虚，标实之痰瘀内阻，是间歇期缓解而不愈的实质，是脏腑功能失调、病理产物、致病因素三者的统一。

二、正确辨别虚实，重在机圆法活

间歇期病机是本虚标实，只有真正做到治病必求于本，本标并举，才能扼病枢机。

肺主皮毛，皮毛是人体抗御外邪的屏障，皮毛的润泽、汗孔的开合、体温的调节，全赖肺所输布的卫气温养。卫气通于肺，是肺之阳气的一部分。间歇期患者肺阳虚弱，不能宣发卫气于皮毛，可使皮毛枯槁，卫外功能减弱，肌表不固，外邪即可乘虚而入，常易外感受病，而在诸多外邪中，风寒较其他因素更易诱发、加重病情。

若出现咳喘加重，恶风畏寒，背部寒冷，咳痰清稀，胸闷气促，甚则不能平卧，或见尿少，身肿，舌紫暗，苔白滑，脉浮紧或弦滑。此期多发于冬春季或天气骤变之时，因宿有痰饮，易感寒而发。余常用宣散表邪、温肺化痰之法。药用桂枝、半夏、杏仁、苏子、厚朴、枳壳、细辛、五味子、干姜、甘草、茯苓等。咳嗽痰多，苔厚腻者加冬瓜仁、白术、桔梗；咳喘较甚者加紫菀、款冬花、前胡、桑白皮；痰涎壅盛，大便不通者，加杏仁、白芥子、桃仁；胸痛气塞者，加瓜蒌皮、郁金；痰色转黄，口干渴者，去干姜，减麻黄用量，加川贝母、花粉、麦冬。

若间歇期疾病复发，病情转重，若不及时治疗，则易酿成厥脱危证。此时当以散邪、温肺、化痰为主。要掌握寒饮阻肺，反复咳喘，痰质清稀，形寒肢冷的病症特点，若属痰热咳喘，则不可妄投。开肺气以宣肃，非辛莫散，清肺金祛外邪，此时当以化痰为先。通过整体调整，改善肺的通气量使病情缓解。妄投寒凉之品则恋邪伤肺为误矣。余习用苓甘五味姜辛汤、小青龙汤加减。方中麻黄、杏仁、细辛、干姜为主药，温肺散寒，宣肺平喘；辅以半夏祛湿化痰，厚朴、枳壳理气化痰平喘，五味子敛肺且防诸药辛燥太过；甘草调和诸药；重用茯苓，健脾祛湿，以燥中土，断绝生痰之源。配伍宜宣降合用，散收相伍，共奏温肺化痰、止咳平喘之功。因咳喘发作多日轻夜重，故除日服两次外，择夜间再服一次，可收事半功倍之效。

若咳嗽痰少，劳作甚则气短，偶感心慌喘气，口不渴喜热饮，恶寒喜暖，极易汗出外感，舌淡苔白，脉细或弦滑，可用益肾固本之法。药用西洋参、桂枝、茯苓、白术、橘红、枇杷叶、山茱萸、当归、阿胶、山药、桔梗、甘草。如干咳少痰，口渴喜饮者加麦冬、川贝母，以润肺化痰，生津止渴；气虚乏力者去西洋参，用人参或党参以益气补脾；喘咳短气、不足以息者加冬虫夏草、熟地黄、胡桃肉、五味子补气益肾敛肺；痰多而清稀者酌去滋补之品，加炙紫菀、款冬花、桑白皮等止咳化痰。

三、不可忽视肺之阳气

肺癌临床间歇期不仅见到咳痰无力，气短难续，喘促声低等肺气虚的症状，而且常出现四肢不温，背寒怕冷，鼻头青冷，咳痰色白质稀等肺阳虚症状，甚至可见由肺阳虚导致心肾阳虚的心悸嗜睡，面浮肢肿等症。我们通过临床观察发现，多数患者表现出鼻头青冷、背寒怕冷之肺阳虚症状。

西医认为肺癌重要病理变化为气道阻力增加，通气功能障碍。此可辨证为肺气阻塞、呼吸失司，其重要原因有二，一是肺司呼吸的功能主要依赖于肺阳，也是肺阳功能的具体体现。肺阳功能充沛，则呼吸有度，使机体能吸入自然界之清气，又可鼓动出体内之浊气。若肺阳不足，呼吸失司，则清气不能入，浊气不能出，形成肺气阻塞。二为在间歇期中，痰瘀作为一种病理产物形成后内伏于肺，阻塞气道，加重了肺气阻塞，呼吸失司。而痰瘀的形成与肺阳亏虚关系密切，肺为水之上源，肺阳亏虚，水液失于温化，停而为痰；肺助心行血，血液的运行除依赖于心的作用外，尚需肺阳推动，肺阳亏虚不能助心行血，则血停成瘀，肺阳不温，肺中冷，使痰瘀阴邪内凝更甚。上述肺阳不运，痰瘀内停亦是造成间歇期通气功能障碍的病机之一。

肺癌间歇期症状日久不愈，反复发作，可产生其他变证。肺阳亏损，损及脾阳，脾阳被损，血脉不统，而出现消化道出血；肺阳虚损日久，可致肾阳虚衰，肺不吸新吐故，肾不纳气，可使呼吸衰竭；同时由于肺脾肾三脏阳气的虚衰，使水液运化输布失常，而成为肺癌合并心衰出现水肿的原因。可见肺阳虚是间歇期发展、转归的关键，因此温肺阳就成为治疗本病的重要治法之一。

肺阳虚之治不外温补，但单纯用温阳之法难以奏效，因为其病机虽以肺阳虚为关键，但其发病极为复杂，故常需佐以他法。若患者肺阳不足易受外感，外邪入侵可诱发加重本病，并能重伤肺阳，此时温阳固表就成为预防和善后处理的主要方法，药用黄芪、党参、山药、白术、防风、鬼箭羽、牡荆子等。对痰瘀的治疗，因证不同，多有变法，如肺寒痰饮为主时，多合用射干麻黄汤的加减变方；出现咳嗽痰多，兼风寒感冒时多合用三拗汤；以湿痰为盛者合用温胆汤；若瘀痰胶结较明显时，在上法的基础上常加用海蛤壳、胆南星、海浮石、鹅管石、水蛭、土鳖虫等药以增强祛痰行瘀之力。

间歇期常出现之气道不利，既可由痰瘀阻塞所引起，也会因肺阳虚衰而产生。因阳虚则寒，寒主收引，肺阳虚衰，胸中阴寒，致气道挛急，通气不利，常出现喘咳不能止。余用温肺阳、祛痰瘀、利气道之法用于临床，常获良效。温肺阳药用黄芪、附子、党参、肉苁蓉；利气道、祛痰瘀药用天竺黄、青皮、陈皮、槟榔、鬼箭羽、牡荆子、生姜、生大黄、泽泻、薏苡仁，功在泻肺除痰，通利气道，同时达到气行痰消，气行血活的目的。

"清阳出上窍"，鼻腔疾患，使鼻窍不利，必然会影响肺阳宣运。所以在治疗时，必须注意鼻腔通畅。在温运肺阳的时候，注意配合运用辛温通窍散，如桂枝、麻黄、防风、路路通等，使鼻窍得通，肺阳得运，气道疏利以缓解发病。

肺癌引起的肺心、心衰变证，常以浮肿为主要表现，治疗时用白芷、附子温补肺阳的同时，合用苓桂术甘汤、真武汤等，使肺脾肾三脏阳气得运，水液得以运化输布，以消除水肿，纠正症状。若出现呼吸衰竭时，用白芷、附子合红参大补元气。出现肺性脑病时，当重用石菖蒲、郁金以开窍醒神，必要时合用安宫牛黄丸。总之，肺癌化疗间歇期是肺癌综合治疗中的关键时期，治疗时必须在辨证论治原则指导下，全面把握疾病特点，机圆法活，方可收效。

第十二节　肺癌之气血津液变化及证治探析

气血津液系统是人体中一个相对独立的体系。在生理情况下，气、血、津液三者维持着相互依赖、相互转化的动态平衡关系，从而保证了生命活动的正常进行。而在肺癌发展过程中，三者的病变又作为新的致病因素参与其中。同时由于瘤毒侵袭或气、血、津液自身病理产物的出现，形成了一系列的病变：气的病变包括气虚、气滞、气陷、气逆、气闭、气脱、病气和火；血的病变包括血虚、血瘀、血热、血寒等方面；津液的病变包括水、饮、湿、痰、津淤、津亏等。这些病变是导致肺癌病机变化复杂性和多样性的重要原因，也是疾病缠绵难愈的关键所在。肺癌是临床高发的恶性肿瘤之一，探讨其气血津液变化规律有着重要的现实意义。笔者谨据临证心得，试述如下，以为引玉之砖。

一、气血津液失衡是病机变化的主因

肺癌因肺长期受外邪侵袭或内毒影响所致，毒瘤形成之后，使肺失宣肃，日久更损伤正气，从而导致气血津液系统的本虚标实之病理状态。宣肃失职，水液代谢失调，水痰停积于肺，导致胸水。若代谢功能得不到快速恢复，随着病程进展，水痰停积增多，从而形成黏液过度分泌、呼吸功能异常的状态，清气不能运送濡养周身，而浊气难以排出，滞于胸中，造成胸闷气促。进一步使肺络受阻，肺气宣肃受限，代谢后的废气不能顺畅地排出，肺部过度充气，气体不能交换。肺的宣肃功能失调，难行肺朝百脉之功，导致功能失常，直接影响心主血，肺心相互影响，最终导致后期变证百生。

病久致虚，子盗母气，致脾失健运，脾不能运化水谷，反酿痰湿，深伏于肺。肺为气之主，肾为气之根，病势深入，由肺及肾，肾气必虚。肺脾两虚，宗气生化不足，无力推动血行，血行不畅，久病必瘀，瘀血内生，阻于血脉。肺脾肾虚，则通调水道、运化水湿、蒸腾气化之功失职，水饮内停不化。由虚致实，痰浊瘀血等病理产物作祟，产生咳、痰、喘诸症。气血津液平衡破坏，肺不足则水液不得宣散，水积成饮，饮变为痰，痰积日久化热，又可炼液成痰，痰饮阻肺，肺失朝百脉之功使血行受阻，运动缓慢而成瘀，痰瘀互结，致病情缠绵难愈。脾为生痰之源，肺为贮痰之器，脾不足，运化水湿功能受影响，水湿不运，聚湿成痰，上贮于肺，痰又化火生热，热又炼液变痰，形成恶性循环。肾主水，元阳蒸腾，水液方运，元阳不足，肾失蒸腾，水液代谢受到影响，亦可成饮变痰，化火生热致瘀，又可形成恶性循环。

肺癌病机中痰、饮、火、瘀互结，互为因果，相互影响。由于痰瘀胶结不解，水湿停滞不化，气血运行不畅，痰瘀水湿互结，损伤肺气，气不行血、行水而致血瘀水停，瘀血水饮阻碍气机而致气滞气结，从而形成恶性循环。水积日久化湿变痰，血瘀积久成瘀血，痰瘀水湿互结日久化热，煎熬津液，耗伤肺气肺阴，从而形成肺气耗伤，顽痰血瘀互结的局面。总之，肺癌病机变化的过程是气、血、津液循环被破坏的结果。病本是瘤毒蕴肺，气血津液失调；病标是水、痰、瘀、火等病理产物的堆积和相互影响；病理实质是气血津液平衡系统破坏后的本虚标实证。因此，治疗的关键在于促进和调节患者气血津液动态平衡系统向生理水平恢复，并根据具体情况有的放矢地对病理产物和病理状态施治，以打断病理产物之间相互影响的恶性循环。

二、痰瘀互结是病机变化中的突出方面

痰瘀互结常是肺癌病机变化中的突出方面，特别是当肺癌晚期久治不效，缠绵难愈时，化痰祛瘀并用多可取得较好的疗效。而且某些似仅有痰或瘀的患者，痰瘀并治也往往比单纯的化痰或化瘀疗效要好。所以，探讨痰瘀之间的关系，掌握痰瘀并治的临床运用，在肺癌证治中有重要的理论及实践意义。

痰瘀同源，痰瘀皆可因气的改变而生成，痰瘀乃津血之变。津血的生成和运行必须依靠气的生化布达，气行则津布，气运则血行。肺癌患者常常津血不足，气亦亏虚。津液停聚，则会阻碍气的运行。而气机贵乎流通畅达。现病位在肺，气滞不行，则津液停聚，聚则为痰。气有郁滞，则血亦随之停积，变为瘀血，致成痰瘀互结。患病之后，多情怀不畅，肝气郁结，血脉瘀滞，加之饮食不当，脾胃受损，聚湿生痰，久则滞气痰浊瘀血搏结，阻塞胃口，常恶心反胃。可以丹参、贝母、郁金等以行气化痰祛瘀。

痰瘀互为因果，由痰生瘀，由瘀生痰，此为痰瘀互结的又一途径。因痰致瘀，气滞生痰，是为常理。但痰浊为患，亦最易阻滞气机。《医碥》云："痰能滞气，勿谓不能作胀。"所以痰阻气滞与气结生痰同样重要，不可偏废。肺癌患者气既被痰阻，则势必影响其帅血之能，血行为之瘀滞，致成痰瘀相杂。再者痰浊为有形实邪，本身就能阻络成瘀。痰阻气血不畅日久，大多夹有瘀血。瘀血阻滞，脉络为之不畅，致使津液不布，聚为痰涎，与瘀血相并。津血同源，能互相转化，这就为化瘀为痰提供了物质基础。唐容川云："瘀血积久，亦能化为痰水。"如肺癌者出现脑转移时，出现失语、癫痫，是为瘤毒所致瘀，进而

瘀血停积，气机逆乱，津液不运生痰，或瘀积发生，转化为痰水，瘀血与痰浊互结，阻闭窍络而致。

三、痰瘀并治是重要治法

肺癌各个阶段的治疗均离不开痰瘀并治法。在不同的阶段，痰瘀互结的病机及轻重程度等不尽一致，痰瘀并治法的具体运用也各有特殊。

《灵枢·百病始生》曰："若内伤于忧怒则气上逆，气上逆则六输不通，温气不行，凝血蕴里而不散，津液涩渗，著而不去，而积皆成也。"因此，化痰散积、化瘀软坚为肺癌的基本治法之一。如肺癌初起，以行气活血、软坚消积为大法；久病积块坚硬，则宜破血消癥化积为主。而且可根据肺癌所在部位不同，选方用药亦稍有变化。中央型肺癌宜用三棱汤合二陈汤加减；周围型肺癌宜用血府逐瘀汤加减；纵隔型肺癌宜鳖甲煎丸。同时应结合西医学之诊断及研究，适当加入清热解毒、化痰散结及抗癌药物。

肺癌患者最常见颈部或锁骨上淋巴结转移，治当以行气化痰散结为主，《外科正宗》之海藻玉壶汤确有良效。临证部分患者出现骨转移，此因癌毒袭骨，气血经脉痹阻，引起肌肉筋骨关节疼痛，肿胀变形，活动不利，治必用活血通络之法。但仅此尚不够，还须配合化痰之品，由于患者日久不愈，气血经脉长期不得畅通，湿凝成痰，造成痰浊瘀血并存。痰郁血瘀有热者，可用朱丹溪的上中下通用痛风汤方；兼气血虚有寒者，可用五积散；寒热不显，疼痛麻木较甚者，用大活络丹。骨转移日久，常内舍肝肾，故当注意补益肝肾。患者病久关节肿硬变形，肌肉瘦削，活动不利，常用桃仁、红花、熟地黄、当归、鸡血藤等以养血活血；蜈蚣、地龙等搜剔脉络；胆南星、白芥子、二陈汤等化痰祛风通络；骨碎补、补骨脂、淫羊藿、续断等补肝肾，常可使患者病情缓解，关节功能有所恢复。化瘀之法可用逍遥散合涤痰汤为基础方，或用血府逐瘀汤加胆南星、半夏、石菖蒲、白矾等。早期多因痰火扰乱神明，治疗以清泻痰火为主，应用桃核承气汤冲服礞石滚痰丸；如瘀血证明显，并可较长时期服用大黄䗪虫丸，药用川芎、丹参、琥珀等，痰瘀并治。

肺癌脑转移的病机，无论是病之初期或恢复期，都有风痰阻络，痰浊瘀血并存之象，所以祛风痰、化瘀血始终是其重要治法，治疗常用大、小活络丹。晚期患者若出现神志异常，主要病机皆为痰迷心窍，血脉必受其害，害则逆乱生瘀，故痰瘀常并见。而瘀血同样能造成神志失常，王清任认为乃血瘀阻滞脉络，使脑气与脏腑之气不相顺接而造成的灵机混乱，因此治疗还需配合活血化瘀，方用王清任逐瘀汤系列方，可收桴鼓之效。

第十三节　肺癌治疗中辨病与辨证关系探析

近年来，随着中西医结合研究的不断深入，在肺癌的治疗中，多将中医的辨证论治与西医的辨病相结合，并将其纳入西医学辨病的范畴内。但若误解对中医学辨病论治的认识，不仅影响中医药临床疗效的发挥，且将干扰中医药的治疗。本文拟对肺癌辨病论治的内涵、辨病论治与辨证论治的关系、辨病论治的特点等进行探析。

一、肺癌的辨病治疗不能取代辨证治疗

目前，肺癌的临床实践中存在以西医辨病代替中医辨病、以西医理论指导中医临床的情况，过分强调辨病与辨证相结合，若将其误解为西医辨病与中医辨证相结合，即将中医辨证纳入西医辨病的范畴之内，这是一种误解。因为西医认为肺癌是有一定病因、病理、病症表现的病理过程，其疾病的诊断是以病理结构的改变为基础、以大量的理化检查为依据确立的。而中医对其辨病则在四诊的基础上，对病人的主要证候或以病因，或以病位，或以病机为依据进行命名而确立的。若在不了解中西医辨病的差异前提下，径直以西医辨病取代中医辨病，往往造成"西医辨病、中医辨证"之误区。如临床上有人认为中医之"肺积"即西医的"肺癌"，其机理皆是热毒壅积、气血瘀阻，治疗皆用攻毒、活血之法，而较少考虑痰浊内阻、气阴亏虚等病机。混淆了中西医关于疾病的

内涵，以西医的病名、病理为依据进行肺癌的中医学辨证，难以取得满意疗效。

肺癌治疗的中药使用上，随着中药现代药理研究的日趋深入，有些中药的部分现代药理机制得到阐明，为此，临床存在丢弃中药的性味归经、主治功效，直接将有关现代药理理论移植并指导肺癌的临床治疗。无论何处、不管新久，辄用清热解毒之品。不分年龄、无问虚实，即选活血化瘀药物。将西医疾病与中医证候对应起来，将中药以现代药理为依据进行应用。如此以西医辨病为基础，辨病治疗或对症处理，"有是病用是药"，而非"有是证用是药"。这不仅极大影响了中药疗效的发挥，而且严重地干扰了中医辨证论治特色的发挥，使治疗走入误区。

中医辨病的理论由来久矣，早在秦汉时期，医学家即十分重视辨病论治，如《内经》中关于病证的论述即有热论、咳论、痿论、痹论、厥论、风论、疟论、癫狂、痈疽等病名，并以之为病名，而"《内经》十三方"所对应的皆是相应的疾病，如兰草汤治疗脾瘅、左角发酒治疗尸厥、生铁落饮治疗狂证、鸡矢醴治疗鼓胀等。《神农本草经》中药物的主治亦是以病为主的，如"常山截疟""黄连治痢"，菖蒲"主风寒湿痹、咳逆上气，开心孔，补五脏，通九窍，明耳目，出声音"。车前子"主气癃，止痛，利水道小便，除湿痹"。黄芩"主诸热黄疸，肠澼泄利，逐水，下血闭，恶疮疽蚀，火疡"等，皆是以辨病论治为前提的。张仲景创立以"六经辨证"论治伤寒病，突出"知犯何逆，随证治之"，然而在其《伤寒论》中无处不在辨病论治的影子，如辨太阳病脉证并治、辨阳明病脉证并治，以及"太阳病，头痛发热，汗出恶风者，桂枝汤主之"。"阳明之为病，胃家实是也""少阳之为病，口苦，咽干，目眩也"皆是以证为病。而由于疾病发生的时间、区域、感邪的性质，以及人的个体差异不同，因而同一疾病，其临床表现常常不同，故其治疗亦不相同，故中医在辨病的前提下提出了辨证论治的理论体系。如《伤寒论》113方、397条即是对外感疾病的不同表现的分类论治，是对中医学辨病论治的深化和发展。《金匮要略》亦是中医学在辨病论治基础上脏腑辨证的极好应用和例证。后世医家对临床常见疾病，尤其是内伤杂病多采用辨证论治的方法进行治疗，极大地提高了中医学对于疾病的治疗特色之一。后世如《诸病源候论》《千金要方》《三因极一病证方论》等著作也多以具体疾病作为治疗目标。即便在当代中医临床，在注重辨证论治的同时，也仍在运用辨病治疗思维。

二、肺癌辨病治疗必须建立在辨证治疗的基础上

辨证论治是在辨病论治的前提下进行的，而辨病论治中"病"是中医的"病"，而非西医学的"病"。中医"病"的内涵与西医"病"的内涵不同，辨病与辨证相结合中的"辨病"是中医辨病。在中医理论中，对疾病内涵的标准是不尽相同的，或以病因为病名，或以证候为病名，或以症状为病名，或以部位为病名。虽然所有标准不同，但其基本原则是一致的，即以病人的主诉最痛苦的症状或体征，或其产生的病因、病机为命名依据。而证候是对疾病过程中某一阶段或某一类型的病理概括，具有时相性和空间性特征。同一种病可能因其时空特点不同而有多种不同的证，而同一种证也可能其时空特点相同而存在于多种疾病中。因此，在诊治肺癌中，要充分运用同病异治的原则，是指由于时间、地域不同，或所处的阶段或类型不同，或体质有异，故反映出的证候不同，因地治疗也就有异。如肺癌在不同的疾病阶段有不同的证，故治疗初起清热散结，中期益气养血，后期滋养肺阴等不同的治法。可见证同则治同，证异则治异，这是辨证论治的精神实质。

辨病与辨证都是认识疾病的思维过程。具体地讲辨病是对肺癌的辨析，以确定诊断为目的，从而为治疗提供依据。辨证是对证候的辨析，以确定证候为目的，从而根据证候来确立治法，据法处方以治疗肺癌。辨证与辨病皆以临床表现为依据，区别在于一为确诊疾病，把握全局；一为确立证候，对证处理。只有两者有机结合，才能使肺癌的诊治既有原则性，又有灵活性。

肺癌是病因繁多、病情复杂，且影响到气血津液或多脏腑同病全身性病证，需要对其病证进行细化分类，或随时间地点的变化而采用不同的治疗。而辨证论治是对辨病论治的深化与发展，辨病论治是认同性思维，强调的是治病的原则性。而辨证论治则是差异性思维，突出的是治病的灵活性，是个体化治疗，两者各具特色，因而需要配合应用。所以发挥中医辨证论治的诊治特色，提高

中医的临床诊治水平，提高辨证的准确率、治疗的有效率，必须坚持辨病与辨证相结合，"以辨病为先，以辨证为主"，从而对肺癌进行辨病与辨证的有机结合，以提高临床疗效。

三、辨病是前提辨证是归依

辨病是诊断疾病，肺癌是有其特定的病因、病位、病变过程和预后的，只有得到了正确的诊断才能掌握疾病的病因和变化规律。而辨证的过程是一个理性思维的过程，也是一个抓住当前病变主要矛盾的过程，是对目前主要病理变化的高度概括，一般能体现病位和病性，但很难体现病因、病势和预后。如肺癌病因是正气内伤，饮食不节，痰湿内盛，邪毒郁肺，病位在肺，病机为痰瘀为患，瘤毒阻肺，肺失宣降，气血运行不畅，进一步耗气伤血，直至危重。而证就不以涵盖如此广泛的内容，只能反映当前的主要病理变化，无法判断其病因，也无法知道其病变过程及预后。肺癌既是一种状态也是一个过程，中医辨病大多是根据某些特征性的症状来诊断的，而疾病没有发展到特定的阶段、没有出现特征性的症状，中医诊断是困难的。辨证只是反映当前的主要病变，并没有反映疾病的全过程，没有辨病下的辨证，往往难以中的。故不能认为中医有辨证论治，就不能辨病，这是非常错误的。只有通过辨证来审证求因，审因论治，找出正确诊断，掌握肺癌的变化规律，这才是中医辨病的目标。

故辨证的前提是辨病，辨病是依靠医生去收集病人在疾病状态下所发出的所有信息，并加以鉴别与分析。辨病的水平表现是否全面而准确地掌握疾病所表现出来的症状，注意是全面而准确，即尽可能做到不遗漏症状。而辨证是将资料进行分析加工的过程，将各个单独的症，运用中医理论，把它们归纳和联系起来，即将无数个症，根据症的分布，用一个面将其大部分点联系起来，这个面就是证，没有被面所联系起来的症即是暂时还无法解释的症。如老年肺癌患者症见腰酸膝软、畏寒怕冷、夜尿多、小便清长、大便稀溏、舌淡苔白、脉沉迟，根据以上这些症状，可辨证为肾阳虚证，即用肾阳虚证这个面将上述这些症状点联系起来。但是随着病情的变化，证亦随之变化，这个点或许在另一个面上得到解释，如肾阳虚证进一步发展，可导致肾阴阳两虚证。

肺癌可依照证来治疗，更重要的是根据肺癌的病因、病位、病性、病势来确定治疗原则。辨证论治固然是中医特色，但临床上决不能仅仅停留在辨证论治的层次，而是要通过辨证来明确诊断，将辨证与辨病相结合，达到更高层次。

在没有明确诊断之前，只能辨证，根据辨证来论治。临床上亦难迅速作出肺癌的诊断，所以辨证就显得特别重要。但在作出了明确诊断之后，就需要辨证，这时辨证是在疾病框架内的辨证，将不同时间的辨证贯穿起来，是动态的过程。中医强调审症求因，只有诊断才能明其因，所以求因即是求诊断。

"必伏其所主，而先其所因"，辨证求本，研究病因是主要内容之一，病因为本，症状为标。所以在临床上，没有诊断之前，只能辨证，明确诊断之后，既辨病，也辨证，应强调辨证与辨病相结合。

总之，肺癌临证必须辨病与辨证相结合。不能偏重一侧。更为重要的是要在这种思想指导下，对肺癌的症、证、病进行系统的整理、规范、统一，这样才能更好地发展中医学术和提高临床疗效。

第十四节　肺癌治疗中扶正与祛邪关系的思考

中医治疗肺癌的方法不外为扶正、攻邪两法。而正确掌握两法之间的关系及其分寸是取得较好疗效的关键。临床运用时应注意辨证，若运用错误，会给患者造成较大危害。现根据临证体会，总结如下。

一、扶正祛邪在肺癌治疗不同阶段有侧重

肺癌的发生、发展、变化是错综复杂的，但不外乎是致病因素作用于人体，和人体抗病能力相互作用的结果，即正邪相搏的结果。《经》曰，"正气存内，邪不可干""邪之所凑，其气必虚"。正气包含两方面的含义，一是祛邪之正气，

二是耐受祛邪药物之正气。而扶正，一是扶助无力祛邪之正气，二是扶助无力耐受祛邪药物之正气。因此，正气不足，又有邪气，是发病的根本。从广义、宏观、总体上看，肺癌治疗的最终目的是恢复人体的正气。因此，所有的治法都可以理解为是扶正之法。而另一方面，所有的治法又都是为了祛除侵袭人体的邪气，所以，所有的治法又都可以理解为是祛邪之法。由于强调的角度不同，两者之间并不矛盾，是辨证的统一。具体到某一具体情况时，使用又有所区别。《医学心悟》将治法概括为八法，指出："论病之源，以内伤外感四字括之。论病之情，则以寒热虚实表里阴阳八字统之。而论治病之方，则又以汗和下消吐清温补八法尽之。"汗和下消吐清温七法重在祛除邪气，为祛邪之法，补法重在扶助正气，为扶正之法。"一法之中，八法备焉，八法之中，百法备焉。"说明八法之间可根据不同病证相兼为用，变化无穷。"病变虽多，而法归于一。"这个"一"，就是扶正（补法）祛邪（七法）之法。肺癌的发生是一个渐进的过程，正气不足是发病的内在根据。其发生可分为以下几个阶段：首先是正气有能力祛邪，保持相对平衡，机体不发病，无症状，不必服药治疗。二是正气有能力祛邪，但不能祛邪完全外出，且能耐受祛邪药物的作用（邪气盛）。三是正气无力祛邪，但能耐受祛邪药物的作用（邪气盛，正气盛）。四是晚期正气无力祛邪，也不能耐受祛邪药物的作用（正气虚）。多数患者都有上述的转化过程。一般说来，过程大体相似，但病程可长可短。可见，早期主要矛盾是"邪气盛"，但正气不虚。人体正气有能力祛邪，但尚不能祛邪完全外出，且能够耐受祛邪药物的作用，这时方中使用祛邪之法（七法）以祛邪外出。中期虚实夹杂，其主要矛盾是"邪气盛，正气虚"。人体正气无力祛邪，但尚能耐受祛邪药物的作用，这时处方需扶正（补法）与祛邪（七法）并用，扶助人体祛邪之正气，并合祛邪之法，以祛邪外出。晚期正气盛，则以扶正（补法）为主。若邪气盛重，则以祛邪（七法）为主。若正气虚、邪气盛皆重，则扶正（补法）与祛邪（七法）并重。虚证，其主要矛盾是"正气虚"，但有邪气。正气无力祛邪，也不能耐受祛邪药物的作用，只能用扶正之法（补法），扶助人体祛邪之正气及耐受祛邪药物之正气，以祛邪外出。

二、扶正祛邪的具体运用

扶正法具体可分为补气、补血、补阴、补阳。关于其对肿瘤的作用，已有不少临床和实验研究的报道。如补气药，多数临床和实验报道认为补气药（如人参、黄芪）能抑制肿瘤的生长。但对体外培养的肿瘤细胞作用较差。其他文献报道表明，扶正药在体内实验中对荷瘤动物的免疫功能、生存时间等都有积极的作用，说明扶正药是通过间接作用而达到治疗肿瘤的目的。由此可见，施用扶正法的目的应该是补益身体，提高免疫力，而不是靠其直接抑杀肿瘤。我们认为，肺癌患者使用扶正法必须掌握恰当的时间和剂量，必须正确通过中医辨证。肺癌患者如果呈现热毒、湿热等实热证时，不宜使用扶正法，特别是温热的补气壮阳药。如果患者已经出现虚象，可酌情选用补气药或补阴药。有些病灶切除后的患者，已无任何症状，作为平日的保健品，可以使用补益药，但用量不宜过大，切不可过急过猛。最好少用鹿茸、高丽参等燥热之品，以比较平润之灵芝、冬虫夏草、西洋参等为宜。

攻邪法是治疗肺癌的重要方法，作者认为，肺癌是发生在一种不正常的功能状态之下，功能活动失常，积聚日久而成痰、瘀、毒，最终形成癌瘤。即使经手术切除，这种状态并没有纠正，产生肿瘤的基础没有根除。因此，无论手术切除与否，无论是否正在进行化疗，都必须用中药纠正功能失调，消除产生肿瘤的根基，这是中医治疗的主要任务。中医的攻邪法能很好地完成这个任务。攻邪法最主要有活血法、散结法、解毒法。这几种方法在使用时也应注意适应证，不可滥用。如瘀血是形成肺癌的主要成因，故用活血化瘀祛其瘀滞。临床和动物实验报道了不少活血药有抑制肿瘤的作用，如莪术、丹参、红花、桃仁等。但在临床处方中应慎重使用活血药，不过量。如要使用，最好选用莪术这样的抑制肿瘤功效较强的中药。解毒中药可按毒性分为两类。有小毒或无毒的中药有较好的解毒功效，常用的有白花蛇舌草、穿心莲、黄连、半枝莲、半边莲、黄芩、水牛角等。上述中药临床上使用安全，最为常用，一般用量可成倍加大，常被用至三倍以上。对一些已有虚象的患者在酌加扶正的同时，仍可大剂量使用。毒性较大的中药以毒攻毒，对肿瘤也有较好的抑制作用，常用的有蜈蚣、水蛭、全蝎、斑蝥、土鳖虫、黄药子等，使用剂量不一。笔者认为，这类中药用于治疗肺癌可以将剂量适当加大，但不可过量。应最终要靠肝脏解毒，因此对肝脏转移患者用量宜轻，使用中应注意肝功能有否受损。散结法主要目的是消除肿块和根除产生肿瘤的基础。常用的散结中药有天花粉、瓜蒌、莱菔子、玄参、夏枯草、浙贝母、半夏、胆南星、连翘等。这类中药用量也应加大，除半夏、胆南星、天花粉有小毒外，其他药物都可用至三倍以上。

活血、解毒、散结法是治疗肿瘤必用的方法，三法中很多药物的抗肿瘤作用已被药理实验证实。体内、体外动物实验证明，能明显地抑制肿瘤细胞生长，体内、体外均有显著的诱导肿瘤细胞凋亡作用，能下调抑制凋亡基因的表达，在抗肿瘤疗效上优于补气药物。

我们认为，在辨证论治原则指导下，根据肺癌每一阶段不同病理特点，不断调整扶正与祛邪的比例，方可得到满意效果。

三、扶正避免留邪，祛邪谨防伤正

《经》曰："五气更立，各有所先，非其位则邪，当其位则正。"从自然气候的变化而言，正邪即自然气候的正常与异常，在肺癌发病的过程中"当其位"即春温、夏热、秋凉、冬寒的正常气候更替。"非其位"即当温不温、当热不热、当凉不凉、当寒不寒的异常气候变化，即《内经》"至而未至、未至而至、至而太过"及"至而反"谓也。当其位，六气顺行，人与自然相适应，健康无病。非其位，是谓六淫，致病之邪气也，如《素问至真要大论》指出，"至而甚则病，至而反者病，至而不至者病，未至而至者病，阴阳易者危""正气存内，邪不可干"。从人与自然相适应方面而言，正气主要指人对外界环境的适应与调节能力，即五脏系统之间通过生克制约而达到的内环境平衡。调节与适应能力强，则健康无病。对肺癌患者而言，正气即人体五脏功能的正常，抗邪能力和康复能力，包括脾胃滋养全身的功能，肾中精气调节全身阴阳的能力，卫气的护卫肌表和驱邪外出的能力，经络系统调节机体平衡的生理功能等。与自然不能适应或调节能力差，就会发病。邪气指各种致病因素，一般说来，包括六淫、疠气、饮食失宜、七情内伤、劳逸损伤、外伤、寄生虫、虫兽所伤等，有时还包含着机体内部继发产生的病理代谢产物,如痰饮、瘀血、宿食、内湿等。肺癌患者扶正,是扶助机体的正气,以增强体质,提高机体抗邪、抗病能力的一种治疗原则。即所谓虚则补之,有益气、滋阴、养血、温阳,以及脏腑补法等多种方法,具体措施与手法,除内服汤药外,还包括针灸、推拿、气功、食养、精神调摄、体育锻炼等。祛邪是祛除邪气,排除或削弱癌邪侵袭和损害的一种治疗原则,即所谓"实则泻之"。发汗、涌吐、攻下、清热、利湿、消导、祛痰、活血化瘀等均属祛邪之法,其具体措施与手段也是丰富多样的。

肺癌临证既应看到邪气(致病因素)的一面,又应看到正气的一面(机体的抗病能力)。既看到局部的病理变化,又看到整个机体的状态。这种全面看问题和十分注意整体的观点,是中医的精粹所在。临床研究证明,扶正祛邪作用是多方面的,它对于机体免疫系统、内分泌系统、神经系统、心血管系统等均有影响。对整个机体状态的调整,包括改善或恢复患者机体的神经体液调节,调节和加强机体的免疫功能,促进器官的机能恢复和有利于组织机构的修复等均有明显作用。研究表明,祛邪扶正具有适应原样作用及双向调节的作用。如人参、黄芪、刺五加等,既使免疫反应亢进者向低调节,又可使免疫反应低下者向高调节。较之西医的治疗方法,中医的扶正祛邪疗法治疗肺癌,重在对病人进行全身性调理,通过增强病人的抗病能力,扶助正气,驱除邪气,从而间接达到消除病原和病灶的目的。正本清源,祛邪而不伤正,故远期疗效明显,很少毒副作用。扶正达到了增强体质、调节免疫、调节机体机能、提高机体对自然界的适应能力和抗病能力,调节机体内环境的紊乱等作用。祛邪通过多种途径起到了清除病灶,使机体从宏观到微观都处于一种自我调控状态的目的。

总之,临床运用扶正祛邪法则治疗肺癌时,应认真细致地观察和分析正邪双方相互消长的盛衰情况,并根据正邪在矛盾斗争中所占的地位,决定扶正与祛邪的主次先后,做到扶正避免留邪,祛邪谨防伤正。

第十五节　肺癌晚期病机演变规律探讨

大多数肺癌患者确诊时已属中晚期，这治疗颇为棘手，如何提高晚期肺癌的临床疗效是肺癌治疗中的关键。肺癌发病是一个复杂的动态变化过程，由于肺脏本身的生理病理特点，决定了肺癌晚期病程中病机演变的复杂性和证候变化的多样性。我们对肺癌晚期病机演变的规律进行了探讨，现总结如下。

一、虚实相互转化，肺脏失于肃降

肺癌之本为肺脏及其他脏腑虚损，在标为痰瘀热结，而其病机则相互转化。本病早期发病急，变化快，多以邪实为主。初起邪壅肺气，且以湿热毒邪内陷迫肺最为常见。晚期机体精气耗竭，正不胜邪，毒瘤在里，既可直接迫肺，又可灼液成痰，形成痰火互结。肺与大肠相表里，肺气壅塞可致腑气不通，腑热熏蒸于肺，又可转化成腑结肺痹。此时如治疗得当，正能胜邪，毒热得泄，可截断病势的发展；若病势控制不利，毒火弥漫，气机逆乱，可迅速出现邪扰神明、肝风内动之症，后期亦累及于肾。加之毒热为阳邪，最易耗气伤阴，轻则气阴两伤，重则气阴两竭，甚至因邪盛正衰，正不敌邪，而成内闭外脱、阳气欲脱、大汗淋漓、四肢厥冷、脉微欲绝之危候。另一方面，热入营血，血热搏结，或气壅痰凝，或气虚血滞，均可形成血瘀，瘀血随经上攻于肺，可进一步加重呼吸困难和发绀之症。

肺癌为慢性发病，病程较长，病机多为本虚标实，虚实夹杂。初起病缘于肺，咳喘不已，肺病及脾，久病及肾，肺、脾、肾俱虚，复感外邪，正虚邪盛，病情恶化，可见痰浊或痰瘀蒙蔽心窍，或引动肝风，最后可致心肾阳衰，肺气欲绝，阴阳离决。但在不同阶段，虚实会有所侧重，并可相互转化。如肺虚不能主气，出现气短难续；肺病及脾，子盗母气，则脾气亦虚；脾虚失运，聚湿生痰，上渍于肺，肺气壅塞，气津失布，血行不利，可形成痰浊血瘀。病机以邪实为主，或邪实正虚互见。病变迁延不愈，可累及于肾，其病机则呈现肾失摄纳、痰瘀伏肺之肾虚肺实之候。若脾肾阳虚，水邪泛滥，上凌心肺，又可加重喘促、发绀，甚至导致心肾阳衰、肺肾暴脱、化源欲绝、气息微弱、呼吸殆停之喘脱证。

本病病位在肺。肺主气，为宗气出入之所；司呼吸，为气机出入升降之枢纽。《经》曰："宗气积于胸中出于喉咙，以贯心脉而行呼吸焉。"即言肺主气，司呼吸，与大气相通。肺在内，助心以行气血，为全身脏腑功能活动的生化动力。而肺又为娇脏，外合皮毛。现肺内滋生癌毒，兼六淫之外邪袭表，如感受春温、暑湿，或吸入毒气等，上干于肺，致肺失宣降、清肃则发为气逆。而毒热过盛，正不胜邪，易致温毒内陷，毒热酿痰，痰热壅肺，肺失宣降。癌毒影响于肺，致肺气受阻，气津失布，津凝痰生，阻遏气道，气机不利，肃降失常。血热互结，可导致瘀血留滞，气机逆乱，败血上冲，上干于肺，肺血郁滞，津液失运，致水湿内停，滞留于肺，肺失肃降，呼吸出纳失常。以上病邪毒热影响肺之宣肃功能，发为喘促，形成肺癌晚期之实证。

二、探源必求于本，索流为张其目

晚期肺癌患者多以呼吸困难为主症，轻则呼吸费力，重则呼吸窘迫，属喘证、痰饮、肺胀、心悸、水肿、惊厥、闭证、脱证等多种危重症范畴，常表现为喘、厥、痉、闭、脱等特点。《经》曰，"故肺病者，喘息鼻张""肺高，则上气，肩息咳；肺下，则居贲迫肺，善胁下痛""肺胀者，虚满而喘咳"。《金匮要略》云："上气，喘而躁者，属肺胀，欲作风水，发汗则愈……咳而上气，此为肺胀，其人喘，目如脱状，脉浮大者，越婢加半夏汤主之……上气面浮肿，肩息，其脉浮大，不治，又加利尤甚。"可见仲景对呼吸困难有了进一步的描述。除了咳、喘、胀满外，还有上气、烦躁、目如脱状几项，多有浮或浮大的脉象。至其所谓欲作风水，似指病情进一步恶化，即可发生全身浮肿。《证治准绳》指出："喘者，促促气急，喝喝息数，张口抬肩，摇身撷肚。"明确描述了其病喘的症状和体征。而对晚期肺癌病机的认识，虽没有直接的论述，但在其对痰饮及肺胀的论述中有所涉及。如《金匮要略》云："其人素盛今瘦，水走肠间，沥沥有声，谓之痰饮……咳逆倚息，短气不得卧，其形如肿，谓之支饮……膈上病痰，满喘咳吐，发则寒热，背痛腰疼，目泣自出，其人振振身瞤剧，必有伏饮……膈间支饮，其人喘满，心下痞坚，面色黧黑……"可见仲景是将痰饮视为此病的病因之一。《诸病源候论》叙述其发病机理则更为详细："肺虚为微寒所伤则咳嗽，嗽则气还于肺间则肺胀，肺胀则气逆。而肺本虚，气为不足，复为邪所乘，壅痞不能宣畅，故咳逆，短气乏气也。""肺主气，邪乘于肺则肺胀，胀则肺管不利，不利则气道涩。"故气上喘逆，鸣息不通。诊其肺脉滑甚，为息奔上气。"指出肺本虚是其主要病因，复为外邪所乘，以致肺胀气逆。《病因脉治》中亦谓："肺胀之因，内有郁结，先伤肺气，外复感邪，肺气不得发泄，则肺胀作矣。"进一步指出内有郁结的病因。先贤对本病的论述虽然均是片言只字，但于其病证、病因、病机皆有叙及，而本虚标实、痰郁气结之机已为共识。我们认为晚期肺癌病变在肺，继则影响脾肾肝，后期病及于心。本病属本虚标实之证，本虚即肺、肾、心、脾、肝虚损，为产生本病的主要原因，而感受外邪是引起本病的主要诱因，痰浊壅肺、血瘀水阻是其产生变证的主要根源。痰瘀互阻、虚实互患的病理恶性循环，最终伤及阴阳气血，累及五脏。

三、金病涉及脾土，痰瘀胶结于肺

《经》曰："五脏六腑皆令人咳，非独肺也。"本病病位在肺，但日久必及其他四脏。其机理为癌毒犯肺，咳喘日久，久患肺胀，或痰饮久羁，或水饮内停，皆能进一步伤及肺气，致肺气虚，肺虚则咳喘益甚。肺气不足，无力推动血液运行，心气虚衰，血行不畅，心脉瘀阻，而发为心悸气短、颈筋暴露、面唇青紫、舌质紫暗等症。若饮食不节，脾胃受损，脾失健运，水湿停聚成痰，痰贮于肺则咳嗽痰多。或致水聚成饮，宿于膈上，每遇风寒或风热犯肺，外邪引动内邪，气道不利而发作咳喘，此乃脾病及肺。况且土为金母，脾气虚弱，水谷精微不足以奉养肺金，也可引起肺虚。反之肺病日久，子耗母气，也可损及于脾，二者互为因果。肺为肾之母，肺虚则母不荫子，肺虚及肾而成肺肾两虚。肾主水，肾虚则水泛为痰；肾主纳气，助肺呼吸，肾虚则呼多吸少，均有损于肺。肺肾同虚则病势更为深重。而毒热内炽,伤及阴血,肝阴不足,虚风内动,或因清浊之气不能纳吐,壅盛之邪势内陷,蒙蔽清窍,引动肝风,症见神昏谵语、惊厥抽搐、嗜睡、昏迷等。心脉通于肺,肺朝百脉,清气贯心脉而行呼吸;肾脉上络于心,心阳根于命门之火,心脏阳气的盛衰与肺肾关系密切,肺肾之虚可致心阳亦虚,形成晚期肺癌之虚实夹杂证。

在本病的发生、发展过程中,痰、瘀、热既是病理产物,又是致病因素。脾失健运、肺失布津、肾失蒸化皆可致水湿停聚成痰,热灼津液亦可成痰。痰贮于肺,使肺之气机进一步紊乱。就本病而言,既然咳喘反复不愈,其痰必然深痼于肺内,难以祛除。正如《医宗金鉴》所谓:"伏饮者,乃饮留膈上伏而不出,发作有时者也。即今之或值秋寒,或感春风,发则必喘满咳吐痰盛,寒热背痛腰疼……世俗所谓吼喘病也。"肺朝百脉,肺之气机不畅,则血行涩滞,百脉皆瘀。再者,寒热之邪或痰饮阻遏,血运失畅;又或心阳虚衰,不能温运血脉,亦可致血滞而成瘀,瘀阻于胸内,心肺气机进一步受阻,进一步加重了病情。热的成因,或因于体虚常感受外邪,或因于痰瘀蕴结,郁而化热,热邪犯肺,灼津成痰,痰涎壅盛,阻塞气道。又因肺虚无力主气,肾虚无力纳气,则吸气艰难,而致晚期患者呼吸衰竭。

综上所述,我们认为肺癌晚期病位虽在肺,但与肾、脾、肝、心密切相关,以肺、肾、心、脾、肝虚损为本,痰、瘀、热为标。肺虚气失所主,肾虚气不归纳,痰瘀热壅阻,肺气肃降无权是其主要病机。同时,虚实夹杂贯穿于晚期肺癌病变之全过程。

第十六节　肺癌晚期治疗思路及体会

一、肺气上逆为患，全身虚局部实

肺主气，司呼吸，开窍于鼻，外合皮毛，为娇脏而不耐寒热。肺癌病因有内因与外因之别。内因盖由素体薄弱，或后天失调，导致痰湿内蕴，壅阻于肺，形成肿块。外因为肺系受外界邪毒，如大气污染，瘀积于肺，使气道不畅，宣降失司，气滞血瘀，痰凝郁结。晚期常出现正气愈虚，邪毒愈盛，造成阴阳失调，肺脾肾同病。主要病机是气机出入升降的失常，无论外感内伤，均属肺系受病，肺气上逆所致，表现为咳嗽、咳血、气喘等，故《景岳全书》指出："咳证虽多，无非肺病。"

晚期肺癌的主症为刺激性咳嗽，咳呛连连，咳痰不利，甚者咳痰血，累及喉返神经，可出现声带麻痹，声音嘶哑。大都以咳为主症，肺阴受损，以至失音，肺气见绝。因此养阴润肺是治疗晚期肺癌的又一基本方法。但患者常有饮邪留于胸中，泛及全身，可见到咳逆倚息，短气不得卧，下肢浮肿。而饮为阴邪，须当温化。温化法与养阴法是矛盾的。肺为清肃之脏，居于膈上，其位高，温化易使火上冲则治节失令，而养阴又使饮寒而冰凝。故在临证中，应据具体病情适当配伍应用，使温化而不耗阴化火，益阴而不留邪。化瘀祛痰亦是消肿散结的基本措施之一。朱丹溪曰："凡人身上中下有块者，多是痰。"而肺癌患者晚期如不能及时控制，转移至锁骨上可形成颈部淋巴结肿大，坚硬如石。因此，晚期应予化痰之品以防止转移的发生。

《医宗必读》谓："积之成也，正气不足，而后气踞之。"《杂病源流犀烛》曰："邪积胸中，阻塞气道。气不宣通，为痰、为食、为血，皆得与正相搏。邪胜，正不得制之，遂结成形而有块。"笔者认为肺癌病机是全身性疾病而表现在局部，全身多"虚"，局部属"实"，属本虚标实之病。虚有气虚、阴虚、气阴两虚之分，实有气滞、血瘀、痰凝、毒聚之别。即正气不足为肺癌发生与发展的根本原因，邪毒则是其致病的重要条件，邪毒侵袭，可致痰气郁结肺络，气血运行不畅，久必伤肺损正，而肺为娇脏，易致气阴两虚、毒痰瘀结。晚期肺癌在虚、毒、痰、瘀四方面尤其突出，其中虚为本，包括肺脾气虚、肺肾阴虚；毒、痰、瘀为标，包括风毒、热毒、痰湿、血瘀。在疾病发展过程中肝气郁结也起了重要作用，久病则可延及心、肝、脑及骨等。

根据晚期肺癌的发病特点及临床表现，治疗必须多方位入手，合理组方，提高机体正气，改善患者症状。晚期肺癌患者一般都经过放、化疗治疗，可出现一系列机体衰弱症状，如全身疲乏、精神不振、动辄气短、头发稀少枯干、盗汗、面无华色、舌质淡等。肺癌发生的主要病机是由于患者正气虚损，阴阳失调，六淫之邪得以乘虚而入，邪凑于肺，宣降失调，肺气郁闭，气滞而血瘀，津液不布，聚而成痰，痰瘀互结，日久而成肿块。因此，正虚邪实是其本质，扶正重点当在扶助肺脾之气。肺脾为母子关系，肺所主一身之气，依赖于脾胃化生的水谷之气。而瘀痰的形成，与肺脾二者关系最为密切。肺为贮痰之器，脾为生痰之源。故扶助肺脾之气，可使气血充足，增强人体的正气。

二、痰瘀毒相兼，化痰祛瘀解毒并重

朱丹溪指出："痰之为物，随气升降，无处不到。"宿痰凝聚影响脏腑气血的运行，导致气滞血瘀，久之则形成积聚肿块。而脾虚失运，则聚湿生痰，痰阻于肺，气血瘀滞不行，遂结为肿块，终致肺癌。脾虚痰盛，肺肾阴虚内热，贯穿于肺癌的始终。肺气虚损，失于宣降，聚津生痰，痰凝化热结毒，瘀滞脉络，形成积块。从临床表现来看，肺癌患者晚期，大多见有痰瘀相关为病的情况，如咳嗽、气促为痰湿壅肺，肺失宣发肃降；痰瘀搏结，瘀阻脉络，血不循经溢于脉外则见痰血或咳血。临床肺癌晚期可见有较突出的血液流变学改变，出现血液流动性降低、聚集性增高和成分异常。

《经》曰："血气不和，百病乃变化而生。"肺为娇脏，易受外邪，邪留于肺，肺气壅滞，气滞日久必致血瘀，瘀积日久则成块。临床上，肺癌患者均见有不同程度的舌黯、瘀斑，舌下静脉扩张，其周围呈粟粒状增生以及其他瘀血征象和症状。临床和实验研究证实，肺癌患者普遍存在着低免疫、高血凝状态。其血流变和微循环的改变，主要表现为血浆黏度增大，血液黏滞性增高，微循环血液流速缓慢，红细胞聚集明显，这种情况增加了癌细胞向组织浸润的可能性，有利于癌细胞生长，且血液流速减慢易使肿瘤细胞停留在局部形成转移灶。

"毒"在恶性肿瘤中占重要地位。有风毒、热毒、寒毒、痰毒等，系由外感六淫、内伤七情、饮食劳倦等各种病因长期作用于机体，使经脉阻滞，气血失和，脏腑不调，浊邪积聚而产生的一种强烈致病物质。在邪毒犯肺时，使肺气宣降失司，气血运行不畅而瘀滞，血瘀气滞积久成块，形成肺癌。癌毒不仅阻滞经络气血，且掠夺水谷精微以自养，导致五脏六腑失于气血津液濡润，功能低下或失调，故出现咳喘、痰中带血、胸闷胸痛、气短、消瘦乏力等症。肺癌晚期，常表现为局部肿块灼热疼痛、发热或五心烦热、口渴尿赤、便秘或便溏泄泻、舌苔黄腻等，此或为邪热瘀毒，或为痰湿久滞化热之毒，或为阴虚之热毒，或为肿瘤坏死感染之毒，蕴积于体内或体表所致。

邪毒侵肺，气机失调，气滞而致血瘀，瘀血阻肺，则见胸痛有定处，咳嗽，咳血或兼有血痰，胸闷气憋，面色暗，唇甲、舌紫黯或有瘀斑，颈部及胸前壁青筋暴露，舌下静脉粗大怒张伴粟粒状增生，脉细涩或弦细。治宜活血破瘀散结，方用复元活血汤合血府逐瘀汤加减。药用三棱、莪术、王不留行、露蜂房、乳香、没药、当归、郁金、八月札、赤芍、穿山甲、丹参、桃仁等。由于临床表现不同，对活血破瘀散结药物选用应有所侧重。瘀血疼痛较甚，用祛瘀止痛的乳香、没药、延胡索；瘀血结聚，肿块坚硬用破血祛瘀的三棱、莪术、桃仁、山楂。血瘀气滞用川芎、郁金、八月札、刘寄奴；瘀血兼血虚用当归、赤芍、鸡血藤、丹参；至于血瘀致气逆发生咳痰血或咳血，则在应用活血药时，酌情应用凉血止血药，如牡丹皮炭、侧柏叶炭、白及、三七、藕节等。

化痰使肺气得以肃降，能软化和消减肺内肿块，还有泻火热的作用。若见咳嗽，痰多，胸闷气促，喘息不得卧，纳呆口黏，舌黯淡苔白或淡黄而厚腻，治宜降气化痰、利水渗湿。药用山慈菇、鱼腥草、猫爪草、葶苈子、天葵子、白芥子、生胆南星、半夏、玄参、全蝎、蜈蚣、夏枯草、生牡蛎、海藻、昆布、瓜蒌、干蟾皮等。若肺虚痰热型见局部肿块，灼热疼痛，咳嗽少痰，胸痛不适，痰中带血，心悸气短，发热或五心烦热，口渴尿赤，便秘或便溏泄泻，舌苔黄腻，治宜清热化痰、润肺止咳，方以百合固金汤加减合用犀黄丸。

肺癌晚期若伴有咳痰黄稠、口苦、口渴欲饮、小便黄赤、舌红苔黄、脉数等痰热内蕴之象，可加入知母、黄芩、栀子、桑白皮等。若兼有心烦少寐、口干咽燥、舌质红少苔或光剥苔、脉细数等阴虚火旺症状，可加入北沙参、麦门、生地黄、玄参、贝母等。若见有神疲乏力、腹胀便溏、动则汗出、畏寒肢冷等气虚症状，可予黄芪、人参、白术等。若有气喘、动则喘甚、呼多吸少、气不得续、面青唇紫等肾阳虚症状，可加入附子、龙骨、牡蛎等。

属邪热蕴结成毒者，表现为干咳少痰，咳血，发热，疼痛，肿块增大，局部灼热，口渴，溺黄，便秘，舌红绛苔黄燥，脉数，治疗时宜清热泻火、解毒消肿，方以五味消毒饮合千金苇茎汤加减。药用半枝莲、鱼腥草、苇茎、野菊花、金银花、冬瓜仁、山慈菇、黄芩、瓜蒌、重楼、玄参、石见穿、野荞麦根、白花蛇舌草、山海螺、夏枯草、龙葵、紫花地丁、漏芦等。癌毒致病暴戾，毒陷邪深，非攻不克，因此，除清热解毒外，还可采用以毒攻毒法，达到攻坚蚀疮、破瘀散结之目的。常用药有全蝎、蜈蚣、蟾蜍、壁虎、水蛭、虻虫、砒石、雄黄、硇砂、生半夏、天南星、山豆根、山慈菇、生胆南星、巴豆、猫爪草。必须指出的是，因药物起作用，有赖于人体正气，所以必要时先扶正培本，而后攻邪，或在扶正培本的基础上，选用以毒攻毒药物。

三、化痰必须降气，扶正兼顾祛邪

肺癌乃肺系受病，肺气上逆，肺气宜宣宜降，治疗以降气止咳化痰为宜。《经》曰，"辛生肺""用辛泻之"。此泻乃祛除病邪之意，祛邪即所以安肺，起助肺的作用，是谓之"生肺"。笔者喜用苏子降气汤，方出《太平惠民和剂局方》，方中苏子、半夏、厚朴、前胡等药味俱辛，可降气平喘、祛痰止咳，其中苏子降气平喘，"主肺气喘急"，半夏燥湿化痰"去胸中痰满，下肺气，主咳结"，共为君药；厚朴下气消痰，前胡宣肺降气，合用为臣；肉桂温肾纳气以平喘，当归养血润燥，并主咳逆上气，均为佐药；炙甘草调和诸药亦能止咳，为使药。临床运用中还可加入葶苈子、杏仁等药物以助降气平喘之功。

扶正祛邪为晚期肺癌的基本治则，其中扶正既要补肺，又需培土滋肾。祛邪既要抗癌解毒，尚需化痰消瘀、软坚散结、疏肝理气。药理研究表明，扶正药可增强机体的免疫功能，减轻化、放疗的不良反应，其中滋阴补血药擅长保护骨髓和生血功能。如滋阴补血的阿胶、制何首乌、枸杞子、女贞子、龙眼肉、当归、生地黄、熟地黄、鸡血藤、花生衣等；养阴生津的沙参、玄参、石斛、生地黄、麦冬、天花粉、玉竹、黄精等；益气健脾的黄芪、白术、茯苓、甘草、人参、党参、山药、大枣、灵芝等；温肾壮阳的菟丝子、淫羊藿、巴戟天、附子、肉桂、鹿角、肉苁蓉等。祛邪药大都有较强的杀灭或抑制癌细胞作用，能使癌灶缩小或消失。其生物效应主要为抑制 DNA、RNA 合成及诱导癌细胞凋亡，调节细胞免疫，改善机体的体液免疫功能。如化痰散结药昆布、海藻、菝葜、守宫、牡蛎、瓜蒌、浙贝母、胆南星、半夏、杏仁、百部、土贝母、黄药子、马兜铃、山海螺、干蟾皮、猫爪草等；清热解毒类药大青叶、山豆根、蒲公英、土茯苓、石上柏、金荞麦、半枝莲、夏枯草、龙葵、白英、重楼、苦参、鱼腥草、山慈菇、石见穿、败酱草、白花蛇舌草等；活血止血药三棱、莪术、泽兰、全蝎、蜈蚣、水蛭、虻虫、红花、乳香、没药、桃仁、丹参、地榆、大黄、紫草、郁金、降香、苏木、三七、白及、茜草、鸡血藤、川楝子、延胡索、白屈菜、穿山甲、仙鹤草等；祛湿逐水类药芫花、商陆、车前子、茯苓、葶苈子、大戟、猪苓、泽泻、薏苡仁、防己等。

第十七节　肺癌转移病机探析

转移是肺癌治疗失败的主要原因，也是目前临床研究的重要课题，更是影响肿瘤患者预后的关键因素。防止肺癌进一步转移是中医治疗肺癌的一个热点。笔者认为，未病先防、已病防变的思想在肺癌转移的预防控制中尤为重要。

一、虚、痰、瘀是肺癌转移的主因

正气虚弱、癌毒内伏，久之则气滞、血瘀、湿聚、痰凝、毒聚，最终癌毒扩散转移至他处。气虚包括脏气亏虚（肾气虚、脾气虚）与气失固摄。癌毒内伏于肺脏，毒邪盛而肺脏精气失于固摄，随经络气血达于他脏。肾主纳气，一身之气摄纳在肾，肾气不固则五脏之气易失摄纳，脾主统血，脾气虚则血失所统。故脾、肾气虚最易使邪毒随经络或血脉流窜。气虚可致气机失调，气机当升不升、当降不降，癌毒则易于停留郁结，日久在本脏气失固摄的情况下流窜停留于他脏，形成他脏转移。

五脏气机运行特点各不相同。五脏气虚则气机当升不升，当降不降，气机郁结，邪毒易于停留。正常人体，通过气机协调运动将代谢的浊气浊物等产物排出体外，肺癌患者气机运动失调，则毒邪难出，郁结日久可在本脏气失固摄的情况下流窜他脏进而停留他脏。肾主纳气，一身之气摄纳在肾，肾气不固则五脏气易失于摄纳。脾气主统血，脾气虚则血失所统，这二者最易使邪毒随经气或血脉流窜，故肺癌转移与脾肾之气关系密切。

脏腑之间以经络相连属，脏腑之气既有推动的作用也有固摄的作用，二者相反相成，共同维持着动态平衡，调节着脏腑气机的升降出入。若脏腑气虚、脏腑之气被邪耗损以至气虚，或气并不虚，但推动过亢，均可表现为气失固摄。肺癌患者先有体虚，渐生癌瘤，形成后消耗人体气血阴阳，故气虚以至气失固摄最为常见，临床常见体虚者肿瘤转移，又可见体不虚者转移，因气不虚但推动过亢。肿瘤（邪毒）伏于肺脏，使肺气失于固摄，推动过亢，毒邪失于肺气的固摄，随经络气血达于他脏，可见转移。转移发展的结果是随着肺气的固摄作用减弱，五脏均可见转移。

肺癌之毒为痰毒，可夹瘀、夹热、夹湿等。《丹溪心法》谓："凡人身上中下，有块物者，多属痰证。"《杂病源流犀烛》言："痰之为物，流动不测。故其为害，上至巅顶，下至涌泉，随气升降，周身内外皆到，五脏六腑俱有。"临床上，肺癌转移最常见至肝、脑、锁骨上淋巴结、骨、肾上腺、皮下等，这也与痰邪为患的特点相符。

同时，肺癌患者普遍存在着血瘀证，并随肿瘤转移使血瘀证尤其突出。癌毒具有善于增殖结块的特征，当瘀血阻滞时，扩散的癌毒易于结成癌栓，随血运或淋巴道转移到他处，形成转移灶。血瘀是癌毒扩散转移的适宜土壤和环境。

气虚与血瘀互为因果、互相加剧。气为血帅，血为气母，气血相互滋生、依存、为用。气虚则推动、温煦血液功能减弱，血必因之运行滞涩而瘀。如王清任谓："元气既虚，必不能达于血管，血管无力，必停留而瘀。"另一方面，血瘀亦可加重气虚。血瘀即成，影响新血化生，导致血虚进而气血两虚。《张氏医通》谓："盖气与血，两相维附，气不得血，则散而无统。"

气虚血瘀可致多种病理变化，正气亏虚，正不胜邪乃肺癌转移之根本。余毒未消，伏邪未尽乃肿瘤转移之前提。局部血瘀气滞，痰毒瘀结，饮停湿聚乃肿瘤转移之关键。气虚血瘀又可导致气滞、湿聚、痰凝、毒聚，这些亦是肺癌转移的重要病机。

二、生克关系是肺癌转移的主要规律

肺癌转移的脏腑与五脏生克有关。中医学以生克乘侮的规律来解释疾病传变，相生为顺，相克为逆。如肺病见脾病为吉中之顺，肺病见肾病为吉中小逆，肺病见肝病为凶中之顺，肺病见心病为凶中之逆。肺癌病程之传变也遵循着上述规律。

从传变的难易度来考察，相生为易，相克为难，故传变先从相生脏来传，再从相恶脏来传。若肺癌患者见纳呆、腹胀、便溏或便秘、气短、倦怠等脾胃症状时，属脾土受病，即脾土系统被传，表现较轻。若肺癌见到尿频、尿急、腰酸等症状时，属肾水为病，为病稍重，临床上这些症状于肾上腺受侵时出现较多，故肾上腺转移为稍重阶段。若肺癌见黄疸、胁痛胁胀、腹胀等表现，属肝木受病，为严重阶段，考之临床，肝转移时往往出现这些症状，故肝转移为严重阶段。若肺癌出现神昏、谵语、谵妄等神志改变时，因心主神志，此属心火为病，属极重阶段，临床上脑转移时出现这些症状，故脑转移为极重阶段。

脑主精神意识思维，与中医讲的心神关系密切，但五脏分别藏魂、神、意、魄、志，均与脑的精神意识思维有关，故脑与五脏均有关，脑转移说明五脏均受传变，为病之极期。

三、转移的预防

转移的可能机理明晰后，就可以有针对性地预防控制转移。"先安未受邪之地"是中医治未病思想的集中体现。在准确辨证之后，从五脏生克、经络气血走向以及气机固摄理论出发，分析可能转移的脏腑，给以先行调护，进行加减组方用药。肺癌在出现转移前，必须注意培补固摄本脏之气，防其向生我脏转移（调护脾胃之气，固摄肺气，防传变到脾土系统），病稍重时注意培补固摄本脏之气与生我脏之气，同时补益我生脏之气，防其向我生脏转移（防转移到肾水系统，注意补肾固肺肾之气）。病已重时，仍要补固本脏之气，同时补益我克与克我脏之气，防肿瘤邪毒向我克与克我脏转移（为防转移到肝胆，注意调畅肝气，补养肝血，固摄肺气与肾气）。另外，气不虚但推动过亢时慎补脏气，宜适当泄脏气。只有脑未见转移时，注意补心气，养心血，补肾填精，同时固摄五脏之气，防转移到脑。

总之，肺癌转移是一个十分复杂、多步骤的连续过程，包括瘤细胞从原发瘤脱落，侵袭邻近组织，进入循环系统，穿透基底膜，浸润周边组织，在继发部位生长形成转移瘤。其具体机制十分复杂，涉及许多因素，包括肿瘤细胞的运动性，肿瘤细胞的粘连性，肺癌转移相关基因和转移抑制基因的作用，肿瘤细胞分泌某些物质的减少或缺乏，宿主整体免疫状态以及激素对肿瘤侵袭和转移的影响等方面。目前，中医学对肺癌的现代研究主要侧重于临床治疗的研究，基础研究少有问津。病机研究的严重滞后导致临床治疗方法和疗效长期进展缓慢。只有通过科学、先进的实验手段和方法，探索出肺癌转移的证候规律、中医病机体系，才能有望在中医药防治肺癌转移方面获得大的突破。目前，西医学对肺癌病因、发病机制的研究日趋深化，在分子生物学、癌基因和抑癌基因方面不断获得新的成果，这些成果为肺癌转移的中医病机研究提供了更多的方法与途径。从基因–生理功能–人体症状的相关性角度分析，某些特定基因的调控失常，会产生特定的蛋白质调控失常，随之而来的人体生理功能失调所带来的一系列症状也是相对固定的，而那些相对固定的症状群体可以用中医证的概念进行分析，因此，有必要将肺癌转移的证型规律、证的机制的研究提高到分子水平。中医学认为治病必求于本，这个本从现代观点来看，应该是反映在基因、蛋白质水平的改变。将现代科研的手段和方法引入中医病机研究，通过探讨中医辨证分型与肺癌生物学行为及转移潜能诸因素之间的相关性，尤其是与转移密切相关的基因、黏附分子、血管生长因子等，筛选出有分子生物学证据的与肺癌转移高相关的证候，从而丰富和发展中医有关肺癌转移的病机学说，必将对中医防治肺癌的研究产生重要的推动和促进作用。

第五章

奇病求实

第一节 戾气为患邪伏膜原
——试论严重急性呼吸综合征（传染性非典型肺炎）之病因病机及治疗

严重急性呼吸综合征（severe acute respiratory syndrome，SARS），曾称传染性非典型肺炎（根据本文写作时间，为尊重历史，以下仍称传染性非典型肺炎），主要通过短距离飞沫、接触患者呼吸道分泌物及密切接触传播。2004年12月新《传染病防治法》将SARS列为乙类传染病，但其预防、控制措施采取甲类传染病的方法执行。该病潜伏期较短，病势凶险。临床上以气急、发热、头痛、肌肉酸痛、乏力、干咳少痰、腹泻、白细胞减少等为特征，严重者出现气促或呼吸窘迫，甚至进展为呼吸窘迫综合征引起死亡。自广东省部分地区发生后，其他省份（或直辖市）如北京、天津等地也陆续出现病例，给人民生命健康造成较大威胁。笔者根据临床症状报道，结合个人经验及查阅文献资料，认为其中医病机是戾气为患，邪伏膜原，以致阴阳、三焦失调，致耗伤气血，甚则阴阳亡失，应以达原饮治之。虽知难见全豹，但冀引玉抛砖。兹不揣谫陋，试述如下。

一、戾气为患，阴阳失调

传染性非典型肺炎属于中医"温疫"的范畴。

在明末医家吴又可之前，中医学认为温疫病原是伏气致温或新感温邪。而吴又可则认为温疫既不是感受自然界的风寒暑湿燥火六淫之气，也不是感寒后过时而发的伏气，而是口鼻吸受存在于自然界的微小物质——戾气。"戾气者，非寒非暑，非暖非凉，亦非四时交错之气，乃天地别有一种戾气。"这就彻底与传统的六淫及伏气病因决裂，为探求温疫病原的本质迈出了极为关键的一步。而温疫与伤寒虽都为热病，但"感受有霄壤之隔"，温疫乃"邪从口鼻而入"，该描述与传染性非典型肺炎的传播途径相吻合。并认为温疫病是一类由戾气引起的热性传染病，可迅速传播造成流行。温，指症状的发热和证候属性的热；疫，指疾病的传染性和流行性。这又与传染性非典型肺炎发病特点恰为合拍。

笔者认为，戾气虽以"气"称名，实际上是一类肉眼不能看见的细小致病物质。由于当时客观条件限制，无法证实其形态如何，更无法了解其代谢繁殖规律，但已认识到戾气是实实在在的客观物体。通过类比论证，得出"物者气之化也，气者物之变也，气即是物，物即是气"的结论。这可以理解为传染性非典型肺炎传播的物质基础。

另一方面，根据报道，并不是所有的人接触戾气（患者飞沫）都发为温疫（传染性非典型肺炎）。这是因为人阴阳气血是构成人体和产生人体生命活动的基本物质，也是抗御戾气的物质基础。阴阳气血在生理上有两个显著特征：一是在运动上要保持"通"，二是在数量上要维持"平"。阴阳调和是正常生命活动的总概括，必须以阴阳气血的"通""平"为前提。一旦生理的"通""平"转为病理的"不通""不平"。阴阳调和即变为阴阳失调，疾病由此而起。戾气侵入机体并不等于温疫病发生。机体为了维持健康，随时都在清除戾气抵御其致病。戾气入侵后能否致病，决定于阴阳气血的通与不通。"勇者气行则已，怯者则着而为病也。"阴阳气血流畅，则戾气随其行而排出体外，阴阳气血滞涩，则戾气随着而逗留体内，机体抗戾功能的强弱（勇怯）通过行着表现出来：行则已，已者为强。着则病，病者为弱。戾气留着机体不能被清除，一方面造成局部阴阳气血不通，而使局部组织器官发生功能发生改变。另一方面则因局部病变影响全身其他组织器官。如戾气客于肺，局部阴阳气血在微观运动上形成"不通"或使局部的代谢物质交换障碍而致病，或使全身的阴阳气血运行紊乱而致病。因此，笔者的观点是：传染性非典型肺炎的病理机制之一是阴阳气血在微观运动上的"不通"。

所谓"平"，是指阴阳气血的量既不过多亦不过少，保持动态的正常量。正常量的阴阳气血才能产生正常的功能活动，才有足够的抗戾能力。戾气侵入机体后，在造成"不通"的同时，与机体争夺阴阳气血以自养，并因其毒力作用耗损机体的阴阳气血以利自己的繁殖和扩散。这样，就使"平"变为病理的"不平"，产生温疫病过程中虚证病理。温疫病戾气以灼阴耗液为主，这就可以解释临床传染型非典型肺炎患者气阴两虚型为多见。

二、邪伏膜原，三焦失调

吴又可一生经历多次瘟疫大流行，其临证确有卓见，作为其经验总结的《温疫论》一书更是成为后世研究、治疗瘟疫的圭臬。本书的重要贡献之一在于提出了"邪伏膜原"的重要概念。而邪伏膜原证虽首见于吴又可《温疫论》，但膜原之名却首见于《内经》。《素问·举痛论》云："寒气客于肠胃之间，膜原之下。"唐代王冰注："膜，谓膈间之膜；原，谓膈肓之原。"元代时日本医家丹波元简则认为："盖膈幕（膜）之系，附著脊第七椎，即是膜原也。"以上所论之膜原，皆指胸膜或膈肌之间的部位。吴又可在《温疫论》中虽借用膜原之名，但其含义已有发展。如"邪去表不远，陷近于胃……邪在膜原，正当经胃交关之所，故为半表半里""其时邪在夹脊之前，肠胃之后"。指明温邪伏匿膜原。不仅牵及上焦之膈膜，亦连及中焦胃肠，强调邪虽离表，但尚未入脏腑之里，因而确定为半表半里之位。清代张璐亦附意说："募（膜）原虽躯壳，贴近于里。为经络脏腑之间界"。清代温病大家叶天士、薛生白认为邪伏膜原是温热夹湿之邪阻滞气机。致使表里、上下气机受阻，引致三焦、脏腑功能失调功能失调的半表半里证，认识已发展到人体上、中、下三焦整体。

《温疫论》指出，戾气"则其所客，内不在脏腑，外不在经络，舍于夹脊之内，去表不远，附近于胃，乃表里之分界，是为半表半里，即《针经》所谓横连膜原是也……凡邪在经为表，在胃为里，今邪在膜原者，正当经胃交关之所，故为半表半里""温痰初起，先憎寒而后发热，日后但热而无憎寒也……昼夜发热，日特益甚，头疼身痛""所有之汗，止得卫气渐通，热亦暂减，逾时复热""温疫初起，先憎寒而后发热，日后但热不憎寒也。初得之二三日。其脉不浮不沉而数，昼夜发热，日晡益甚，头疼身痛。其时邪在夹脊之前，肠胃之后，虽有头疼身痛。此邪热浮越于经，不可认为伤寒表证，用麻黄、桂枝之类强发其汗此邪不在经，汗之徒伤表气，热亦不减。又不可下，此邪不在里，下之徒伤胃气。其渴愈甚"。以上所言温疫初起症状，如寒热往来，甚则憎寒发热，日晡益甚，汗出热减，逾时复热的特点与传染性非典型肺炎初期的临床症状描述基本吻合。与清代叶天士、吴鞠通关于湿温病、暑湿病、伏暑病中很多证候发热特点的描述类似，而"经胃交关之所，故为半表半里"亦与薛生白"膜原为阳明之半表半里"的说法如同出一辙。叶、吴、薛三人生活年代在吴又可之后，是从前人经验中得到启示，并在临证中得到了验证。

笔者认为，又可以戾气病原说为突破口，全面论述了邪自口鼻而人，客于膜原，分表里九传的病机传变观。膜原论显然是吴氏的一个假设，绝非实质的解剖部位。其用意在于区别伤寒的随证施治，强调病位病变。因为伤寒由表入里，分六经传变，无一定留所，故宜随证辨治。温疫为戾气致病，虽变化复杂，但终有相对固定的病所，故提出膜原论，明确其病位中心，以达原饮之用铺路。在认识到温疫病所相对固定的同时，总结出戾气与膜原为中心以表里为主线的九种传变类型，静中求动，动静结合，二者相辅相成，构成了完整的体系。

三、机圆法活，宜达原饮

达原饮首见于吴又可《温疫论》，原为邪伏膜原证所设。"温疫初起，先憎寒而后发热，日后但热不憎寒也。初得之二三日。其脉不浮不沉而数，昼夜发热，日晡益甚，头疼身痛。其时邪在夹脊之前，肠胃之后，虽有头疼身痛。此邪热浮越于经，不可认为伤寒表证，用麻黄、桂枝之类强发其汗。此邪不在经，汗之徒伤表气，热亦不减。又不可下，此邪不在里，下之徒伤胃气。其渴愈甚。宜达原饮。达原饮：槟榔二钱，厚朴一钱，草果五分，知母一钱，芍药一钱，黄芩一钱，甘草五分。"原文主要论述了温疫证中邪伏膜原证的临床表现、治疗忌宜、具体方药。笔者通过对传染性非典型肺炎病位、病机的探讨，认为病位正是膜原，而病机是戾气夹杂湿热秽浊之邪侵犯三焦，用达原饮治疗较为对证。

首先，从目前临床报道的传染性非典型肺炎表现来看，本病初起，多见先憎寒，继而发热不恶寒，起初一两日内，脉不浮不沉而数，发热晡益甚，伴头疼身痛，病轻者苔现薄白，病重者苔厚如积粉，满布舌面。从舌苔厚如积粉，满布舌面来看，可知其邪为戾气夹杂湿热秽浊之邪，热则脉数。而且先憎寒，继而发热不恶寒，这就是一个疫邪从表入里。由湿化热的过程。发热日晡益甚，伴头疼身痛，其病机为戾气阻滞阳明太阴经脉，导致经气不利，邪入膜原所致。

其次，从戾气侵入的途径来看。吴氏在《温疫论》中明确指出："邪自口鼻而入。"邪自鼻入首犯于肺，邪自口入首犯脾胃。所以出现肺系症状如有咳嗽，多是少痰干咳，偶有血丝痰。实邪犯脾胃。薛生白在《湿热病篇》中云："邪由上受，直趋中道。"说明了湿热之邪容易侵犯肺与脾胃。孔毓礼注《湿热病篇》曰："脾开窍于口，肺开窍于鼻，然肺属清肃之脏，秽浊之邪不易于肺，胃为水谷之海，藏污纳垢，况阳明脉络起于鼻之旁之交頞中，疫邪自口鼻入，必先犯胃，是以疫病下夺而愈者多也。"明确邪在半表半里，在肺、在脾胃，故可以用清热逐邪的方法，达原饮正为合拍。

再次，达原饮配伍方药精当，为主治邪伏膜原的主方。方中槟榔，苦辛温，入脾胃经。《本草约言》谓其"入腹破滞气而不停，入肠胃逐痰癖而直下，能调诸药下行，逐水攻脚气"。《本草汇言》言其为"主治诸气，祛瘴气、破滞气、开郁气、下痰气、去积气、解蛊气、消谷气、逐水气、散脚气、杀虫气、通上气、宽中气、泄下气之药也"。在本方中，其主要功用为行气透达。厚朴，苦辛温，入脾胃大肠经。朱震亨云："厚朴，气药也，温而能散，消胃中之实也。"《本草汇言》云："厚朴，宽中化滞，平胃气之药也。凡气滞于中，郁而不散，食积于胃，羁而不行，或湿郁积而不去，湿痰聚而不清，用厚朴之温可以燥湿，辛可以清痰，苦可以下气也。"草果，辛温。入脾胃经。《本草正义》指出："草果，辛温燥烈。善除寒湿而温燥中宫，故为脾胃寒湿主药。而岚瘴皆雾露阴湿之邪，最伤清阳之气，故辟瘴多用温燥芳香，以胜阴霾湿浊之蕴崇。草果之治瘴，意亦如是。"可见，其功用主要为燥湿、化积、除瘴。知母，苦寒，入肺胃肾经，《重庆堂随笔》云："知母，清肺胃气分之热，则津液不耗而阴自潜滋暗长矣。"黄芩，苦寒，入心胃胆大肠经。《本草经疏》云："黄芩，其性清肃，所以除邪。味苦所以燥湿，阴寒所以胜热，故主诸热。诸热者，邪热与湿热也。"

全方以槟榔、草果、厚朴为主药，行气燥湿祛邪。佐以知母、黄芩清热，芍药和血；再以甘草调和诸药。从全方用量而言。槟榔等三味药明显超过知母、黄芩。故本方适用于一切邪伏膜原之证。

笔者认为，传染性非典型肺炎病在膜原。膜原者，外通肌肉，内近脏腑，即三焦之门户，实一身半表半里也。现邪由上受（口鼻而入），直趋中道，故病多归膜原，湿热秽浊伏于膜原，表里之气失和，阳气被邪阻遏，不能布达于肌表故恶寒。至阳气渐积，郁极而通，则恶寒消失而发热。膜原湿浊，外郁肌肉经络，则身体疼痛，手足沉重。内阻脾胃，中焦气机失调，胃气上逆，则呕逆胀满。舌苔白厚腻浊，是湿浊壅盛的征象。而本病邪毒较盛，非一般化湿之剂能为功，须以透达之法，始能开达伏于膜原之戾气。达原饮中槟榔、厚朴、草果能破戾气所结，除伏邪之盘踞，三味协力，直达膜原，使邪气溃败，速离膜原。热伤津液，加知母以滋阴。热伤营血，加白芍以和血。黄芩清燥热之余，甘草为和中之用，七药同举，共奏驱戾外出，滋阴和血之效。用于治疗传染性非典型肺炎恰为合拍。

以上仅据笔者所学、所思，对传染性非典型肺炎的中医病因病机进行了探讨，谬误难免，目的无非是引起同道研究、探讨的兴趣，如能权为引玉之砖，则吾愿足矣。

第二节　从毒瘀论治放射性肺炎的探讨

放射性肺炎是指胸部肿瘤或其他恶性肿瘤接受放射治疗后，在放射野内之正常肺组织受到放射性损伤而致之炎性反应。一般在放疗后 2 个月内发生，重者肺脏发生广泛纤维化，导致呼吸功能损害，甚至呼吸衰竭。本病是经放疗后多见且危害较大的并发症，患者对肺放射的敏感度高，耐受性差。西医常规治疗主要是使用大剂量抗生素加肾上腺皮质激素等，但疗效并不理想，且副作用较大。而应用中医药治疗本病具有独到的优势，笔者临床从毒瘀论治取得了较好的疗效，现总结如下。

一、火毒伤气，瘀血阻络

中医学认为，射线为火毒之邪，最易伤阴耗气，熏灼肺阴。致血积于内，脉络失濡，肺失宣降。一方面，射线致使脏腑气血运行失常，体内的生理病理产物不能及时排出，蕴积体内，致邪气亢盛，败坏形体而转化为毒。另一方面，射线直接侵袭机体，煎灼津液，燔焚营阴，伤津耗液，致内则肺脏失其所养，咳吐浊唾涎沫，咽干声哑，气急喘促，形体消瘦，皮毛干枯，舌红干，脉虚数。外则五官九窍失其滋润，可见口鼻干燥，饮食不下或口腔破溃，反复不愈，两眼干涩红肿，毛发焦枯，大便干结。《成方便读》云："毒者，火邪之盛也。"《重订通俗伤寒论》亦云："火热者，必有毒。"本病病理演变过程中射线所致之热盛、热结皆可成毒。而毒又可引发"热从毒化，变从毒起，瘀从毒结"一系列病理变化。可见"毒"是本病发生的基础，毒不除则热不去，气阴难保，损伤难复，变证丛生。笔者认为，放射性肺炎起病较缓，而病情重笃、易生变证、伤血动血败血、病情顽固缠绵，符合"毒"之特性。

随着病情的进展，必然变生血瘀。一方面，射线致热毒壅滞，气血不畅，正如前贤所云"毒热炽盛，蔽其气，凝其血"，热毒耗液，津亏血滞，"热极逼入营阴，则阴液耗，而阴亦病""津液为火灼竭，则血行愈滞"，热毒动血，迫血妄行，离经成瘀。热壅则血瘀，所谓"邪热炽盛，郁火熏蒸，血液胶凝""伏火郁蒸血液，血被煎熬成瘀"是也。另一方面，放疗常可导致气滞、湿热，气滞则不能行血，致使血瘀。湿热内蕴，浊邪瘀结，气机阻逼终致血行不畅。总之，本病一旦发生，其病理演变必向"血瘀"方向发展。同时，酿生热毒，终至成瘀，血瘀又可进一步形成留瘀化热、络瘀化毒之恶性循环，从而发展为"毒瘀互结"之证。毒瘀日久不解，又可致气血逆乱、气血耗伤而变生厥、脱危象。可见从毒瘀论治为治疗本病之着眼点。

二、祛毒化瘀，通络行气

放射性肺炎早期表现轻微，多数于放射治疗六周后才出现临床症状，表现为高热、刺激性咳嗽伴黏痰、胸痛、气急、咳血或发绀等症状，重症者可并发急性呼吸窘迫综合征或急性肺心病，个别病例还可出现胸腔积液。

《血证论》指出："有瘀血，则气为血阻，不得上升，水津因不得随气上升。"提示我们瘀血内停可致气机受阻、水津不布。《仁斋直指方》云："气为血帅也，气行则血行，气滞则血瘀，气有一息之不通，则血有一息之不行。"瘀血一经形成，阻碍气机，致津液不能敷布，则咳喘、胸痛、气急。毒瘀搏结，互结为患，可见高热、咳血，外而阻于经络关节，口眼诸窍及皮毛失养，见口鼻干燥，皮毛焦枯，内则蕴伏于五脏六腑，暗伤阴津，而致血行涩滞，阴虚燥热，虚实夹杂，缠绵难愈。余临床喜用当归、川芎、红花、桃仁、丹参、牡丹皮、赤芍、五灵脂、生蒲黄，穿山甲、皂角刺、香附子、败酱草、红藤、虎杖等祛毒化瘀，使热毒渐清，阴津得复，瘀滞消散，并似有改善微循环，改善组织缺氧，阻抑肺组织纤维化，减轻因放射性治疗所致之损伤，提高机体细胞修复能力及免疫功能之效。同时还可降低激素用量，避免应用大量激素而产生的不良反应及副作用。

《经》云："病久入深，营卫之行涩。"又云："营气者，泌其津液，注之于脉，化以为血。"《金匮要略》曰："病人胸满，唇痿舌青，口燥，但欲漱水不欲咽，无寒热，脉微大来迟，腹不满，其人言我满，为有瘀血"，叶天士亦云："经年宿病，病必在络""久病入络，气血不行"。说明络病是与瘀血有关的病证。本病以毒瘀胶结、津枯液涸为本，久病不愈，则病邪深入脏腑、经络，暗耗阴津，闭阻经脉，五脏气机紊乱，升降无序，津液运行失调，敷布失常，脏腑诸窍失于濡润。本病发展到一定阶段，大多存在络脉的病理改变，这是其病情缠绵，久发难愈的根源所在。我们临床观察到：患者存在不同程度的血液流变学改变和微循环障碍。

笔者认为，本病后期慢性纤维化形成是邪热损伤肺脏络脉，热毒内蕴，耗竭肺阴，毒瘀互结所致。"毒""瘀"既是致病因素，也是病理产物。根据"审证求因，审因论治"的原则，临床治疗不可急于攻逐瘀血，而应侧重于通络行气，同时酌情予以破血散结。临床可用泽兰、茜草、降香、元胡、穿山甲、土鳖虫、僵蚕、牡蛎、玄参、枳壳、青皮、木香、香附、乌药、川楝子、佛手、荔枝核等通络行气，临床常收桴鼓之效。

三、顾护气血，益肾养元

本病是因大剂量放射治疗所致，患者本已气血亏虚，加之放疗更耗肺气，使虚者愈虚，一方面宣降清肃失司，肺气上逆，肺气不足，皮毛不固，故短气、乏力、自汗，气虚不能生津，营阴亏损，可见咽干、手足心热。气虚不能鼓动血运，故舌质淡，脉细软无力。肺主气，气源于脾，根于肾。今肺气虚，子盗母气，致脾气亏虚，气血生化无源，穷必及肾，致肾气虚。肺虚不敛，脾虚不运，肾气虚而不纳，故致咳嗽加剧。《类证治裁》云："肺为气之主，肾为气之根，肺主出气，肾主纳气，阴阳相交，呼吸乃和。若出纳升降失常，斯喘作焉。"何梦瑶在《医碥》中指出："气根于肾，亦归于肾，故曰肾纳气，其息深深。"可见肺气虚是本病久治难愈的原因之一。因此治疗上若过用宣散肺气的药物易更耗伤肺气，治当"虚者补之"。余宗"善补阳者，必于阴中求阳，则阳得阴助而生化无穷，善补阴者，必于阳中求阴，则阴得阳助而泉源不断"之意，常用西洋参、生地黄、熟地黄、山茱萸、枸杞子、山药、茯苓、党参、黄芪、附子、肉桂、白术、五味子等味。西洋参性凉，味甘微苦，《本草纲目拾遗》指出："味厚气薄，补肺降火、生津液、除烦倦、虚而有火者相宜。"张锡纯亦云："西洋参性凉而补，凡用人参而不受人参之温补者，皆可以此代之。"可见其有补肺气、降虚火、生津液之效，临床可用至30g。又西洋参益气养阴、与通络相伍通补结合。一方面用西洋参补益正气、气行则血行，有助于通络药通行经络。另一方面，活血通络药物往往容易耗伤气阴。以西洋参益气养阴，则无伤正之虑。二者通补结合、通不致虚、补不留邪。白术补脾益气，与西洋参相伍加强益气健脾之功，使气血生化有源，精华得以充。生地黄、熟地黄滋阴清热，填补肾阴，山茱萸、枸杞子益肝肾，山药、茯苓健脾补肾，佐以附子、肉桂温补肾阳。党参、黄芪、白术益气健脾。五味子益气养血，养心安神。桂、附能

"少火生气"以达温阳滋肾之效。诸药合用,共奏顾护气血益肾养元之功用。

第三节 放射性肺炎辨治心得

一、清热润肺当先,兼顾利水养阴

射线究其性质当属热毒之邪,最易伤阴耗气,初犯人体,熏灼肺阴,脉络失濡,肺失宣降,而成本病。早期表现轻微,多数于放射治疗 6 周后才出现症状,临床表现为高热、刺激性咳嗽、黏痰、胸痛、气急、咳血及发绀等症状,重症者可并发急性呼吸窘迫综合征,个别患者还可出现胸腔积液。目前西医治疗主要应用肾上腺皮质激素,辅以对症治疗。虽然大剂量激素能减轻实质细胞的损害程度和微血管的改变,减轻肺泡内水肿,可暂时有效缓解症状和抑制肺纤维化的发展,但其副作用较大(如免疫抑制,诱发二重感染,促使肿瘤转移和复发等)。笔者认为,射线是火毒之邪,耗阴伤气,早期属中医"咳嗽""喘证"之范畴,盖因火毒之邪骤然袭肺,入里化热,肺热津亏,气阴两伤,宣肃失司,或肺素有蕴热,炼津为痰,痰热阻壅于肺,热不得泄,肺气上逆而致喘促,可见呼吸急促,喉中痰鸣,咳痰黄稠,或吐白黏痰,口渴喜饮,面赤自汗,舌质红苔黄腻,脉滑数。治宜清热润肺,利水养阴。笔者喜用竹叶石膏汤加减,方中竹叶、石膏清热生津,除烦止渴为君;人参、麦冬补气养阴以生津液,共为臣药;佐以半夏和胃降逆以平气逆,性虽温燥,但用量较小,又配入清热生津药,则温燥之性去,而降逆之功存,且有助于胃气之转输,使补而不滞;甘草、粳米和脾养胃,以防寒凉重伤胃气,甘草调和诸药兼为使药。是方清热与益气、养阴并用,祛邪扶正两顾,配以和胃降逆之品,是在清补之中辅以和胃降逆,以使清而不寒,补而不滞。值得指出的是,此处人参以生晒参效果最佳。《医宗金鉴》注云:"是方也,即白虎汤去知母,加人参、麦门冬、半夏、竹叶也。以大寒之剂易为清补之方，此仲景白虎汤变方也。"用于本病，妙处有三：一为清热与益气、养阴并用，清余热兼养气阴，祛邪扶正两顾，补虚而不恋邪，邪去正亦复。二是寒凉清热之中，注意顾护胃气，有石膏、竹叶之清热，又有人参、半夏、粳米、甘草之和中益胃。三曰取少量温燥之半夏，配入清热生津药中，则温燥之性去，而降逆之功存，且有助于胃气之转输，使补而不滞。若肺中热痰为甚，加瓜蒌、桑白皮、浙贝、前胡、竹茹善清金化痰止咳，更加桔梗辛散苦泄，引痰排出，合以宣泄郁热，清肺平喘，使肺气得宣，里热得清则诸症自愈。如痰多气急鼻煽甚者，可加葶苈子、枇杷叶以清肃肺气；大便秘结者，加大黄、芒硝以泄热通便；同时可加沙参、麦冬、玉竹、天花粉滋阴清热润肺；杏仁、紫菀润肺下气，祛痰止咳；再佐以牡丹皮、赤芍化瘀通络。诸药合用，阴津得复，热毒渐清，瘀滞消散，并似可调整机体内环境，阻抑肺组织纤维化，促使肺组织恢复，减轻因放射性治疗所致之损伤。

二、化瘀通络善后，同时益气养血

晚期放射性肺损伤（照射后 6 个月或更长时间），以肺泡间隔渐进性纤维化为特征，病理表现为弹性纤维增厚，肺泡萎缩、消失，并逐渐被结缔组织替代，严重时肺泡消失，肺叶萎缩。

本期起病隐袭，病程日久，缠绵难愈，符合久病入络的特点。从病变部位而言，不仅限于肺泡壁，也可以波及细支气管领域，颇似络病学说中的肺络病变。从病理特征而言，与肺络痹阻征象类似。从发病机制来看与络脉瘀阻和络虚不荣病机恰相吻合。此时肺为邪痹，气血不通，络脉瘀阻，肺痿不用，气血不充，络虚不荣。"至虚之处，便是留邪之地"，呈现因实致虚、因虚致实之复杂病理状态，即"病变轻重不一，新老病变并存"，临证当详审明辨。

叶天士《临证指南医案》云："大凡络虚，通补最宜"。故通补兼施，寓通于补为本期之施治原则。首先本病反复发作，迁延不愈，终致气虚、血瘀、痰阻，本虚标实，虚实夹杂。气虚血瘀痰阻为最常见证候之一，故化痰通络、益气活血为正治。药如党参、黄芪、赤芍、川芎、地龙、桂枝、法半夏、旋覆花、皂角刺、白芥子等。再者本病长期应用糖皮质激素后易出现气阴两虚、瘀毒阻络证候，以益气养阴、化瘀解毒通络为法，药如太子参、沙参、麦冬、五味子、百合、当归、丹参、牡丹皮、浙贝母、海蛤壳等。再者肺肾两虚、痰瘀阻络可谓本病之最终病理机转，益肺肾、化痰瘀、通肺络之法实乃治疗中晚期之法则。具体药物可选用熟地黄、当归、冬虫夏草、山茱萸、浙贝母、三棱、莪术、水蛭、丝瓜络等。必须指出的是，"积伤入络，气血皆瘀，则流行失司，所谓痛则不通也，久病当以缓攻，不致重损"，故治当通补兼施，寓通于补，通不致虚，补不留邪，燮理阴阳，调畅气血，恢复脏腑功能，冀使虚复、痰消、瘀除、毒解而肺络自通，咳喘易平。其中，虚有气、血、阴、阳之分，痰有寒痰、热痰、浊痰之别，毒有热毒、浊毒之异。故治疗上，当详审虚、痰、瘀、毒之轻重缓急以及兼挟情况，灵活用药，"考仲景于劳伤血痹诸法，其通络方法，每取虫蚁迅速飞走之诸灵。俾飞者升，走者降，血无凝阻，气可宣通。与攻积除坚，徒入脏腑者有间"，并且"络以辛为泄"，"久病在络，气血皆窒，当辛香缓通""勿投燥热劫液"。概而言之，本期治疗始终要贯穿一个"通"字，同时不忘扶正，"久病入络，宿邪缓攻"，其中微意，不可不察。

三、治当先辨虚实，不忘肺肾同治

中医治疗本病与其他疾病一样，亦应遵循"急则治其标，缓则治其本"之原则，在急性发作时多属实证，要先辨寒热，在缓解期以虚为主，则要细辨肺、脾、肾的虚实及阴虚阳虚，以扶正固本为主。对于许多常年反复发作、缠绵不愈的患者则可标本兼治。只是应在治本和治标方面有所侧重而已。本病急性期以表实为主，缓解期则以本虚为主。久病反复发作时则多表现为虚实夹杂、本虚标实的特征，只有仔细辨证，才可把握治标、治本和标本兼治原则。而临证诊治危重时，出现喘脱现象时，宜配合多种治疗方法，包括西医治疗措施。

本病宿痰为标，肾气不足、肾不纳气为本。肾虚导致的肾气不足和肾不纳气是病人宿痰形成、易感外寒的主要根源。明代医家已提出了"发时治肺，平时治肾"的治则，提示了补肾是治本的关键。肾为先天之本，五脏之根，故以补肾为重点。在这一治则指导下，我们对于反复发作、本虚标实夹杂的患者宜标本兼治，肺肾同治，攻补兼施。标本兼治应从补虚的整体出发，兼顾平喘祛痰，使攻邪不伤正。补虚兼祛邪，由于本病是一种较难彻底治愈的顽疾，治本的主要目的是通过"扶正固本"来尽量缓解，力争"根治"。治本措施宜在缓解期进行，根据脏器和阴阳的不同虚候，区别肺、脾、肾的主次，特别是以补肾为重点，全面兼顾。宿痰也为根源之一，故也应针对痰湿治之。随着年龄的增长，肾气日盛，配以扶正气和避外邪等治本措施，可以达到治愈的目的。中老年患者则多因肾气渐衰而迁延难愈，可以标本兼治或治本为主。在临证时无论是治本、治标还是标本兼治，都应该根据不同类型加以辨证施治，拘于一方一药往往难以收到满意的疗效。

本病临床多以上实下虚、肺肾同病为主。高年中虚，运化失常，致湿聚成痰，痰壅气滞，肺失肃降而表现为胸膈满闷，咳喘痰多，痰白而稠，纳呆食少，或见头面躯体微肿等上实（痰涎壅盛于肺）之证；肺为气主，肾为气根，肺主呼吸，肾主纳气，肾气亏虚，肾不纳气则见咳喘短气，不得平卧，动则尤甚等下虚之象。治疗宜扶正（补下元之虚）祛邪（泻在肺之痰），疏纳并用，肺肾同治，余常用苏子、莱菔子、白芥子、当归、熟地黄、炙甘草、地骷髅等味。方中苏子平喘行痰，白芥子快膈化痰，莱菔子导滞祛痰，使痰消气顺而咳喘得平；当归、熟地黄温润，滋养阴血，大补肾中元气，最适于肾虚不纳之气喘；地骷髅具宣肺利水、疏通三焦之功，能止咳降逆，宽胸消胀，利尿消肿。诸药合用，则肺肾同治，补在下之虚，泻在上之实。有心悸、烦躁、失寐者减白芥子、莱菔子，加枸杞子、五味子；若兼有热象，咳嗽咽干，则减白芥子，加牛蒡子；若兼寒，咳喘胸闷，痰多白沫，形寒肢冷者可加附片、桂枝以温化；兼表寒突出者，加麻黄、细辛温散寒痰；若久咳、痰黏难化可加半夏温化痰浊。

第四节　放射性肺炎分期辨治探析

放射性肺炎是指胸部肿瘤或其他恶性肿瘤接受放射治疗后，正常肺组织因放射性损伤而出现的炎性反应，是放疗后多见且危害较大的并发症。笔者应用中药分期治疗放射性肺炎取得较好疗效，现总结如下。

一、早期肃肺祛邪并重

射线当属热毒之邪，最易伤阴耗气，初犯人体，熏灼肺阴，脉络失养，肺失宣降，而成本病。早期表现轻微，多数于放射治疗 6 周后才出现症状，临床表现为高热、刺激性咳嗽、黏痰、胸痛、气急、咳血等症状，重症者可并发急性呼吸窘迫综合征，个别患者还可出现胸腔积液。肺开窍于鼻，外合皮毛，且肺为娇脏，不耐寒热，故感受射线，直中肺卫，发病轻者类似风温袭表，症见发热微恶寒、咽喉痛、鼻塞流涕、咳嗽、口微渴、舌边尖红苔薄黄、脉浮数。方用银翘散加减，药用金银花、连翘、桔梗、杏仁、薄荷、牛蒡子、荆芥、芦根等。遵姜春华所倡"截断扭转学说"，初起即重用清热解毒之品，快速控制病情。发病重者类似风寒束表，症见恶寒发热、头痛身疼、鼻塞流涕、咳嗽。用败毒散加减，药用羌活、独活、柴胡、前胡、川芎、枳壳、桔梗、甘草、人参等。用本方须辨证清楚，若轻者误用，则使"热得风而愈炽"，将有"亢逆之忧"。

盖邪热蕴积肺脏，炼液为痰。脾气失运，湿浊聚结，亦可生痰。痰浊之邪积于内，难以清解，阻塞气道。症见咳嗽气急、痰多、喉间痰鸣等，且肺部啰音长期不易消失，皆与痰浊有关。可用二陈汤加味，药用陈皮、法半夏、茯苓、甘草、川贝母、苍术、前胡等。若邪热闭肺，或外热留恋未尽，或内热蕴结不清，终致伤津耗气，影响机体复原。症见咳重声嘶、烦躁不宁、低热潮热等。

可选青蒿鳖甲汤加减，药用地骨皮、生地黄、北沙参、玄参、青蒿、桑白皮、天花粉、知母、川贝母、甘草、麦冬、五味子等。

肺朝百脉，为气血汇聚之所，肺失宣肃则气滞血瘀，气滞血瘀亦能损肺。临床上患者均有血液流变性及微循环不同程度的改变。而活血化瘀可改善肺局部的血液循环，加速炎症的吸收，对免疫系统还有兴奋和抑制的双向调节作用。若发病较急，症状较重，出现唇舌紫暗，呼吸不均，手足欠温，青筋显露，指纹青紫等，可用赤芍、丹参、牡丹皮、泽兰、红花、当归、川芎等。肺循环功能与肺形态学异常之间有很密切的关系。在本病发病机理中，肺循环障碍具有非常重要的作用。故在治疗中，应重视微循环的改善。活血化瘀药具有解除小血管和平滑肌的痉挛，改善微循环，使肺、心、脑组织供血供氧改善，解除支气管痉挛的作用，但用药宜轻清，不可过用，中病即止。

二、中期益气生津为主

发病后 2 周以上未愈且迁延反复，除留邪为患之外，另外一个重要因素是气耗津伤，脏腑功能失调。多为素体较弱，或因喘息性支气管炎、反复上呼吸道感染、肺炎等病史。加之射线性热，最易灼伤肺津，耗伤正气，病程愈长，耗损愈深。因此扶正之要，乃为滋养肺阴、健运脾胃。临床上根据津伤、气耗、气津两伤三种证型，以生脉散、四君子汤或合二方为一作为基本方，适当增选药物。药用太子参、白术、白芍、沙参、黄芪、五味子、麦冬、茯苓、甘草等。留邪重即主祛邪，正气虚即应补益，邪留恋而正气已虚者，则相参两法随证施治，是本病中期的治疗原则。

本病由于有胸部肿瘤或其他恶性肿瘤等基础病，其生理特点是"五脏皆虚"。不仅肺功能差，而且全身机体免疫力低下，抗病能力降低，自我调节恢复能力不足。感受射线，肺被邪束，闭郁不宣，化热烁津，炼液成痰，阻于气道，肃降无权，影响分泌物和感染菌的排出，易发生肺炎。中期时少数患者突然病情急转直下，伴呼吸困难、发绀、嗜睡等或有寒战、高热等严重中毒症状，伴有发绀、谵妄，甚至衰竭。平素体弱多病的可以出现血压下降、心率加速、四肢厥冷等周围循环衰竭的征象，而无明显呼吸道症状，但胸透可证实。体征多位于肺底部有局限性叩浊音、支气管呼吸音及啰音等。针对中期抵抗力薄弱与肺净化功能衰退的特点，应重视利水化痰、畅通气道。由于前期痰浊阻肺，肺气虚损，肃降失职，热郁于肺，肺窍阻塞，肺气不利。体质较好者则表现为发热、咳嗽、咳黄稠痰、舌红苔黄、脉滑数等，治以清热宣肺、化痰降气为主，常用千金苇茎汤、清气化痰汤加减。体质差者常无发热或仅有低热、痰白而稀或稠白，多数伴有浮肿、舌淡、苔白腻或薄黄、脉细滑。在辨证基础上除选用二陈汤、小青龙汤等方加车前子、葶苈子等燥湿化痰利水，再适当选用黄芩、鱼腥草、板蓝根、大青叶等以增强清肺化痰、畅通气道之效。若平素体质多虚多寒，郁闭化热，中期时往往虚实并见，既可见呼吸微弱，或咳逆气短、倦怠懒言等虚证，又可见咳吐黄痰、口渴便干等痰热实证，甚则痰犯心脑之危象。同时又因痰热伤阴耗气或病久邪恋，气虚多汗伤阴，故多见气阴两虚之证。因此在治疗上不宜单用温补，宜在清热宣肺中合益气养阴之品，如西洋参、太子参、沙参、麦冬、天冬、天花粉等。久病卧床的老年患者可重用黄芪、仙鹤草等。部分老年患者长期痰热互结，肺气壅塞，累及于心，不能助心以贯脉行血，心脉运行不畅，脉络瘀阻，出现血瘀之征，所以对老年患者的治疗在不同的阶段应加入活血化瘀之品。少数患者初病体实，除肺部感染体征外，伴有大便秘结者，可少佐通腑泄肺之品，但不可久用，以防伤阴破气。

三、后期解毒排毒兼用

射线热毒炽盛不解，"逆传心包"，出现灼热夜甚，神昏谵语，咳喘气促，喉间痰声，肢厥，舌红绛，脉细滑数。急宜固脱救逆，用安宫牛黄丸。缓可用祛热宣窍法，用连翘、水牛角、菖蒲、川贝母等。如热毒内陷、阴精耗竭、阳气欲脱，可见高热骤降、大汗肢冷、颜面苍白、呼吸衰弱、痰涎壅盛、唇甲青紫、神志恍惚、脉微欲绝、血压下降、舌红少津、脉细欲绝，治宜清心开窍、固脱救逆。阴脱治宜生脉散，阳脱宜用参附汤，吞服安宫牛黄丸、紫雪丹。

射线热毒之邪易于化燥伤阴，由于病位以肺为主，故后期可见有肺胃阴虚、余热不尽之候，治当遵王旭高"凡温病后调理，总以甘凉养胃，清撤余热为主"之论。方用沙参麦冬汤加减，药用沙参、麦冬、玉竹、白扁豆、桑叶、花粉等。

大部分患者后期可出现肺纤维化。而毒邪贯穿了肺间质纤维化发生、发展和变化的整个过程。因此后期的治疗应在益气养阴、健脾化湿、祛痰散结、活血化瘀的基础上配合解毒排毒的方法。在肺间质纤维化病变中，毒邪多与痰湿、瘀血夹杂，因此祛除瘀血痰湿可以使毒少依附，避免兼夹为患。化痰解毒药有胆南星、白附子，除湿解毒有土茯苓、虎杖等，消瘀解毒药有雷公藤、蜈蚣、水蛭、穿山甲、紫草。此外，毒邪致病多呈火热证候，清热解毒法亦不可少，可选用金银花、野菊花、蒲公英、鱼腥草、紫花地丁、白花蛇舌草、贯众、土牛膝等。同时，毒邪致病具有从化性，如素体阳虚者，亦可化生寒毒，可选用白附子、乌梢蛇、全蝎等散寒解毒药物。排毒是针对毒的部位因势利导，给毒邪以出路。肺与大肠相表里，证候转归与腑气不通有密切的关系，随着大便秘结加重，病程延长，病情加重，疗效降低。因此，在后期治疗过程中应酌情采用泻火通便、益气通便、养血通便、温阳通便等方法以通腑排毒。同时应扶助正气，调理脏腑阴阳气血，提高机体自身抗毒能力，抵御毒邪损伤。阴阳气血是机体御毒的物质基础和原动力，阴阳气血亏虚，则机体抗毒能力随之减弱。因此，根据病情，在解毒排毒的同时配伍太子参、黄芪、当归、刺五加、玄参、生地黄、阿胶、肉苁蓉等益气温阳、滋阴养血之品非常重要。

高年中虚患者后期常见运化失常，致湿聚成痰、痰壅气滞、肺失肃降。表现为胸膺满闷，咳喘痰多，痰白而稠，纳呆食少，或见头面躯体微肿等上实（痰涎壅盛于肺）之证。肺为气主，肾为气根，肺主呼吸，肾主纳气，肾气亏虚，肾不纳气则见咳喘短气、不得平卧、动则尤甚等下虚之象。治疗宜扶正（补下元之虚）祛邪（泻在肺之痰），疏纳并用，肺肾同治。可用苏子降气汤加减。有心悸、烦躁、失寐者减白芥子、莱菔子，加枸杞子、五味子；若兼有热象、咳嗽咽干，则减白芥子，加牛蒡子；若兼寒，咳喘胸闷，痰多白沫，形寒肢冷者可加附片、桂枝；表寒较重者，加麻黄、细辛温散寒痰；若久咳、痰黏难化可加半夏温化痰浊。

毒邪与后期肺间质纤维化密切相关，贯穿了后期发生、发展和变化的整个病理过程。因此解毒排毒法是防治后期纤维化的有效途径。

第五节　放射性肠炎辨治心得

放射性肠炎（radiationenteritis）是恶性肿瘤经放射治疗引起的肠道并发症。分别可累及小肠、结肠和直肠，根据肠道遭受辐射剂量的大小、时间的长短、发病的缓急，一般将放射病分为急性和慢性两种。又根据射线来源放置的体内外位置的不同将其分为外照射放射病和内照射放射病。在早期肠黏膜细胞更新受到抑制，以后小动脉壁肿胀、闭塞，引起肠壁缺血，黏膜糜烂。晚期肠壁引起纤维化，肠腔狭窄或穿孔，腹腔内形成脓肿、瘘管和肠粘连等。本病是经放疗后多见且危害较大的并发症，患者对放射的敏感度高，耐受性差。西医常规治疗主要是使用大剂量抗生素加激素等，但疗效并不理想，且副作用较大。而应用中医药治疗本病具有独到的优势，笔者临床应用中医药治疗本病取得了较好的疗效。

一、分清虚实，辨别寒热

放射性肠炎是盆腔、腹腔、腹膜后恶性肿瘤经放射治疗引起的肠道并发症，该范围内有肝、胆、脾、胃、肾、大肠、小肠、膀胱、女子胞等脏器，并为手足三阴、足少阳、阳明以及冲、任、带脉循行之处。若因射线侵袭，兼内有肿瘤，以致气血运行受阻，气血不足以濡养者，导致气机郁滞，脉络痹阻，经脉失养所致，均能产生腹痛、泄泻、下利等症状。《临证指南医案》云："腹处乎中，痛因非一，须知其无形及有形之为患，而主治之机宜，已先得其要矣。所谓无形为患者，如寒凝火郁，气阻营虚，及夏秋暑湿痧秽之类是也。所谓有形为患者，如蓄血食滞，癥瘕虫蛲内疝，及平素偏好成积之类是也。"外袭之射线侵入腹中，使脾胃运化功能失司，邪滞于中，气机阻滞不通，《经》云："寒邪客于胃肠之间，膜原之下，血不得散，小络引急，故痛。"而毒邪内阻，气机滞塞，郁而化热，或湿热困于中土，亦可出现传导失职，腑气不通而痛者。毒邪侵及脾胃，湿热郁蒸，疫毒弥漫，气血阻滞，与湿热相搏，均可导致脾胃健运失司，气机失调，腑气不通而出现腹痛、泄泻等。本病急性发病急骤，病程短，常以湿盛为主。慢性期发病缓慢，病程较长，迁延日久，每因饮食不当、劳倦过度而复发，常以脾虚为主，或病久及肾出现五更泄泻，腰酸怕冷，是命门火衰，脾肾同病。患者一般若脾胃不败，饮食如常，多属轻证，预后良好。若不能食，形体消瘦，泄下无度。或久泻滑脱不禁，致津伤液竭，则每有亡阴、亡阳之变，多属重证。本病临床兼夹颇多，若兼有恶寒自汗、发热头痛、脉浮者，为挟风。炎夏酷暑季节，症见身热烦渴、头重自汗、脉濡数，为夹暑；兼脘腹痞闷，嗳腐酸臭，为挟伤食。

本病经过及时适当的治疗，预后尚好。如长期反复腹泻，致脾胃气虚，病久及肾，病情加剧。若肾虚进一步发展，既不能温运脾阳，又不能固摄于下，而致泄泻无度，则病情趋亡阴亡阳之证，预后多不良。

二、审证求因，圆机活法

本病见证虽多，但各有特点。自当审证求因，圆机活法，以求显效。若射线照射之后，腹部刺痛，泻后不爽，痛有定处，按之痛甚，面色晦滞，口干不欲饮，舌边有瘀斑或舌质暗红，脉弦而涩。此为病邪入络，血瘀肠络。不通则痛，故腹部刺痛，痛有定处，按之痛甚。瘀阻气滞，故有泻后不尽之感。口干不欲饮，面色晦滞，舌边有瘀斑，舌质暗红，脉弦而涩，均为瘀血内阻之征。余临证喜用蒲黄、五灵脂、当归、川芎、元胡、没药以活血定痛，肉桂、小茴香、干姜温里散瘀，使肠络瘀血得散，则泄泻腹痛而止。

若放疗之后不久，大便时溏时泻，迁延反复，完谷不化，纳呆食少，食后不舒，稍进油腻食物，则大便次数明显增多，面色萎黄，神疲倦怠，舌淡苔白，脉细弱。此为射线损伤脾胃正气，清阳不升，运化失职所致，故见大便溏泻，完谷不化。脾虚不运，则纳食减少或食后脘闷不适，久泻不止。脾胃气虚，化源不足，致面色萎黄，疲乏倦怠，舌淡苔白，脉细弱，均属脾胃虚弱之象。可用党参、白术、茯苓、甘草健脾益气。砂仁、陈皮、桔梗、白扁豆、山药、莲子肉、薏苡仁理气健脾化湿。

若放疗一月之后，脐周作痛，肠鸣即泻，泻后则安，形寒肢冷，腰膝酸软，舌淡苔白，脉沉细者。此为射线伤肾，致肾阳虚衰，不能温煦脾土，而阳气未振，阴寒较盛，故见脐腹作痛，肠鸣而泻，泻后自安。形寒肢冷，腰膝酸软，舌淡苔白，脉沉细，均属脾肾阳虚不足之征象。余喜用术苓固脾饮合四神丸，方中肉桂峻补肾阳，守而不走，引火归元。补骨脂温肾扶阳，固涩止泻。炒山药、五味子补益肾气，涩精止泻。吴茱萸、肉豆蔻、生姜温中健脾止泻；人参、白术、山药、茯苓健脾益气，渗湿止泻。芡实涩肠止泻；红枣甘温补中。全方配伍，具有温补脾肾、固涩止泻之功用。如年老体衰，久泻不止，中气下陷，宜加入益气升阳及收涩之品，如人参、黄芪、诃子肉、石榴皮、赤石脂、罂粟壳等。

三、肝胃不和，解郁开气

射线直中腹部，重伤脾胃，而脾胃要完成其正常功能，又离不开肝之疏泄。脾胃得肝之疏泄，其升降才能正常，方可健旺。肝还能为脾散精，疏泄胆汁助消化。脾、胃、肝在生理上密切相关，一旦发病，无不相互影响。放疗患者往往情志抑郁，肝失疏泄，横逆犯胃克脾，致脾胃受损，运化失司，而肝失滋养则疏泄失常，致肝亦病。本病无论临床上，还是在病理方面，都与肝脾密切相连。若忧思恼怒，久郁不解，伤及于肝，肝气不舒，脾胃失和，以致腹部胀痛。若迁延不愈，可出现肝郁化火，出现口干咽苦，饥而不欲食。灼伤脾胃致呕血，黑便。久痛伤及脉络，气滞瘀结，故痛有定处而拒按，甚则脉络破伤而出血。以上均涉及到肝，同时涉及脾。可见肝、脾、胃此病及彼，相互影响，使三者功能失常。陈修园指出："久病原来郁气凝，若投辛热痛频增。"本病的发生、发展，肝气不舒为重要的病机之一，余临证用柴胡、郁金、川楝、乌药疏肝开气，理气和脾。乌药虽温，但不刚不燥，能顺气降逆，疏畅胸膈之逆气，与苦寒性降之川楝为伍，相互抑其弊而扬其长，于气阴无损也。久病入络，气滞血瘀，络损血伤，可用丹参活血通络，祛瘀生新。气郁久之化火，血瘀久之生热，取黄芩以清解肝胃之热。久病致虚，当以补之。但温补则滞胃，滋腻又碍脾，可用百合、丹参清轻平补之品，以益气调中，补养胃阴。腹痛若有定处而拒按，舌质滞暗或见瘀斑者加桃仁、红花。便秘者加火麻仁、瓜蒌仁。口燥咽干，大便干结，舌红少津，脉弦数者加沙参、麦冬、生地黄、玄参。神疲气短者加太子参，白术等。

第六节　金水相生法治疗放射性肺炎证治举隅

一、肺肾金水相生，机圆法活得效

根据放射性肺炎临床症状当属中医"肺痿""咳嗽"之范畴。《经》曰："诸痿喘呕，皆属于上。"《金匮要略》亦云："寸口脉数，其人咳，口中反有浊唾、涎沫者，何也？师曰：此为肺痿之病。"笔者认为，射线是一种热性杀伤物质，伤阴与耗液是治疗最常见的副反应。毒热灼阴，津枯肺燥，渐至肺叶枯萎，证见肺津干枯、阴伤火旺诸候，正如《医门法律》指出："大要缓而图之，生胃津，润肺燥，下逆气，开积痰，止浊唾，补真气以通肺之小管，散火热以复肺之清肃……凡治肺痿病，淹淹不振……故行峻法，大驱涎沫，图速效，反速毙，医之罪也。"

肺肾之间在生理上相互依赖、相互滋生。在病理及病机演变上相互影响，功能上相互激发，物质上相互化生。具体在本病的病理过程中，体现在两个方面，一方面二者之病可以相互传变，肾虚可阴可阳，实为肾中精气不足。肺虚在阴在气，重在宣降失常。肾为阴中之阳，以阴为本。肺为阳中阴脏，喜润恶燥。二者同为阴质，阴最易亏。现射线耗气伤阴，肾阴先亏，津液不能上润肺脏，出现阴虚脏燥，或夹虚火灼肺，《景岳全书》所谓"阴水不足，阴火上升，肺受火邪"是也。治此肾阴之虚，无论有肺证与否，必兼养肺润燥，使金能生水，既可促进肾水的充盈，又可在肺阴未损时防水克金，在肺阴已损时使肺阴得润。阴者水液也，其性润下。射线直接伤肺，肺燥阴虚，津液不足，肺津不能下养肾阴，即金不生水，母病及子，而致肾阴亏乏。治肺阴之方，当重滋养肾阴，肾阴足则水能润（生）肺，并使肾阴不受损。本病迁延日久，肾阳亏虚，不能温肺化气，子盗母气，肺气必亏。《景岳全书》予八味丸治之，《张聿青先生医案》亦有"气喘虚浮，一毫不退。脉沉细如丝。此由命火式微，水气泛滥，而逆射于肺。恐逆甚而喘而厥而脱，不可不慎"之论述，都是由肾阳虚而致肺气虚。故在补肾阳的同时，还当予补益肺气。气为阳，肺气旺则可助生肾之气。肺气不足，则不能使阳守于外，降又不能下引肾阳，久可致肾阳消散，命火式微，即母不生子之意。故在补益肺气的同时还需温阳化气，振奋肾中真阳，以助生肺气。

其二是一脏健全可以促进另一病脏向愈。肾无实证，肺为娇脏，二者在病理上的关系。主要体现在虚证上，由射线造成肺阴肺气之虚，久必传变而损及肾阴肾阳。阴损及阳或阳损及阴，最终均可导致阴阳两损，而耗及肾中精气。因此，本病凡肾肺之亏，均宜佐补肾精。肾精足则能生金。此外，临床亦可见传变损及肾中阴阳，耗散肾精。此时肺为实，肾为虚，治当以实为主首予祛邪，邪去后再补肾填精，或稍佐助肾之品，但切不可喧宾夺主。

二、治咳必须论虚，壮肾同时滋源

急性放射性肺炎多在放疗后几周内出现，晚期放射性肺损伤（照射后6个月或更长时间），以肺泡间隔渐进性纤维化为特征，病理表现为弹性纤维增厚，肺泡萎缩、消失，并逐渐被结缔组织替代。二者共同临床表现为刺激性咳嗽、胸闷、胸痛、呼吸困难等，而尤以咳嗽的治疗较为棘手。

《经》曰："肾咳之状，咳则腰背相引而痛，甚则咳涎。""故五脏各以治时，感于寒则受病，微则为咳，甚者为泄为痛……乘冬则肾先受之。"《类证治裁》指出："无痰干咳者，阴虚为主，主治在肾。"《景岳全书》认为："内伤之嗽，必起于阴分，盖肺属燥金，为水之母，阴损于下，则阳孤于上，水涸金枯，肺苦于燥。肺燥则痒，痒则咳不能已也。"以上论述与放射性肺炎引起的咳嗽正为合拍。盖肾为一身阴液之根本，肺肾为母子之脏，金水相生，肺燥则不能布津液滋肾，肾亏则水枯，火炎刑克肺金，而为之咳。可见表现为肺阴虚咳嗽者，其根本是在肾，应属肾咳，治疗脏腑用药的重点在肾而不在肺，滋其肾阴助根本视为首要。麦味地黄丸为壮肾水滋化源之正着，《成方便读》指出："此方大补肝脾肾三脏，真阴不足，精血亏损等证。古人用补，必兼泻邪，邪去则补乃得力。故以熟地黄之大补肾脏之精血为君，必以泽泻分导肾与膀胱之邪浊为佐；山萸之补肝固精，即以牡丹皮能清泄厥阴、少阳血分相火者继之；山药养脾阴，茯苓渗脾湿，相和相济，不燥不寒，乃王道之方也。"余用此方加减治放射性肺炎咳嗽常获佳效。其中以干咳痰少，伴耳鸣耳聋，口干、声音嘶哑，烦躁眠差，舌红，脉细（数）为辨证要点，若咳时引腰背而痛更资佐证。若见虚烦不眠，舌尖红，肾脉虚大，为气虚火不归元，宗张景岳用参、姜、桂、附引火归元，否则气不壮水，也不济于阴。若咳而气短乏力，和五味子为七味都气丸，但须与干姜或细辛同用才无其弊。若为女性患者可加当归、龟甲助肝肾阴血。老年患者更可用河车大造丸。若咳白痰，舌红少苔，脉细滑，为阴虚水泛为痰，可用二陈汤。放射性肺炎之肺阴受损，母不荫子，久之及肾，肾水之涸，不能滋润肺金，虚火上冲，肺受火刑，宣肃无权故致"金破不鸣"，治以滋阴润肺，自可金水并调。

三、典型病例

王某，男，54岁。

因非小细胞肺癌进行放疗5个疗程，共4000Gy。在第6疗程开始前出现阵发剧烈咳嗽，少痰，咽干咽痛，咳剧时面红目赤甚则小便失禁，胸部亦有疼痛。声嘶其苦难耐，干咳无痰，心烦气短，舌质红，苔薄白，脉细数。胸部X线、CT均未发现明显病灶。用多种中西药物（包括可待因类）均未缓解。邀余诊之，证属热毒伤肺，肺阴耗散，以肺肾阴虚火旺为病因，其病位在于肺，累及于肾，并灼伤肺络，用麦味地黄丸合百合固金汤加减。处方：生地黄、熟地黄各20g，天麦冬各15g，芍药10g，玄参12g，生甘草10g，山茱萸20g，五味子12g，当归、桔梗各6g，沙参、枸杞子、石斛各10g，百合15g，山药20g，茯苓10g，生芪30g。连续服用10余剂，症状缓解。效不更方，加减再用20余剂而愈。按：此为水涸金枯，治必本于阴分，以滋养肺肾之阴为主。方中以二地、山茱萸，滋阴补肾，生地黄又能凉血止血，以天麦冬、百合，润肺养阴，且能化痰止咳，佐以玄参滋阴凉血清虚火，当归养血润燥，白芍养血宜阴，桔梗宣利肺气而止咳化痰，使以甘草调和诸药，与桔梗合用，更利咽喉，合而用之，虚火自清，肺肾得养，诸症自消。因本病每多兼气虚，故重用黄芪补肺肾之气，可收显效。

第七节　培土生金法治疗放射性肺炎的体会

一、脾胃先虚，土衰金弱

放射性肺炎多数于放射治疗 6 周后出现临床症状，可见为高热、刺激性咳嗽伴黏痰，并有胸痛、气急、咳血或发绀等症状，重症者可并发急性呼吸窘迫综合征或急性肺心病，个别病例还可出现胸腔积液。属于中医肺痿、咳嗽的范畴，笔者认为，此为火热之邪（射线）致使肺、脾、肾脏腑功能失调而引起，《杂病源流犀烛》谓："盖肺不伤不咳，脾不伤不久咳，肾不伤火不炽，咳不甚，其大较也。"可见脾虚不生金引起之脾虚湿停，乘肺而咳，《医碥》曰："脾胃先虚，不能制水，水泛为痰，乘肺而嗽。"又有"初虽心火刑金，因服寒凉伤脾，脾虚而嗽。"此谓脾乃肺之母，脾胃虚寒不能生肺，使邪留连于中脘而作嗽，夫肺金之母，脾胃二经之土，土旺则金旺，土衰则金衰。

经治之法在于培土生金，《证治汇补》指出："因痰而致嗽者，痰为重，主治在脾。"《医贯》云："故咳嗽者，必责之肺，治之法，不在乎肺，而在于脾。"《医学心悟》云："久咳不已，必须补脾胃以生肺金。"《叶士医案大全》谓："从来久病，后天脾胃为要。咳嗽久非客症，治脾胃者，土旺以生金，不必穷纠其嗽。"本病之治若不补母以益金，反泻以损土，邪即外散，肺且受伤，况尚余邪未散，怪其久嗽而不愈，然治之法，不可仅散肺之邪，而当补肺之气，不可仅补肺气，必当补脾胃之土，补胃必须补心包之火，补脾必须补命门之火，心包生胃土，命门生脾土，脾旺则肺气生。

余常选用白术、茯苓、人参、陈皮、苏子、半夏、麦冬、紫菀、肉桂、杏仁、贝母等味。尤其是肉桂补心包命门二火，一药两用。又恐只治脾胃之母，置邪气于不问，故增补肺散邪之味，期子母同治，则痼疾安得不速愈哉。

二、补气养阴，治有侧重

放射治疗之余，本病往往伴有消化吸收功能减退及气虚。症见咳嗽无力，痰多清稀，气短懒言，神疲自汗，不耐劳累，动则微喘，纳差便溏，舌淡苔白润，脉弱。治宜健脾益气，药用黄芪、党参、白术、云苓、陈皮、半夏、桔梗、白芥子、炙甘草之属。本病缓解期以肺胃阴虚、燥热津伤、肺金失润者多见，表现为干咳少痰或无痰，咽干口燥，饥不欲食，喜得凉润，呃逆干呕，大便干燥，舌红少苔，脉细数。治宜益胃生津，药如沙参、麦冬、桑叶、石斛、谷芽、花粉、乌梅、川贝母、桔梗、玉竹、白扁豆、甘草等。脾肺阴虚者多以运化无力，精微不布，机体失于润养为临床表现。此类患者病程长，多见于恢复期，症见久咳不止、咳声无力、少痰或无痰、纳差便干、食后腹胀、形体消瘦、倦怠无力、毛发憔悴、皮肤干燥，手足烦热，盗汗，舌嫩红、少苔或无苔或花剥苔，脉细。治宜滋脾养阴。药选沙参、山药、太子参、薏苡仁、莲子、麦冬、石斛、百合、五味子、川贝母、谷芽、甘草、粳米等。恢复期中气阴两虚者也非少见，以久有咳喘及咳喘易感者为多。此类患者体弱易感，不耐寒热，反复发作，迁延不愈。临床既有气虚见症，又有阴虚表现，治宜气阴双补。药如西洋参、云苓、白扁豆、山药、莲子、薏苡仁、芡实、焦三仙、桔梗、百合、黄精、五味子、炙甘草。

培土之治，除首辨阴阳外，在具体用药中应补以甘味助脾升，轻补平补助脾运，甘淡平和理脾阴，莫用滋腻碍脾之味。

在后期，正虚虽为主要矛盾，但由于肺失清肃，久则影响脾胃运化功能，致饮食停滞，痰湿恋肺，肺热虽清而余热未尽，此虚中有实，应注意兼夹，所以此期多夹食、痰、热。临证当审兼夹何邪，在补气养阴之中分别佐以消食导滞、燥湿、清热化痰之品。但味不宜多，量不宜大，以免喧宾夺主，损伤正气。

笔者认为，在本病中肺脾的母子传变有三，一为子病及母，即射线伤肺日久，耗气伤阴，肺虚必子盗母气以自助。此时肺虚为主，脾虚次之，培土的目的在于生金。二是先天不足或素体脾虚，加之射线照射为患，以致母病及子，导致肺卫不固，致脾肺两虚，此时应重在培土，唯土旺才能有生金，需长期调补。三是本病日久不愈，尽管此时尚未见脾虚表现，但也可运用母子关系加强相生力量，即通过治脾往往获效。正如陈士铎《石室秘录》之谓："治肺之法，正治甚难，当转治以脾，脾气有养，则土自生金，咳嗽自已。"

总之本病的发生发展与脾有密切之关系。若脾得健运，则肺的宣发肃降功能得以正常运行，则可加快本病的治疗。"脾为生痰之本，肺为贮痰之器"，若脾得健运，则水湿得以运化，减少津液的停聚，从而使咳痰减少。气行则血行，故脾得健运，可减少血瘀的发生，从而减少咳血、胸痛，可明显改善患者的症状。

三、典型病例

患者，男，45岁。

2001年3月确诊为非小细胞肺癌Ⅱ期，于2001年5月始接受3个疗程放疗。30天后因发热、咳嗽、气促拟诊为"放射性肺炎"，经服激素、抗生素、平喘药等治疗1个月后，病情未好转，现仍咳嗽不止，喉中痰鸣，咳剧时有气喘，盗汗，纳呆，少动，自服红霉素、止嗽散等，无明显效果，故转请中医会诊。诊见：疲倦，面色萎黄，形体偏瘦，舌质淡红，苔白腻，指纹色滞，色紫在风关内，无鼻煽及三凹征，未见发绀，双肺可闻及痰鸣音及中小水泡音。胸片示：两肺纹理增多，模糊，两下肺有点片状阴影。红细胞计数：$3.45 \times 10^{12}/L$，血红蛋白：100g/L，白细胞计数：$8.6 \times 10^9/L$，分叶百分比：0.52%，淋巴百分比：0.46%。西医诊断为放射性肺炎。中医辨证属瘀痰阻肺、脾肺气虚。治宜理肺化痰，通络消瘀，培土生金。处方：熟地黄9g，黄芪20g，当归6g，白芥子6g，党参9g，白术12g，茯苓9g，制半夏6g，陈皮6g，山药12g，莱菔子6g，白扁豆 12g，薏苡仁 12g，炙甘草 3g，大枣 20g。日 1 剂，7 剂后，咳少痰减，气不喘，胃纳增，肺部水泡音减少，效不更方，再服 10 剂后，咳嗽全无，两肺痰鸣音及水泡音消失。胸片复查示阴影消失。去白芥子、莱菔子，继用 5 剂调理善后以收全功。

第八节　放射性食管炎辨治心得

在对食管癌、乳腺癌、淋巴瘤等纵隔肿瘤进行胸部放射治疗时，由于食管黏膜耐受量低，如剂量达 4500 ～ 6000Gy，可引起黏膜出现水肿、糜烂、脱落、溃疡，出现吞咽疼痛、胸骨痛、呕吐等症状，临床称之胃放射性食管炎。轻则影响患者的生活质量，重则使患者可至无法进食，被迫中断治疗。本病是常见且危害较大的并发症，患者对放射的敏感度高，耐受性差。西医常规治疗主要是使用大剂量抗生素加激素等，疗效并不理想，且副作用较大。而应用中医药治疗本病具有独到的优势。

一、初起实后为虚，多见虚实夹杂

放射性食管炎属于中医学胃反、呕吐、噎膈等范畴，需据其症状，从脉、舌、身体素质等方面辨明虚实，区分缓急，才能中的。射线照射机体，火毒之邪侵犯脏腑，胃失和降，津伤血燥，以致食道干涩，食物难入，水谷随气逆向上。同时暴受外邪，易耗中阳，中阳受伤，客于脾胃，正气相抗，致痰湿内阻，肝气犯胃，肝胃不和，或热结脾胃，津亏血燥，纳化失调，致食入反出。脾胃运化功能失常，水谷不化，痰阻留饮，积于中脘，以致痰饮上逆而致本证。而思虑不解，郁怒难伸，以致郁怒伤肝，肝失疏泄，气机阻滞，横逆犯胃，肝胃不和，以致胃气上逆而发生本证。忧思伤脾，脾伤则气结，气结则津液不得输布，凝聚成痰，痰浊内聚，酿而成酸或痰气交阻，逆而不降，则饮食难进。故初起多实证，日久因禀赋不足，劳倦内伤，脾胃受损，食少运迟。致阴亏液涸，食道干涩，饮食难以下咽。若脾胃失其温煦，运化无力，则痰瘀互结，阻于食道，由实转虚，其虚更盛。临床上多见为虚实夹杂之候。另外辨别虚实，还要从病程、主要症状等方面着手，如久病多虚或虚中夹实。新病多实，或是实多虚少。实证有邪，邪去则病愈。虚证无邪，当据病症采用温中健脾，滋养胃阴，扶正降逆等法，使诸证得复。此外，如见胃脘痞满，吞咽困难，胸胁灼痛者、食入即吐，涌吐痰涎者多实。大便秘结，初起多实，日久肠枯则虚。呕吐反复，口燥咽干，似饥而不欲饮，津液干枯为虚，食道干涩、饮食不下也为虚。正如古人云："实者或痰或血，附着胃脘，与气相搏，翳膜外裹，或复吐出，膈气暂宽，旋复如初。虚者，津沽不泽，气少不充，胃脘干瘪，食涩不下。"《丹溪心法》指出："平时津液，随上升之气，郁积而久，湿中生热，故以火化，遂作酸味，非热而何？其有郁积之久，不能自涌而出，伏于肺胃之间，咳不得上，咽不得下，肌表得风寒则内热愈郁，而酸吐刺心，肌表温暖，腠理开发，或得香热汤丸，津液得行，亦可暂解，非寒而何？"从舌脉可辨寒热，寒证多见舌质淡、苔薄白，脉沉迟，舌质红，苔黄厚，脉弦数多为热证。本病在辨证上，要分清标本缓急，正虚为本，气滞、痰阻等为标，可由实转虚，因虚致实，虚实夹杂，故应据病情，立方遣药，以达满意之效。

可见，引起本证的原因较多，其主要病位在食管，但与胃、肝、脾关系极为密切，而胃失和降，肝气郁结，痰浊郁阻是其主要病机。

二、急则清热燥湿，兼以疏肝和胃

本病初起，多在化疗后3～4周出现胸骨后灼热疼痛，胃脘痞闷，恶心欲吐，纳呆，口干而黏，不欲饮，舌质红，苔黄厚腻，脉濡数或滑数等证。此为脾湿内郁，复感火毒热邪所致。射线损伤脾胃，以致脾胃运化功能失常，湿浊内生，郁而化热，加之蕴结脾胃，内外合邪，上而宣散不畅，下而利泄不及，湿热交阻，脾湿肝郁而发病。当治以清热燥湿，调和脾胃。可用葛根芩连汤合平胃散，药用葛根、黄芩、黄连、陈皮、苍术、厚朴、茵陈、苏叶、薏苡仁之类。其中葛根鼓动胃气，升清降浊。黄芩、黄连清热燥湿。陈皮、苍术、厚朴燥湿健脾和胃，两类药物一寒一温，互相制约，既不伤胃，又无偏颇。苏叶配黄连，辛开苦降，以治脾胃湿热。薏苡仁、茵陈清热利湿，使湿热有外出之路。若兼见嗳气泛酸，胸脘胀满，性情急躁，易怒，口干口苦，舌质红，苔黄脉弦等。此为患病后情志不和，郁怒伤肝，肝失疏泄，横逆犯胃，气机阻滞，闭塞胸膈，则胸脘胀满，上逆则嗳气。肝气久郁，化而为火，肝火上炎，则胸骨后灼热，疼痛，急躁易怒，口干口苦，舌质红，苔黄脉弦，为肝火旺之症。治当疏肝和胃，清热解郁。余习用化肝煎合左金丸加减，药用陈皮、青皮、牡丹皮、吴茱萸、枳实、栀子、浙贝母、白芍、黄连、瓜蒌、甘草等。其中青皮、枳实、陈皮疏肝理气和胃。牡丹皮、栀子清解肝热，配以浙贝母可散解郁邪，并能清胃止酸。吴茱萸配黄连以和胃止酸，清肝解郁；瓜蒌宽胸理气，疏畅胸中气机。甘草合白芍以柔肝止痛。若嗳气，吐酸较甚者，多由胆胃气逆所致，可加代赭石、胆草，并加大枳实用量以清降胆胃。胸痛较甚者，加郁金、元胡以理气止痛；若心烦口渴，呕吐带血者，系肝火灼伤血络，则可加青黛、大黄以凉肝泻胃止血；若烦郁不宁，心神不定者，多夹痰热，可加竹茹等以清热化痰。若胃脘痞满，恶心呕吐，胸胁灼痛，食欲不振，常吐涎沫，大便不畅，舌质暗，苔薄白，脉弦滑。当和胃降逆。可用旋覆代赭石汤加减。

三、缓则益气养阴，配合活血行气

本病发病日久，转入慢性期，常出现朝食暮吐，宿食不化，吐后则舒，胃脘隐痛，精神疲惫，面色不华，舌质淡，苔薄白，脉沉缓无力等证。治当温中健脾，和胃降逆。可用反胃汤，药如党参、茯苓、白术、吴茱萸、半夏、陈皮、砂仁、旋覆花、代赭石、木香、甘草等。其中茯苓、白术、党参、甘草健脾益气。陈皮、半夏、砂仁、吴茱萸、木香温中和胃。旋覆花、代赭石降逆止呕。若呕吐反复，口燥咽干，胸胁痛，似饥而不欲食，舌红少津无苔，脉细无力。此为胃阴不足，治当滋养胃阴。余习用麦门汤加减，麦门冬甘寒清润，入肺胃两经，养阴生津，滋液润燥，以清虚热，为君。臣以人参、甘草、粳米、大枣益胃气，养胃阴，中气充盛，则津液自能上归于食管。肺胃气逆，故佐少量半夏降逆下气，化其痰涎，虽属辛温之性，但与大量麦门冬配伍则其燥被制，且麦门冬得半夏则滋则不腻，相反相成。其中甘草并能润肺利咽，调和诸药，以为使。用之可生胃阴润咽燥，下逆气而止浊唾，亦补土生金，虚则补母之法。

临床在本病后期可见胸骨后疼痛较重，夜间明显，生气后加重，口干不欲饮，伴吞咽困难，胸胀满或疼痛，偶吐黯黑血块，舌质暗红有瘀点或瘀斑，苔薄白，脉弦或沉涩等。气为血帅，气行则血行，气滞则血瘀，瘀血阻于胃关，影响胃气通降下行，故腹部胀满疼痛；瘀血阻络，不通则痛，故胸骨后疼痛；气滞化热伤阴，则口干不欲饮；脉络瘀阻，血溢脉外，则舌质暗有瘀点或瘀斑。治以活血化瘀，行气止痛。可用血府逐瘀汤加减，药如柴胡、枳壳、白芍、桃仁、红花、当归、赤芍、川芎、川牛膝、桔梗、急性子、穿山甲、陈皮、炙甘草等。其中柴胡、枳壳、白芍、炙甘草疏肝理气。赤芍、川芎、桃仁、红花、当归活血化瘀。桔梗引气上行，升降相因有助于气血运行。牛膝活血化瘀，引血下行。急性子、穿山甲破瘀通络，宣畅气机；陈皮和炙甘草顾护胃气。若有气血不足之象者，可加党参、黄芪、阿胶等补气养血之品，以求标本兼顾。若出血较多者，可去穿山甲等破血之品，加三七等化瘀止血之剂。若兼见口舌干燥，欲饮水以润之，可去急性子、穿山甲、陈皮，加入沙参、麦冬等以滋阴养胃。若吞咽困难日久，多为痰瘀搏结，加昆布、牡蛎等化痰散结之品。若胸骨后闷痛，胸脘痞闷，时呕吐痰涎，吐后觉舒适，恶食油腻之物，时有吞咽不利，舌淡苔白略腻，脉弦滑等。此为气郁化火，灼津成痰，或因饮食不当，宿食内停，损伤脾胃，致受纳与运化失常，聚湿生痰，痰浊中阻，清气不升，浊气不降，痰气交阻，闭塞胸膈，不通则痛，故胸骨后疼痛。肝郁气滞，故胸脘痞闷，肝气犯胃，胃气上逆则呕吐痰涎。胸膈闷塞，食道不通，则吞咽困难，舌质薄腻，脉象弦滑，均为气滞痰阻之证。治以理气化痰。可用半夏厚朴汤，其中茯苓、半夏祛痰，厚朴、苏梗行气，杏仁、瓜蒌畅胸中气机，并能化痰。加以香附以助厚朴、苏梗理气，白术、薏苡仁健脾祛湿以治痰之源，甘草调和诸药。若形体肥胖痰湿盛者，加泽泻、胆南星等消痰之品。若吞咽不利较重者，可用丹参、砂仁、郁金、浙贝母、茯苓、佛手、煅瓦楞子、苏梗、半夏、甘草等以化痰行气，宽胸利膈。

第九节　上腔静脉综合征辨治举隅

上腔静脉综合征（superiorvenacavasyndrome，SVCS）系上腔静脉压迫所致循环受阻的临床症候群。由于上腔静脉管壁较薄，又受解剖部位影响，该部位的病变极易压迫上腔静脉，影响静脉回流，导致引流区域静脉压升高及浅脉扩张，从而导致呼吸困难，面部、躯干和上肢水肿、胸痛及吞咽困难等症状。本病往往潜隐发生，是较为常见的肿瘤危象，可直接威胁病人的生命。如治疗及时得当，不仅缓解症状，而且能延长病人的生存时间，提高生活质量。西医常规治疗主要是使用大剂量激素等，但疗效并不理想，且副作用较大，而应用中医药治疗本病具有独到的优势。

一、水饮内蓄为患，补脾益肺生效

本病以支气管肺癌、淋巴瘤引起者常见，常因初起失治，日久不愈，肺脾肾虚损，气道阻塞不利，出现胸中胀满，痰涎壅盛，上气咳喘，动后尤显，甚者面色晦暗，唇舌发绀，颈脉怒张，颜面四肢浮肿等症。临证多缠绵，经久而难愈。《经》曰："肺手太阴之脉……是动则病；肺胀满，膨膨而喘咳，缺盆中痛，甚则交两手而瞀，此为臂厥。""气虚满而喘咳。"《金匮要略》云："上气喘而躁者，属肺胀，其人喘，目如脱状，脉浮大者，越婢加半夏汤主之。"故呈现一派虚实相兼的复杂证候，气急、胸闷、咳痰、发绀等相兼出现，并可见唇舌发绀，舌下青筋紫暗，脉细涩等症。初时气结在经，久则气伤入络，又常与风、痰、瘀、气、血、虚等胶结。临床以喘、痰、肿三症多见，若反复发作，日久不息，则喘气不续，呼多吸少。咳喘之时，多见痰涎壅盛，可见痰鸣。咳肿胀满，四肢或颜面浮肿。日久血瘀，则唇暗舌紫，手足青黑晦暗，严重者可并发闭证、脱证。

肺以清肃为顺，壅塞为逆，肿瘤迁延，致使痰浊壅阻，失其宣肃，日久致肺虚，是为本病发作的病理基础。肺虚日久，子盗母气，脾失健运，则可导致肺脾气虚。临床所见，多具自汗、畏风、短气，又有神疲、纳呆、便溏等征象，且以咳嗽、微喘、痰多质稀等为标实表现。其舌体多胖大、苔白、脉沉弱。另一方面本病虽以肺系症状多见，但与脾关系甚为密切。脾主运化，脾虚日久可导致肺气亦衰，同时痰湿内生，上干于肺系，阻塞气道，使肺气宣降失常，而见咳喘、咳痰之症，张景岳云"五脏之疾。虽俱能生痰，然无不由乎脾胃""脾主湿，湿动则为痰"。故脾阳不振为其重要病因之一，脾虚失运，聚湿生痰，痰饮恋肺，故见咳嗽多痰、胸脘痞闷、食纳不佳、神疲乏力等症。《金匮要略》云："病痰饮者，当以温药和之。"余临床多以苓桂术甘汤合二陈汤健脾燥湿、理气化痰。寒象明显者，可用苏子降气汤除寒温中，降逆定喘。热症突出者，宜加清化之品，如黄芩、桑白皮、黄柏等，或用清金化痰汤清热豁痰，止咳平喘。痰滞食阻而见痰多胸痞，不思饮食者，可合保和丸顺气降逆，化痰消食。肺脾气虚生痰者，可合补中益气汤或六君子汤加减，以益气健脾，化痰止咳。

二、病久耗伤肾气，治宜补肾纳气

本病后期常见呼多吸少，喘促难续，动则尤甚，甚者张口抬肩，进而小便不利，肢体浮肿。盖因肾主纳气，肾精充足，吸入之气才能下纳于肾。"肺为气之主，肾为气之根"，《医贯》云："真元耗损喘，出于肾气之上奔。"肾气亏虚，失摄纳之权，气不能归纳于肾，故本病久咳者必累及肾，肾气耗散，伤及肾阳肾阴，临床出现诸多兼证。由于本病不断发展，临床出现肾元不固的证候时，已有肺或脾之虚损，当用补肾纳气之法，余喜用金匮肾气丸温肾纳气，根据张景岳"虚喘治肾宜兼治肺"之说，可加太子参、百合、黄精等补益肺气。如喘甚而烦躁不安脉浮大者，加龙骨、牡蛎、磁石、紫石英等镇摄肾气。命门火衰者，选用黑锡丹。偏阴虚者，选用七味都气丸、麦味地黄丸、百合固金汤、生脉散等，以滋补肺肾，纳气平喘。

另一方面，本病肺阴亏损，日久也必致肾阴亏虚，而成肺肾阴虚之证。诸多证候均可在此基础上发生。概言之，若咳嗽、气喘，活动后加重，体倦乏力，腰膝酸软，夜尿频数，舌质淡，苔薄白，脉沉细。治宜补肺益肾。常用西洋参、冬虫夏草、茯苓、枸杞子、女贞子、淫羊藿、山茱萸、五味子、丹参等。若素体阴虚，或过用温热性燥之品致肺肾阴虚，肺阴虚则肺热叶焦，金不生水。肾阴虚则阴不上润，肺失所滋。临床表现为气短、呼吸困难，活动后加重，咳嗽，咳痰量少，或痰有咸味，腰膝酸软，五心烦热，咳甚则遗尿，或大便干，舌质红，少苔或无苔，脉细数。治宜滋补肺肾，余常用生晒参、生地黄、熟地黄、山茱萸、山药、牡丹皮、茯苓、泽泻、麦冬、五味子、桑白皮、赤芍、玄参等。《石室秘录》云："此病实死症也，幸几微之气，流连于上下之间。若用凉药以平火，是速其亡也；然用桂、附以补火，亦速其亡。盖气将绝之时，宜缓续而不宜骤续，譬如炉中火绝，止存星星之火，宜用薪炭引之。若遽投之以硫黄之类，反灭其火矣，更以寒温之物动之，鲜有生气矣。"《丹溪心法》指出："或左或右不得眠，此痰挟瘀血碍气而病。"治疗上对应为"养血以流动乎气，降火清肝以清痰"。具体方药为"四物汤加桃仁、诃子、青皮、竹沥、姜汁之类"。以上论述至今仍有极大的临床价值。

三、虚实寒热夹杂，多脏兼顾同治

本病多经历了较长的病变过程，致使伏痰阻于肺，损伤肺气，从而影响肺之功能。肺不耐寒热，外邪袭肺，肺气壅遏不宣，清肃之令失常，气道不利，则肺气上逆。因而患者稍有风寒等外邪引动，正气无力御邪，即发为标实证。从临床来看，该病发作前多有外感病史，且以风寒为主，寒邪直接或间接袭肺，致肺气失宣，积湿聚痰，其表现为发热、咳嗽多痰、脉滑、苔腻等，如内郁化热，则又可形成"寒包火"之征象。由于上述特点，"急则治标"，可采用"宣通肺气，疏散外邪"之方法。肺多实证，故不宜过早使用收涩补益之剂，以免留邪于内。临床辨治之际，宜因证而异，属寒者，当宣肺散寒，兼风寒者以麻黄汤解表宣肺。兼内饮者用小青龙汤温肺散寒。痰鸣喘咳不得息，可用葶苈大枣泻肺汤除痰止咳平喘。属热者，当宣肺清热，以清气化痰丸加减清气止咳。兼表热者，以越婢加半夏汤降逆止咳。兼痰热便秘者，以礞石滚痰丸坠下痰热，或大承气汤合小陷胸汤通腑泄热。属寒包火者，以麻杏石甘汤外散表寒，内泄肺热，达到止咳平喘之目的。

本病病程积年日久，病机演变由实到虚，复加外感，往往导致肺脾肾三脏皆损。或阳虚水泛为痰，或阴虚灼津为痰，且累及于心，出现心阳不振、心脉痹阻等证，形成本虚标实之象。正气虚损，气不布津，聚湿生痰，痰凝致瘀，病情渐进，至多脏合病，而本虚贯穿于该病始终。急性期以痰瘀阻滞为标实，缓解期以气阴两亏为本虚。尤其在后期，诸脏虚损，出现面色晦暗、唇甲发绀、四肢畏冷、小便短少、下肢浮肿、面目虚浮、气喘心悸不能平卧等。甚则腹部膨胀，呼吸困难。心主血脉，血行脉中，赖心气的搏动而营运全身，由于此阶段患者生理功能低下，气虚鼓动乏力，出现瘀象，而以肿、绀、悸为突出之表现。水液代谢需肺、脾、肾三脏的协调，若其功能不全，则制水无权，泛溢肌肤，发为浮肿，表现在外发为发绀。心阳不足不能下交于肾，肾水无制，水湿不化，更加剧了喘促等症。此阶段属危重期，尤其对肿、悸表现突出者，治疗上在补肺、健脾、温肾的同时，应以益气强心、利尿消肿、温阳通瘀等为治疗大法。阳虚水泛者，以真武汤合五苓散加减温肾利水，痰瘀乘心者，可用涤痰汤合苏合香丸化痰开窍祛瘀。

本病急性期痰浊、瘀血征象突出。稳定期以肺、脾、肾虚证为主，但与上述虚证同时出现的咳、痰、喘、发绀、失眠等症状，则与痰瘀密切相关。故对于稳定期的治疗，除补虚外，化痰祛瘀亦是不可或缺的一个方面。但单纯应用它，不能全面兼顾病情需要，也不利于临床症状的改善及正气的恢复。气虚痰瘀者，宜益气化痰祛瘀，常用党参、白术、苍术、茯苓、黄芪、甘草、杏仁、瓜蒌、川母、丹参、当归。阴虚痰瘀者，宜养阴化痰祛瘀，常用沙参、天冬、麦冬、赤芍、丹参、当归、桃仁、杏仁、橘红、桑白皮等。

由于本病的病机和临床表现极为复杂，临床上只有在辨证论治原则的指导下，根据临床具体情况，灵活应用，才能取得理想效果。

第十节　运用青蒿鳖甲汤治疗癌性发热经验

西医学对肿瘤患者癌性发热的原因尚未完全明了，目前一般认为主要与肿瘤坏死组织的吸收、肿瘤的某些代谢产物系致热原、肿瘤组织释放前列腺素 E、器官代谢失常及肿瘤组织自身存在炎症有关。其临床多见于肿瘤生长速度快、恶性程度高的患者。体检、实验室、放射检查缺乏感染证据，应用抗生素无效。肺癌患者全身情况差，若合并发热，直接影响患者的生活质量，常出现神疲乏力、食欲下降、头昏心悸、便秘、尿赤等症状，易加速病情恶化。单纯使用西医解热镇痛剂容易出汗，易造成虚脱，且往往疗效欠佳，复发率高，并易引起消化道出血。而应用中医药治疗有一定的优势，笔者在辨证论治原则指导下，运用青蒿鳖甲汤治疗肺癌癌性发热，取得了较好的疗效。

一、阴虚生内热

脏腑的功能与功能活动，具有对立统一的关系，存在着兴奋与抑制之间的制约的关系。在正常情况二者作用是平衡协调的，如果阴阳双方有一方太过或不足，就会形成阴阳的偏盛偏衰，即抑制不足，兴奋有余。《经》曰"阴虚生内热"，阴衰则阳盛，水不制火，引起发热。肿瘤患者临床常表现出午后或夜间发热，或五心烦热，口干咽燥，失眠多梦，便干溲赤，潮热盗汗，舌红脉细数等内伤发热证。这种发热是邪毒伤阴导致阴虚，由于阴虚又表现为相对的阳亢，故发热一般以低热为主。

肿瘤患者邪毒久留不去，出现癌积，导致腹痛、胸痛、吐血、咳血、颧红盗汗等，身体逐渐消瘦，舌红脉细数。这种发热是邪瘀久留致使郁热而引起的。由于邪热久留逐渐形成阴虚。此阴虚证是脏腑功能活动长期处于虚耗状态而致。因此肿瘤患者阴虚有热是邪热导致的阴虚造成的虚性发热，是一种慢性虚损疾患。本质是邪毒仍在，治疗时应时养阴退热，调理脏腑功能为本。因此，临证需要根据不同的病情诊断，分析阴虚证及其发热机理，针对性辨证施治，才能取得可靠的疗效。

二、妙用青蒿鳖甲汤

青蒿鳖甲汤出自《温病条辨》，方凡二见，但药物组成和主治证稍有差异。中焦篇用青蒿鳖甲汤治疗少阳疟之偏于热重者，方由青蒿、知母、桑叶、鳖甲、牡丹皮、天花粉组成。下焦篇用青蒿鳖甲汤治温病后期邪热深入下焦，夜热早凉，热退无汗之证，关于"夜热早凉"的机理，李东垣早在《医学发明》中解释为："昼则安然，夜则发热烦躁，是阳气下陷于阴中也。"据此见症可知本病之热乃邪气深伏于阴分，自阴分而来。日久则邪热伤阴，阴伤则汗无源，故又说"热退无汗"。所以，青蒿鳖甲汤证的病机是"热自阴来"，阴虚生内热。我们认为："热自阴来"除了包括阴虚发热，还应包括邪伏阴分、阴液未伤而发热的情况。方中生地黄与鳖甲并非纯为补阴而设，而尚有安未伤之阴分之功，这与现代药理研究认为生地黄、鳖甲有增强免疫功能的作用的认识是一致的。所以，对于肺癌癌性发热证候，只要其有"热自阴来"的病机，而无论阴虚症状的轻重有无，皆可以青蒿鳖甲汤加减治疗。

方由青蒿、鳖甲、生地黄、知母、牡丹皮组成。方中鳖甲入肝经至阴之分，养阴而入络搜邪。青蒿芳香透络，从少阳领邪外出，生地黄清阴络之热。牡丹皮泻血中之伏火，知母者，知母之病也，佐鳖甲、青蒿而成搜剔之功。二方中青蒿和鳖甲配伍精当，使处方具有先入后出之妙，正如吴鞠通所说："此方有先入后出之妙，青蒿不能直入阴分，有鳖甲领之入也。鳖甲不能独出阳分，有青蒿领之出也。"中下焦二方药物组成虽略有差异，但其入络搜邪之功能是相同的，临床可灵活运用。而现代药理研究认为青蒿能调节免疫功能，并有一定的降温、消炎、抑菌等作用。知母具有显著的解热、抗炎作用。牡丹皮也有一定的抗过敏、解热作用。生地黄则有明显的免疫增强作用。而鳖甲则被认为有抑制结缔组织增生，增加血浆蛋白的作用，并能提高机体免疫力，延长抗体存在时间。若阴虚较重，可加入龟甲、阿胶、麦冬等增强滋阴之力。若发热较重，可加入金银花、连翘、黄芩、银柴胡之属。若兼气虚，则应加入补气之品，如黄芪、人参等。若兼血瘀，可加入桃仁、红花、赤芍、鸡血藤之类以活血化瘀。

原方主治温病后期，正气虚，邪气亦衰，余热深伏阴分之证。此与肺癌放化疗后火毒伤阴之病机极为相似。邪毒残留，阴分伏热，或可发为血热妄行，或可转为阴枯血燥血瘀不行。因而此时虽阴分大伤，但不可纯甘养阴，恐致滋腻恋邪，更不可任用苦寒直折，恐化燥更伤阴气，故采用透热养阴之法。此时佐用牡丹皮泻阴分伏火，而不用地骨皮取而代之，寓意深奥。牡丹皮直入心肝肾经阴血分，辛散苦泻而微寒，最善清透阴分之伏火，且凉血止血更兼活血之功，其主治所长恰合本方证病机。地骨皮入肺肝肾经，甘淡而寒，入肺最善清肺中邪火伏热，入肝肾为治盗汗骨蒸之佳品，虽甘寒清热，亦兼凉血止血生津止渴之功，但非其所长，不符合本方证的需要。因此，青蒿鳖甲汤用牡丹皮不用地骨皮，其微妙之处令人叹服。通过以上分析讨论，我们感到临证选药配伍，看似简单随意，然深究其理奥妙无穷，细微之处，方显神功。

临床使用时一是鳖甲滋阴透热"入络透邪"，量必须大，一般需30g效佳，量少则嫌力薄。青蒿轻清芳香透络，引邪外出，量必须少，一般6g左右，量大时芳香径自走泄，反不能引邪外出，透热效果减弱。二是有发热而无兼症时，要结合肺癌的病机，或患者病史等全面分析，如有阴虚病机可据，用之亦效。

三、典型病例

许某，女，33岁，2005年6月27日来诊。

1周前确诊为"左肺细支气管鳞癌"，本拟入院后接受化疗，但因发热而暂缓，先接受抗生素治疗3天，热不退，体温下午37～38℃之间，有时达39℃，清晨体温正常，加用激素及消炎痛治疗后热降，但停药体温又上升。邀余诊治。诊见面红消瘦，干咳无痰，口干不多饮，舌质红，苔薄而少，脉沉弦，拟青蒿鳖甲汤加减。处方：青蒿9g，醋炙鳖甲30g（先煎），生地黄20g，知母9g，牡丹皮12g，天花粉15g，麦冬15g，生甘草6g。5剂，每日1剂，水煎2次分服。服3剂，症状缓解，但第4天出现大便不成形，晚间低热，苔腻，脉细数。未出现高热，口干及干咳等症明显减轻。效不更方，续以原方再进5剂，热退，后接受化疗。

  按：本例患者属中医学阴虚发热范畴，以阴虚为主要病机。本病由于气阴两虚，外邪易于入侵，且易深入阴分，进一步耗伤正气。患者初诊因气血阴精虚损，外感风热，邪热尚在肺卫而部分邪热已深入阴分，故用青蒿鳖甲汤透邪清热，佐以疏风清热，宣肺利咽。二诊肺卫邪热减轻，阴分邪热渐去，但肺已受伤，失于宣降，续以清透阴分邪热，宣降肺气。服3剂，症状基本消失，但第4天出现大便不成形，晚间低热，苔腻，脉细数。证乃余热未净，故仍以清透余邪，俾邪去正安。